Ute Binder
Johannes Binder

Klientenzentrierte Psychotherapie bei schweren psychischen Störungen

Ute Binder
Johannes Binder

Klientenzentrierte Psychotherapie bei schweren psychischen Störungen

Neue Handlungs- und Theoriekonzepte zur Veränderung

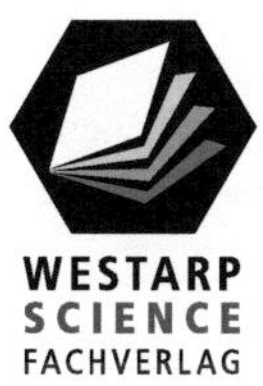

WESTARP
SCIENCE
FACHVERLAG

Impressum:

Ute Binder / Johannes Binder
Klientenzentrierte Psychotherapie bei schweren psychischen Störungen
Neue Handlungs- und Theoriekonzepte zur Veränderung

Umschlaggestaltung: Stefanie Oeft

6., unveränderte Auflage 2018

in der Mediengruppe Westarp
Kirchstr. 5 - 39326 Hohenwarsleben
www.westarp.de, www.westarp-bs.de, www.book-on-demand.de

ISBN: 978-3-86617-161-9

Printed in Germany.

VORWORT

Die Entstehung dieses Buches verdanken wir in erster Linie unseren Klienten. Unsere Überlegungen sind im Wesentlichen aus den unmittelbaren Erlebnissen und Erfahrungen im Therapieprozeß, d.h. in der gemeinsamen Arbeit mit Klienten entstanden.

Wir glauben heute, daß es dabei für uns günstig war, daß wir zu Beginn unserer Praxis sehr auf uns gestellt waren und unsere Erfahrungen weder einseitig im universitären Bereich noch in einem größeren Arbeitskreis sammeln konnten, sondern gezwungen waren, uns an den Erlebnis-, Entwicklungs- und Veränderungswegen und -möglichkeiten der Klienten zu orientieren.

Dieses Aufunsselbstgestelltsein hat uns, in - wie wir glauben - für uns und unsere Klienten konstruktiver Weise gezwungen, zunächst nicht über Klienten zu reden, sondern mit ihnen, es hat uns gezwungen, unsere Erfahrungen und Überlegungen nicht abgehoben zu gewinnen, sondern im Therapieprozeß gemeinsam zu entwickeln. Wir verfügten damals mangels Erfahrung und verfügen heute aus Überzeugung über keine geschlossenen Verständnis- und Erklärungsmodelle. Zu Beginn unserer therapeutischen Arbeit waren wir deshalb darauf angewiesen, gemeinsam mit den Klienten ein Verständnis für die jeweiligen Erlebnis- und Bedeutungsgehalte und damit Veränderungs- und Entwicklungsmöglichkeiten zu suchen. Unsere Erfahrungen haben uns gezeigt, daß eben dieses Suchverhalten und die Offenheit für Neues, Unbekanntes eine Bedingung für konstruktive, relativ vorurteilsfreie Entwicklungsmöglichkeiten darstellt.

Hierbei hat uns geholfen, nicht in einer Institution mit eher homogener Klientel, eher hierarchisch gegliederter Gruppenarbeit und auch häufig festgeschriebener weltanschaulicher und therapeutischer Ausrichtung zu arbeiten, sondern in einer freien Gruppenpraxis. Der lernende Umgang mit sehr unterschiedlichen Klienten hilft, offen für Neuerfahrungen zu bleiben und bedingt sowohl die Auseinandersetzung mit störungsspezifischen Thematiken als auch eher generalisierbare Beobachtungen von Entwicklungs- und Veränderungsmöglichkeiten von Personen.

Die Arbeit im Bereich schwerer psychischer Störungen hat uns gelehrt, daß ein Counseling-Verständnis von Psychotherapie mit dem Versprechen schneller Heilung Klienten wie Therapeuten in resignative Enttäuschungen oder in existentiell bedrohliche Situationen führt.

Zusammen mit vielen unserer Klienten aus benachteiligten sozialen Gruppen wurde uns klar, daß ohne ein Konzept der Gleichrangigkeit Klient/Therapeut eine konstruktive psychotherapeutische Arbeit mit Randgruppen nicht möglich ist.

Die Faszination für das, was wir mit unterschiedlichen Klienten mit vielfältigen Problematiken an Entwicklungs- und Veränderungsmöglichkeiten von Personen erfahren haben, hat uns zum Schreiben dieses Buches motiviert. Die Erfahrungen mit Klienten haben auch für uns viel Veränderung im Denken und Erleben bewirkt und unsere Sicht für Entwicklungsmöglichkeiten entscheidend erweitert.

So wichtig es zunächst auch immer für uns war, eigene unmittelbare Erfahrungen mit Klienten zu sammeln und hieraus eigenständige praxisorientierte Grundhaltungen zu entwickeln, so sehr hat es uns später auch geholfen, im Gespräch mit Kollegen unsere Überlegungen und Erfahrungen auszuformulieren, zu diskutieren und theoretisch zu betrachten.

Viele eher auf konkrete therapeutische Probleme mit einzelnen Klienten bezogene Gespräche mit medizinischen Fachkollegen haben uns geholfen, unser klinisches Wissen zu erweitern und zu fundieren. Dieser engen und produktiven Zusammenarbeit haben wir es zu verdanken, daß wir die Arbeit mit psychisch schwer gestörten Personen überhaupt wagen konnten.

Beigetragen zur Klärung unserer Überlegungen hat die Mitarbeit in der Theoriegruppe Frankfurt/Marburg, bei der das intenisve kritische und undogmatische Bemühen um ein mehrdimensionales Verstehen psychotherapeutischer Prozesse im Vordergrund steht.

Die Möglichkeiten zur Diskussion und Reflexion bei der Mitarbeit in der Supervisionsgruppe für klientenzentrierte Psychotherapie Frankfurt/Marburg haben uns bei der Erarbeitung und Entwicklung unseres konkreten psychotherapeutischen Handelns geholfen.

Um den Hintergrund für unsere Grundpositionen aufzuzeigen, wollen wir hier diejenigen Autoren psychotherapeutischer Literatur benennen, von denen wir glauben, entscheidend gelernt zu haben, mitgeprägt zu sein und Grundhaltungen von uns bestätigt gefunden zu haben.

Hilde Bruch, Barbara Lerner, Alvin Mahrer, Carl Rogers und Hans Strupp sind Autoren, deren innovative Weiterentwicklungen psychotherapeutischen Handelns und wissenschaftlichen Verstehens bestimmt sind durch ihre Basisorientierung an klinischem Wissen und Begreifen, das weniger auf das Finden von Erklärungsmodellen und Kategorisierungen ausgerichtet ist als vielmehr auf ein spezifisches Verstehen und Auffinden von Erlebnis- und Bedeutungsgehalten und -zusammenhängen. Erst von dieser Position aus lassen sich - wie weit die Autoren sich davon auch entfernen mögen - konstruktive Neuansätze formulieren.

Wir haben, ausgehend von diesen Erfahrungen, ein klientenzentriertes psychotherapeutisches Konzept zu entwickeln versucht, das orientiert ist sowohl an der spezifischen, hochkomplexen Struktur und Dynamik des Klienten als auch an den kommunikativen Notwendigkeiten Therapeut/Klient. Das engagierte Sicheinlassen auf die Person des Klienten hat sich als zuverlässiger Schutz vor eindimensionalen therapeutischen Ansätzen wie etwa dem ausschließlicher analytischer Orien-

tierung am Vergangenen oder dem ausschließlicher empathischer Strukturierung des Gegenwärtigen erwiesen.

Viele Jahre psychotherapeutischer Tätigkeit haben uns gelehrt, daß engagiertes, offenes und diszipliniert-kritisches Aufnehmen, Verstehen und Verarbeiten psychischer Probleme Personentwicklung ermöglicht.

Wir glauben, daß für die Weiterentwicklung des Forschungsbereiches Psychotherapie ähnliche Grundhaltungen sich als konstruktiv erweisen. Mit dogmatischen Orthodoxien wie auch unkritisch empirisch orientierten Behauptungen gleichgültig welcher Provenienz würde der Psychotherapie ein schlechter Dienst erwiesen.

Unser psychotherapeutisches Handeln wie auch unsere theoretischen Konzeptionen sind das Ergebnis intensiven, kooperativen Arbeitens. Wir haben den Versuch gemacht, ein gemeinsames Buch zu schreiben - nicht im Sinne des Zusammenfügens verschiedener Kapitel durch verschiedene Autoren - sondern durch gemeinsames diskutieren, nachempfinden, schreiben. Wir möchten unsere Leser in dieses gemeinsame Problem einbeziehen - dies ist mit der Grund, warum wir nicht ausgetragene Widersprüche, Spannungen, Konflikte der Autoren inhaltlicher wie stilistischer Art in unserer Arbeit belassen haben.

Bemerkungen zur zweiten Auflage

Im Zeitraum eines Jahres ist eine zweite Auflage notwendig geworden. Die Diskussionen um unsere psychotherapeutische Konzeption haben gezeigt, daß der Ansatz sich als konstruktiv für die psychotherapeutische Theorienbildung und für die praktische Arbeit erweist. Die klientenzentrierte Psychotherapie befindet sich in einem strukturellen Wandel, insbesondere durch eine Neuorientierung im klinischen Bereich. Für die zweite Auflage haben wir einige technische Verbesserungen vorgenommen. Der Kampf gegen Ungenauigkeiten und Fehler im Literaturverzeichnis ist wohl nicht zu gewinnen.

Bemerkungen zur dritten Auflage

Die Entwicklungen in vielen Wissenschaftsbereichen in den letzten Jahrzehnten haben uns gelehrt, daß eindimensionale Erklärungs- und Handlungsmodelle wenig leisten zum Verständnis von uns selbst und unserer Welt. In unserem Fach, das einen so hohen Komplexitätsgrad aufweist, kommen wir mit rein instrumentellen Ansätzen schnell an unsere Grenzen.
Wir freuen uns, daß die vorliegende Arbeit so viel Interesse findet. Sie bildet die Grundlage für die "Studien zu einer störungsspezifischen klientenzentrierten Psychotherapie - Schizophrene Ordnung - Psychosomatisches Erleben - Depressives Leiden."

Vorwort zur vierten Auflage

Die engagierte Arbeit vieler klientenzentriert arbeitenden PsychotherapeutInnen, gerade mit sehr schwer gestörten PatientInnen, hat zu wichtigen Weiterentwicklungen der Ansätze von Carl R. Rogers geführt. Es ist nach unserem Verständnis weder der laute Raum der auf öffentlichen Effekt bedachten Theorien, Interventionsformen, Methoden, Moden, noch auch der Weg in den kosmisch-spirituellen Bereich, noch werden es mit wissenschaftsdogmatischer Autorität vorgetragene Finallösungen sein, die den Kernbestand helfender psychotherapeutischer Arbeit darstellen. Inhalt, Maß und Ziel ist der/die Patient/-in in der therapeutischen Praxis. Ohne diese Arbeit gibt es keine wissenschaftlich fundierte Psychotherapie.
"In the impetous youth of humanity, we can make grave errors that can stunt our growth for a long time. This will do if we say we have the answers now, so young and ignorant as we are."
Diese Mahnung des großen Naturwissenschaftlers und Nobelpreisträgers R. Feynman, der durch Carl Rogers Einblick in die Komplexität psychotherapeutischen Forschens bekommen hat, gilt für alle, die dem Wohl der Menschen, die sich uns anvertrauen, und dem wissenschaftlichen Denken sich verpflichtet haben, gleichermaßen.

Ute Binder Johannes Binder

INHALT

KAPITEL I

Versuche zu Alternativüberlegungen zu Personmodellen

KAPITEL I

Versuche zu Alternativüberlegungen zu Personmodellen

A) Vorbemerkungen

Insgesamt war unsere Zielsetzung und Motivation, dieses Buch zu schreiben, die, unsere Erfahrungen, Überlegungen und Hypothesen in bezug auf Veränderungs- und Entwicklungsmöglichkeiten von Personen zu vermitteln. Wichtig war uns dabei vor allem, herauszuarbeiten, welche Bedingungen veränderungs- und entwicklungsrelevant sind. Dabei versuchen wir sowohl von außertherapeutischen Erlebnisbedingungen für unser Handeln und Verhalten im Therapieprozeß zu lernen, als auch Erfahrungen aus veränderungsrelevanten Therapiesituationen auf allgemeine Entwicklungs- und Veränderungsmöglichkeiten zu übertragen.

Zentrales Thema der Arbeit ist die Darstellung therapeutischer Prozesse und der Möglichkeiten von Personveränderungen. Dieses Thema ist vorwiegend in den Kapiteln II (Dynamisches Veränderungskonzept Intensität), Kapitel III (Power als Sicherheitskonzept) und Kapitel IV (Commitment als Beziehungskonzept) behandelt.

Das vorliegende Kapitel I (Versuche zu Alternativüberlegungen zu Personmodellen) haben wir vorausgeschickt, weil unsere therapeutischen Erfahrungen uns dazu gebracht haben, die Rolle internalisierter, geschlossener Persönlichkeitsmodelle bei Therapeuten wie Klienten für den Therapieprozeß und das therapeutische Handeln neu zu durchdenken. Mit diesen Reflexionen über die Bedeutung von offenen/geschlossenen Personmodellen für den therapeutischen Prozeß wollen wir die Diskussion über selbstverständliche Grundannahmen wieder anregen. Von daher fällt das Kapitel I gewissermaßen aus dem Gesamtrahmen des Buches heraus. Es war für uns während der Entstehung, und ist auch jetzt noch, ein Problemkapitel. Dennoch konnten wir uns nicht dazu entschließen, es einfach wegzulassen. Hierbei hat uns die Erfahrung, daß dieses I. Kapitel in allen bisherigen Gesprächen und Stellungnahmen heftig diskutiert wurde, bestärkt. Unsere Absicht war nicht, eine fertige, abgeschlossene theoretische Position vorzulegen, sondern der Versuch, Anregung und Anstöße zu geben, über alternative Ansätze nachzudenken. Die Umsetzung dieser Absicht ist uns schwer gefallen. Wir standen immer wieder in dem Konflikt, übervorsichtig formulieren zu wollen und damit fad und verwaschen zu werden, oder aber aus Gründen der Verdeutlichung überspitzt und damit wieder mißverständlich zu werden. Schwierig ist weiterhin, daß wir zu keiner klaren Entschei-

dung kommen, ob und inwieweit dieses 1. Kapitel zu unserem Thema gehört und notwendig ist oder nicht.

Entschlossen haben wir uns, das Kapitel aufzunehmen, als uns deutlich wurde, daß unsere Erwägung, es wegzulassen, vorwiegend getragen war von eigenen Tendenzen zur Problemvermeidung. Entschlossen haben wir uns auch dazu aus der Überlegung heraus, daß Reflexionen über geschlossene und offene Personmodelle und deren Bedeutung für therapeutisches Handeln auch dann wesentlich sind für Neuansätze im Bereich der Psychotherapie, wenn sie im Einzelnen unfertig, leicht angreifbar und mißverständlich sein mögen. Unsere Probleme, uns verständlich zu vermitteln, sind hierdurch nicht leichter geworden:

- wir wollten dieses 1. Kapitel nicht übermäßig ausdehnen, um ihm keinen größeren Stellenwert zu geben, als wir ihm selber beimessen. Dadurch klingen einige Formulierungen thesenartig und eindeutiger, als wir es uns gewünscht hätten,
- wir wollten aus Gründen der Klarheit unsere Hypothesen möglichst deutlich bis überspitzt darstellen,
- wir wollten weder ein neues Persönlichkeitsmodell mit dem Anspruch auf Gültigkeit entwerfen noch bestehende Persönlichkeitsmodelle so umfassend darstellen, daß wir ihnen gerecht werden,
- wir wollten vor allem deutlich machen, daß wir in bezug auf Personveränderungen und -entwicklungen, Persönlichkeitsstrukturen und Möglichkeiten ihrer Systematisierung uns abheben möchten von allen Modellen, die im weitesten Sinne Richtig-falsch-Lösungen anbieten.

Diese Absichten zu verwirklichen, ist uns schwer gefallen, und wir sind auch mit den jetzigen Formulierungen nicht ganz zufrieden, da auf jeden Fall die Gefahr besteht, daß Abgrenzung und Infragestellen von bestehenden Persönlichkeitsmodellen beim Leser den Eindruck erwecken muß, daß der Entwurf von Alternativen nun das "richtige" Persönlichkeitsmodell im Sinne der Verfasser darstellt. Was wir in diesem Kapitel anregen und als unsere Auffassung darstellen wollen, ist lediglich erneutes Problematisieren geschlossener Denksysteme und als Gegenüberstellung Offenheit für Alternativen als Ausgangspunkt für therapeutisches Handeln.

Das Thema dieses Kapitels: Die Gegenüberstellung "klassische Persönlichkeit" kontra "veränderungsorientierte Person" ist von uns nicht gemeint im Sinne eines zu verwerfenden und eines anzustrebenden Persönlichkeitsmodells, sondern lediglich als Anregung zum Denken in und Suchen nach Alternativen.

Verdeutlichen läßt sich das Gemeinte an unseren eigenen Problemen beim Schreiben dieses Buches. Die Vorbereitungen ergaben zunächst ein Nebeneinander von Gedanken, die ohne Klarlegung einer Hintergrundsposition, ohne Herstellung von Bezügen zueinander mißverständlich und auch für uns unbefriedigend blieben. Gleichzeitig ist unser Grundkonzept Offenheit, das Nebeneinander verschiedener Bereiche und die Vermeidung geschlossener Systeme um der Geschlossenheit willen.

D.h. indem wir dieses 1. Kapitel überhaupt geschrieben haben, haben wir Persönlichkeitsmodellen, Systematisierungsbedürfnissen, Zielvorstellungen, Strukturierungsdenken etc. bereits mehr Berechtigung zugebilligt, als aus unseren nachfolgenden Formulierungen herauszulesen sein mag.

Insgesamt ist es uns leichter gefallen, die klassische Persönlichkeit als bestehendes vertrautes Modell kritisch sichtbar zu machen und zu beschreiben als unsere Beobachtungen von und Überlegungen zu alternativen Entwicklungen, die stets heterogen, gewissermaßen unausgewogen und auch nicht insgesamt neu oder entgegengesetzt, sondern vielmehr neben und vermischt mit vertrauten und bekannten Strukturen aufzufinden sind.

Problematisch war und ist für uns bei diesem 1. Kapitel unseres Buches das gesamte Thema therapeutischer Zielvorstellungen. Bei allem therapeutischen Handeln, gleichgültig welcher Richtung und Methode, spielen Zielvorstellungen des Therapeuten eine Rolle und gehen auf jeden Fall in den Therapieprozeß mit ein. Dies bezieht sich ebenso auf Orientierungen, in denen konsequente Offenheit in bezug auf Entwicklungsziele angestrebt ist wie hinsichtlich der Richtungen, die ihre Zielvorstellungen inhaltlich konkret definieren können.

Wir wollen in diesem Kapitel deutlich machen, daß wir uns der Zielvorstellung Entwicklungsorientiertheit und Veränderlichkeit ohne zugrundeliegende geschlossene Wertsysteme verpflichtet fühlen. Wesentlich erscheint uns eine - wenn auch vorläufige und unvollständige- Formulierung unserer Zielvorstellungen auch im Zusammenhang unserer therapeutischen Richtung. Wir arbeiten beide nach dem therapeutischen Ansatz von Carl Rogers. Die Zielvorstellungen dieser Konzeption sind, soweit sie überhaupt formuliert sind, sehr vage und erlauben trotz grundsätzlicher Übereinstimmung in Richtung Selbstbestimmung, Entwicklungsoffenheit und Flexibilität eine Vielzahl von persönlichen Auslegungen. Unseres Erachtens sind unter das Konzept von Rogers in der gegebenen offenen Formulierung sowohl geschlossene Persönlichkeitsmodelle subsumierbar als auch unsere alternativen Ansätze.

Das Thema: Nachdenken über Zielvorstellungen und Wertsystem des Therapeuten ist uns auch deshalb so wichtig, da der Therapieprozeß und die konstruktiven Entwicklungsmöglichkeiten davon ebenso abhängen wie von den technischen Fähigkeiten des Therapeuten. Die Gefahr des Steckenbleibens auf der Ebene von Richtig-falsch-Denken im Verhaltensbereich ist aufgrund der eigenen Entwicklung in unserer Gesellschaft zunächst ein naheliegendes therapeutisches Fehlverhalten. Sie ist auch naheliegend, solange klientenzentrierte Psychotherapie vorwiegend als Kurztherapie in aktuellen Krisen verstanden und eingesetzt wird.

Der intensiven Arbeit mit psychisch schwer gestörten Menschen, bei der häufig Therapien über längere Zeiträume durchgeführt werden müssen, und der Arbeit mit Klienten aus benachteiligten sozialen Gruppen verdanken wir, daß wir therapeutisch umlernen konnten und um-

lernen mußten. Wir stellen im Anschluß an das Kapitel über Personmodelle zentrale dynamische Konzepte psychotherapeutischer Prozesse dar: das Veränderungskonzept Intensität, das Sicherheitskonzept Power und das Beziehungskonzept Commitment. Diese werden in ihren Erlebnisaspekten, ihren Funktionsaspekten und ihren Strukturaspekten beschrieben. Mit diesen Ansätzen wollen wir Konzepte für psychotherapeutische Veränderungsprozesse formulieren, die sowohl den Handlungsanweisungen als auch der Theorie von Grundhaltungen der klientenzentrierten Psychotherapie vorgeordnet sind. Neuansätze zur Theorie und Praxis psychotherapeutischer Veränderungsprozesse sind für die klientenzentrierte Psychotherapie unumgänglich, wenn sie nicht in einem Counseling-Verständnis psychischer Störungen und deren vermeintlich leichter Veränderbarkeit verhaftet und dabei stehenbleiben soll.

B) Die klassische Persönlichkeit

1. Die klassische Persönlichkeit als geschlossenes System

Der psychotherapeutischen Arbeit aller Schulen liegen mehr oder weniger festgelegte Zielvorstellungen zugrunde. Dabei orientieren sich die Therapieziele am Vorstellungsbild des psychisch weniger gestörten Menschen. Therapeut und Klient gehen davon aus, daß es den psychisch weniger gestörten, d.h. weniger leidenden, besser funktionierenden oder wie auch immer benennbaren Menschen definierbar gibt. Der Zustand des Klienten ist, gemessen am psychisch weniger gestörten, der weniger wünschenswerte. Ebenso gehen alle therapeutischen Schulen davon aus, daß der psychische Zustand des Klienten verbesserungsbedürftig und verbesserbar sei.

Diese Annahme erfordert Aussagen über Zielvorstellungen, Definitionen von psychischer Gesundheit bzw. wünschenswertem psychischem Funktionieren und legt damit nahe, daß psychische Gesundheit oder Normalität eine bekannte, selbstverständliche Sache ist, über die allgemeine Einigkeit vorausgesetzt werden kann.

Die Zielvorstellungen von sogenannten psychisch normalen, gesunden Personen sind mit vertrauten Kategorisierungen zu beschreiben; sie entsprechen traditionellen Normen unserer Kultur und Gesellschaft. Umreißen lassen sie sich mit einer ganzen Reihe mehr oder weniger in dieselbe Richtung weisenden Beschreibungen wie etwa: Reife, Erwachsenheit, Persönlichkeit, Ausgeglichenheit, Ruhe, Angepaßtheit, Kontrolliertheit, Sicherheit, Verantwortungsbewußtsein, Vernunft, Leistungs- und Realitätstüchtigkeit oder auch sozialisiert, ich-stark, selbstbewußt und vieles andere mehr. Wir wollen im folgenden die hiermit gemeinte Zielvorstellung die "klassische" Persönlichkeit nennen.

Die hier aufgeführten normativen Werte im einzelnen kritisch zu beleuchten, ist in diesem Zusammenhang weder unser Thema noch unsere Absicht. Gemeint ist mit diesen Vokabeln Verschiedenes. Zum Teil unterscheiden sie sich nur in Bedeutungsnuancen, zum Teil entstammen sie sehr heterogenen Denkansätzen.

Gemeinsam ist ihnen ihre Selbstverständlichkeit und unhinterfragte Allgemeingültigkeit, ihre ungeprüfte Legitimität der Anwendung und Verwendung.

Gemeinsam ist ihnen auch, daß sie Ordnungsvorstellungen vom Typ geschlossener Systeme repräsentieren:

Geschlossene Systeme sind gekennzeichnet durch Überschaubarkeit, vorhersehbare Entwicklungen, Kommunikationsarmut, unbefragte Bewertungshierarchien und damit durch: Kontrollierbarkeit, Beherrschbarkeit, Steuerbarkeit.

Die Modellvorstellungen, die die ausgewogene, reife, lebenstüchtige, selbstbewußte, verantwortungsvolle "klassische" Persönlichkeit zum Gegenstand haben, können in wesentlichen Dimensionen aufgefaßt

werden als personbezogene Konkretisierungen von Funktionsabläufen in geschlossenen Systemen. So sind die Kriterien Kontrollierbarkeit, Beherrschbarkeit und Steuerbarkeit auch auf dieses klassische Personmodell anwendbar. Die Modelle über bestimmte anzustrebende Persönlichkeitsentwicklungen besagen stets auch, welche Handlungen auf welcher Stufe dieser Entwicklung von der "Persönlichkeit" erwartet werden können. Damit ist Überschaubarkeit des Verhaltens gegeben. Die Anweisung zum Handeln im Umgang mit der klassischen Persönlichkeit ist in der Beschreibung auch mitgeliefert. Das klassische Personmodell stellt unausgesprochen ein Steuerungs- und Eingriffsmodell dar. Der Steuerungsmechanismus besteht nicht in einer direkten Steuerung auf das Endziel "klassische Persönlichkeit" hin, sondern in korrigierenden Hinweisen auf Entwicklungsabweichungen, die als Indiz gewertet werden, daß das Endziel nicht erreicht wird, und der Erwartung auf anschließende Selbstkorrektur. Dies ist ein Steuerungsmodell mit Einflußnahme von der Zentrale zur Peripherie. (Donald A. Schon, Die lernende Gesellschaft, Luchterhand, Neuwied und Berlin 1971.)

Die Zielorientierung wird vorgegeben - vermittelt durch das "klassische" Persönlichkeitsmodell; Abweichungen vom Wege auf dieses Ziel hin unterliegen - je nach der Art der Abweichung - spezifischen Sanktionen. In diesem Zusammenhang müssen auch therapeutische Aktionen gewissermaßen als Eingriffe bzw. Sanktionen gesehen werden. Indem die Abweichung grundsätzlich als Fehlverhalten oder Störung gegenüber einem gedachten richtigen Verhalten aufgefaßt wird, die, so wie sie ist, unakzeptabel und veränderungsbedürftig ist, ist Therapie eine Maßnahme unter anderen zur Fehlerkorrektur. Daß therapeutische Eingriffe selten in diesem Sinn empfunden werden, ist darauf zurückzuführen, daß zumeist die reibungslose Internalisierung des Therapieziels "reife Persönlichkeit" längst vor Beginn des therapeutischen Prozesses vollzogen wurde, d.h. über die Kriterien zur Bewertung von Entwicklungskorrekturen liegt beim Therapeuten und dem Klienten ein gemeinsames Vorverständnis vor. Das Vorverständnis ist insofern berechtigt und naheliegend, da der Klient die Therapie aufsucht, weil er leidet. Solange weder für den Therapeuten noch für den Klienten eine andere Alternative als die Entwicklung zur klassischen Persönlichkeit als Ziel sichtbar oder denkbar ist, kann allein in der Fehlerkorrektur die einzige Möglichkeit zur Veränderung des Leidens gesehen werden.

In diesem Zusammenhang sind einige der überstilisierten geschlossenen Systeme psychoanalytischer Struktur wichtig. In diesen Systemen sind die Sollbruchstellen auf dem Weg zur reifen Persönlichkeit vorgegeben. Das therapeutische Prinzip des Nachreifens im Therapieprozeß besagt, daß das Ziel, auf das die Entwicklung hinsteuert. bekannt und erreichbar ist.

Therapierelevant sind ebenfalls die "pragmatisch klassischen" Person-Überlegungen der Behavior-Therapien. Hier werden die überstilisierten geschlossenen Systeme psychoanalytischer Struktur durch

ein in der Binnenstruktur atomisiertes geschlossenes System mit benennbaren Dauerfehlern ersetzt. Die Möglichkeiten zu immer neuen Fehlkonditionierungen sind stets gegeben. Der therapeutische Eingriff geht von der Überlegung aus, daß jeder auftretende Fehler "vor Ort" zu korrigieren ist, wobei die Zielvorstellungen inhaltlich ebenso festgelegt sind wie bei den psychoanalytischen Systemen. (B. F. Skinner, Futurum zwei, Christian Wegner Verlag, Hamburg 1970)

D. h. in beiden, wenn auch inhaltlich voneinander abweichenden, geschlossenen Systemen wird von dem Modell ausgegangen, daß es den reibungslosen "normalen" Entwicklungsablauf gibt, der jeweils in Richtung auf ein bekanntes, vorgegebenes Ziel abläuft. Abweichungen sind entweder in bestimmten kritischen Phasen oder durch zufällige ungünstige Lernverknüpfungen auftretende Störungen. Psychotherapie in diesem Sinne ist nicht veränderungs- und entwicklungsrelevant, sondern vielmehr ausschließlich systemerhaltend und ausgleichend gedacht.

Um Mißverständnissen vorzubeugen, möchten wir an dieser Stelle betonen, daß wir nicht der Meinung sind, daß ein direktes Eingreifen und Modellieren an einer bestimmten Zielvorstellung eine Alternative zum Steuerungsmodell "klassische" Persönlichkeit sei. Wir meinen vielmehr, daß Psychotherapie als "Entstörungsmaschine" aufzufassen, weit hinter den Möglichkeiten der Hilfe zu konstruktiven Persönlichkeitsveränderungen zurückbleibt.

Daß die Zielvorstellung "klassische" Persönlichkeit ganz allgemein so bestimmend ist, beruht auf den Sicherungsmechanismen, die in ihr eingebaut sind. Unabhängig von der jeweiligen Position des Einzelnen garantiert die "Persönlichkeit" Schutz vor unvorhersehbaren, unerwünschten Entwicklungen. Dies sowohl auf die Einzelperson bezogen als auch auf Personengruppen und auf gesellschaftliche Prozesse. Diese "Sicherung" bezieht sich dabei primär auf das Funktionieren der Person/Gesellschaft im Ganzen, nicht auf Störungen respektive Verbesserungen im Detail. Das Streben nach Stimmigkeit, Abschluß, Vollendung, Ganzheit im Strukturmodell "klassische Persönlichkeit" garantiert fortlaufende immanente Funktionsverbesserung. Nach Art eines sich selbst regulierenden Systems werden jeweils, ohne daß Eingriffe von außen notwendig sind, notwendige Anpassungen, Entwicklungen, Veränderungen vorgenommen.

Die funktional vorgeschalteten Ordnungsstrukturen, die in der "klassischen Persönlichkeit" sichtbar werden, entsprechen einem Weltmodell nach Art hochstrukturierter Beherrschungshierarchien: Im Detail werden komplexe, unkontrollierte Sachverhalte akzeptiert, das Ergebnis des Zusammenwirkens der Details denkt man aber durchaus als einfache Superstruktur mit zentralem Steuerungsmechanismus.

2. Entwicklung und Erleben der klassischen Persönlichkeit

Warum wir der Meinung sind, daß es notwendig ist, alternative Überlegungen zur klassischen Persönlichkeit anzustellen, soll im folgenden begründet werden.

Durch die Formulierung eines geschlossenen Endzieles, das mehr oder weniger schnell, mehr oder weniger problemlos in einer Abfolge von Entwicklungsstufen erreicht werden soll, ist eigenes Handeln mit eigenen Zielsetzungen extrem erschwert. Das Ziel heißt: Endzustand, den es für den Rest des Lebensablaufs zu bewahren und bei Störungen zu entstören gilt.

Das klassische Personmodell ist eine rigorose Absage an Entwicklungsdynamik im Bereich aktueller Erfahrungen. Die klassischen entwicklungspsychologischen Stufenmodelle hören mit Erreichung des sogenannten Erwachsenenalters auf, d. h. bei einem Durchschnittsalter des Menschen von 70 Jahren werden rund 20 Jahre als relevant für Beschreibung und Untersuchung angesehen und ebenfalls als relevant für das Erlernen von Fehlverhalten. Für die Qualität des Erlebens ist damit gesagt, daß das Recht auf und die Fähigkeit zu bedeutsamen Erfahrungen nur einem relativ kurzen Lebensbereich zugestanden werden. Indem im Modell der klassischen Persönlichkeit Erwachsenheit und Reife gleichgesetzt sind mit Abgeschlossenheit der Entwicklung und Ausgeglichenheit des Erlebens, wird Erlebnisintensität in den Bereich pubertärer Unausgeglichenheit gerückt. Da diese Sicht als Norm akzeptiert ist, wird individuelles Erlebnisrecht über den gesamten Lebensbereich so eingeengt, daß empirisch de facto nachgewiesen werden kann, daß mit Erreichung der Berufsfähigkeit intensives Erleben nur noch bei positiven wie negativen seltenen Extremerlebnissen möglich ist (Heirat, Kinder, Krankheit, Kündigung, Urlaub, Krieg, Tod etc.).

Nach diesem Modell ist das Erleben des Erwachsenen kein dynamischer Entwicklungsprozeß mehr, sondern vielmehr eine Aneinanderreihung von Einzelerlebnissen. Erlebnisse werden nicht mehr erfahren, sondern konsumiert. Die Erlebnis- und Lebensintensität nimmt im Modell der klassischen Person - sich stetig beschleunigend - von der Kindheit an ab. Die reife Persönlichkeit ist am Ziel und es wird ihr permanent bestätigt, daß der psychisch erreichte Entwicklungszustand zu konservieren ist: mit der Konsequenz, daß sekundäre Realität primäres Erleben dominiert (M. Pawley, The Private Future, Thames and Hudson, London 1973).

Veränderungen finden nur noch als notwendige Anpassungs- und Korrekturreaktionen auf veränderte äußere Bedingungen statt: Psychobiographie wird zur Soziobiographie.

3. Überlebensstrategie versus Lebensstrategie

Von der "klassischen Person" wird angenommen, daß sie in der Welt zurechtkommt respektive, daß man mit ihr zurechtkommen kann. Funktionieren nach diesem Modell heißt: mit einer effizienten Überlebensstrategie zu leben. Wir werden diskutieren, warum Überlebensstrategien eine Verarmung des Lebens beinhalten.

Alle Überlebensstrategien akzeptieren das, was vorgefunden wird, sie orientieren sich nicht an Lebensmöglichkeiten sondern am Mitmachen. Nicht ohne Grund nimmt Berufszufriedenheit ab dem dreißigsten Lebensjahr zu (W. Witte, Einige Probleme beruflicher Entwicklung sub specie der psychologischen Grundlagenforschung, Zeitschrift für experimentelle und angewandte Psychologie, Heft 2, Band XIV, 1967).

Resignation ist das emotionale Grundgefühl der reifen Persönlichkeit. Die Realitätstüchtigkeit der reifen Persönlichkeit bedeutet "sich nach der Decke strecken", Grenzen akzeptieren. gemäßigte Erwartungen haben.

Daß die reife Persönlichkeit an einer Überlebensstrategie orientiert ist, läßt sich auch an der Einstellung zur Selbsttötung verdeutlichen. Suizid wird allgemein als nicht reif, krank, unmoralisch, kriminell betrachtet. Wer sich selbst tötet, drückt indirekt aus, daß ihm Überleben an sich keinen Wert darstellt, daß er nur unter bestimmten Bedingungen lebensgewillt ist. D. h. wer sich selbst tötet, orientiert sich tendenziell an einer Lebensstrategie, bei deren Mißlingen oder Unmöglichkeit er mit Lebensverneinung reagiert.

Die Tabuisierung von Suizid zeigt, daß nach dem Modell der klassischen Persönlichkeit mit dominanten Überlebensstrategien eine Aktualisierung von darüber hinausgehenden Lebensansprüchen als bedrohlich empfunden wird: Wer eine Lebensstrategie, d. h. Leben nach selbst definierten Möglichkeiten, verwirklichen will, macht die Einengung der klassischen Persönlichkeit bedrückend deutlich.

Die reife Persönlichkeit mit zufriedenmachendem Verhalten im Sinne des Behavior-Modells übernimmt mit ihrem Überlebenskonzept ("And whether we like it or not, survival is the ultimate goal", Skinner in: Rogers, C.R. and Skinner, B.F., Some issues concerning the control of human behavior, Science, 124: 1057-1066, 1956) eine passive Gastrolle, bezogen auf Möglichkeiten der Entwicklung.

Um den Begriff "Lebensstrategie" gegenüber "Überlebensstrategie" zu konkretisieren, verweisen wir hier beispielhaft auf die Skalen des Personal Orientation Inventory (Abdruck nach Shostrom 1972), die auf den Motivationstheorien von A. Maslow aufbauen (A. Maslow: Motivation and Personality, Harper and Row, New York 1954):

The POI measures the following scales:

T/C TIME COMPETENCE: The Time Incompetence/Time Competence ratio measures degree to which one is "present" oriented as contrasted with the time incompetent (Ti) person who lives primarily in the past, with guilts, regrets, and resentments, and/or in the future, with idealized goals, plans, expectations, predictions, and fears. The Time Competent person appears to live more fully in the here-and-now. He is able to tie the past and the future to the present in meaningful continuity. He appears to be less burdened by guilts, regrets, and resentments from the past than is the non-self actualized person, and his aspirations are tied meaningfully to present working goals.

O/I INNER SUPPORT: The Other/Inner Support ratio measures whether reactivity orientation is basically toward others (O) or self (I). The innerdirected person appears to have incorporated a psychic "gyroscope" which is started by parental influences and later on is further influenced by other authority figures. The inner-directed man goes through life apparently independent, but still obeying this internal piloting. The source of direction for the individual is inner in the sense that he is guided by internal motivations rather than external influences.

SAV SELF-ACTUALIZING VALUE: Measures affirmation of a primary value of self-actualizing people. A high score means that the individual holds and lives by values of self-actualizing people, and a low score means he rejects values of self-actualizing people. Items in this scale cut across many characteristics but a representative SAV item stem is, "I live in terms of my wants, likes, dislikes and values".

Ex EXISTENTIALITY: Measures ability to situationally or existentially react without rigid adherence to principles. Existentiality measures one's flexibility in applying values or principles to one's life. It is a measure of one's ability to use good judgment in applying these general principles. Higher scores reflect flexibility in application of values

Fr FEELING REACTIVITY: Measures sensitivity of responsiveness to one's own needs and feelings. A high score reflects sensitivity to one's own needs and feelings. A low score shows insensitivity to one's own needs and feelings.

S SPONTANEITY: Measures freedom to react spontaneously or to be oneself. A high score measures the ability to express feelings in spontaneous action. A low score indicates that one is fearful of expressing feelings behaviorally.

Sr SELF REGARD: Measures affirmation of self because of worth or strength. A high score measures the ability to like one's self because of one's strength as a person. A low score indicates low self worth.

Sa SELF ACCEPTANCE: Measures affirmation or acceptance of one's self in spite of one's weaknesses or deficiencies. A low score indicated inability to accept one's weakness. It is more difficult to achieve self-acceptance than self-regard. Self-actualization requires both.

Nc NATURE OF MAN: Measures degree of the constructive view of the nature of man, masculinity, femininity. A high score means that one sees man as essentially good. He can resolve the goodness-evil, masculine-feminine, selfishness-unselfishness and spirituality-sensuality dichotomies in the nature of man. A high score, therefore, measures the self-actualizing ability to be synergic in understanding of human nature. A low score means that one sees man as essentially evil or bad.

Sy SYNERGY: Measures ability to be synergistic, to transcend dichotomies. A high score is a measure of the ability to see opposites of life as meaningfully related. A low score means that one sees that work and play are not different, that lust and love, selfishness and selflessness, and other dichotomies are not really opposites at all.

A ACCEPTANCE OF AGGRESSION: Measures ability to accept one's natural aggressiveness as opposed to defensiveness, denial, and repression of aggression. A high score measures the ability to accept anger or aggression within one's self as natural. A low score means that one denies having such feelings.

C CAPACITY FOR INTIMATE CONTACT: Measures ability to develop contactful intimate relationships with other human beings, unencumbered by expectations and obligations. A high score measures the person's ability to develop meaningful, contactful, relationships with other human beings. A low score means one has difficulty with warm interpersonal relationships.

(Lit: Everett L. Shostrom, The measurement of growth in psychotherapy, Psychotherapy: Theory, Research and Practice, Vol. 9, Nr. 3,1972; Everett L. Shostrom, Manual, Personal Orientation Inventory, San Diego, California, Educational and Industrial Testing Service, 1966; Maurice Lorr and Robert R. Knapp, Analysis of a Self-actualization Scala: The POI, Journal of Clinical Psychology, Vol. 30, No 3, 1974.)

Allein schon an diesem Konzept der mehrdimensionalen Selbstaktualisierung wird deutlich:
Die sehr unterschiedlichen Ideen zu möglichen Lebensstrategien verweisen Überlebensstrategien in eine Position korrumpierter Lebensstrategien. Dies nicht ohne Grund, da die Einengungen der "klassischen" Persönlichkeit unter bestimmten herzustellenden Bedingungen erfahrbar sind (Lit: R. Houriet, Getting back together, Coward, McCann and Geoghegan, New York 1969, R. M. Kanter, Commitment and Community, Harvard University Press, Cambridge 1972). Daß diese Einengungen durchaus empfunden werden, läßt sich in den verschiedensten Bereichen feststellen. Das Streben nach Intensität im Suchtverhalten, die unbewußte Weigerung "erwachsen" zu werden, die Resonanz, die die Encounter-Bewegung gefunden hat, und vieles andere mehr lassen sich in diesem Sinne interpretieren. Obgleich es sich hierbei um Erlebnismethoden handelt, die nicht optimal funktionieren - Sucht und Neurose stellen das Überleben in Frage; die Intensiverlebnisse in Encounter-Gruppen sind aus dem Alltagsleben ausgegliederte Sondererfahrungen -, wird hieraus deutlich, daß bei den pragmatisch am Funktionieren orientierten Überlebensstrategien wesentliche Bedürfnisse unbefriedigt bleiben.

4. Erlebnisstörungen der klassischen Persönlichkeit

Die destruktive Wirkung dieser Einengung wird weiterhin erkennbar bei Personen, deren überhöhtes Sicherheitsstreben in sozialen Beziehungen zu einem Streben nach Überanpassung an soziale Erwartungen führt. Im Zuge dieses Strebens wird das eigene Erleben quälend leer und unintensiv. Hierbei handelt es sich oft um Personen, die beliebt und erfolgreich sind, die ausgesprochen gut funktionieren, die aber so sehr unter ihrer scheinbaren Gleichgültigkeit leiden, daß sie psychotherapeutische Hilfe suchen. Daß es sich hierbei nicht um primäre Gleichgültigkeit oder Stumpfheit handelt, wird aus Beschreibungen wie "ich erlebe alles wie durch einen Nebel" oder "ich bin nie wirklich dabei" deutlich. Bei diesen, zwar auch im Sinne des Modells nicht in der erwünschten Weise reifen Personen, zeigt sich, wie Sicherheit und Funktionieren um jeden Preis auf Kosten des Erlebens geht.

Die resignativen Gefühlsqualitäten, die die reife Persönlichkeit kennzeichnen, stehen im engsten Zusammenhang mit der durchgängigen Effizienzorientierung, dem Handlungsleitbild der reifen Persönlichkeit.

Das dominante, aufdringliche Streben nach Tüchtigsein, Fertigwerden, Zurechtkommen mit ist dabei nicht orientiert an einem Leistungsmodell, das über das "Eben-noch-Zurechtkommen" hinauszielt, sondern an dem Wunsch, gerade eben noch das Notwendige zu erbringen. Nicht Lust am Leisten, sondern Verhinderung von unzureichender Leistung. Die Leistungsmotivation der klassischen Persönlichkeit zielt auf ein ungestörtes Selbstwertgefühl; Leistung besteht im erfolgreichen Überwinden bzw. Ausschalten von Versagen, d. h. von Störelementen des Selbstwertgefühls. Erfolgserleben wird damit reduziert auf eine Erleichterung angesichts vermiedenen Mißerfolgs. Es ist nicht das Streben nach Höchstleistung - die andere Voraussetzungen erfordert - sondern Vermeidungsverhalten. Das Leistungsverhalten der reifen, klassischen Persönlichkeit zeigt Merkmale von bürokratischem Minimalverhalten, auch wenn die Erlebniskomponente anderes ausweist.

Erleben ist aktiv. So erlebt man z. B. kaum Abwesenheit von Schmerz, Angst etc., sondern entweder ein angenehmes Sicherheitsgefühl, oder aber die Dimension Angst-Sicherheit ist im Bewußtsein überhaupt nicht aktuell, und es wird nichts in dieser Richtung empfunden. Für die klassische Persönlichkeit bedeutet das, daß ihr Erleben reduziert ist auf ein wenig intensives "In-Ordnung-Sein" bzw. es dominiert im Erleben das Gefühl von Tüchtigkeit, Rechtschaffenheit, Opfer für andere zu bringen, Streß u. v. a.

Im Erleben bricht nur gelegentlich das Gefühl der Diskrepanz zwischen beanspruchter "moralischer" Qualität: "Tüchtigkeit" und erbrachter Vermeidungshaltung auf. Das Erleben ist dominant durch eindimensionale Wertorientierungen: Die klassische Persönlichkeit muß gewissermaßen immer nach vorn blicken, um diese Diskrepanz nicht zu einer persönlichen Bedrohung werden zu lassen. Die mögliche Zukunft hilft, das reduzierte gegenwärtige Erleben als reifes, erwachsenes, normales Lebensgefühl zu akzeptieren.

Zur Veranschaulichung des Gesagten sei ein Teilergebnis einer Studie zum Thema "open and closed mind" von Milton Rokeach (M. Rokeach, The Open and Closed Mind, Basic Books, New York 1960) aufgeführt.

Anmerkung zur Versuchstechnik: 30 Personen, die aus einer Gruppe von 225 Personen die höchsten (closed mind) und niedrigsten (open mind) Werte auf der Dogmatismus Skala von Rokeach erzielten, wurden ausgewählt für den Versuch mit 5 Vorlagen des Thematischen Appercep-tions Test von H.A. Murray (TAT: Mehrdeutiges Bildmaterial, zu dem Geschichten erzählt werden müssen).

Time Perspective, Dogmatism, and Anxiety

Table 20.1
Mean Proportion of Past, Present, and Future Responses to Five TAT Cards by Closed and Open Groups

TAT card	Group	Per cent Past	Per cent Present	Per cent Future	Total
9BM	Closed	29	47	24	100
	Open	25	71	4	100
12BG	Closed	30	44	26	100
	Open	27	68	5	100
7BM	Closed	15	54	31	100
	Open	13	82	5	100
4	Closed	6	46	48	100
	Open	11	71	18	100
2	Closed	7	62	31	100
	Open	10	84	6	100
Mean Per cent	Closed	17	51	32	100
	Open	17	75	8	100

Tabelle S. 369: Rokeach, 1960

Zitat (Rokeach 1960, S. 369):"Diese Ergebnisse sind klar in Übereinstimmung mit den Erwartungen. Es gibt kleine Differenzen zwischen "geschlossen" und "offen" Gruppen in der Häufigkeit von Vergangenheits-Antworten. Aber die "offen" Gruppe gibt übereinstimmend mehr Gegenwarts-Antworten und die "geschlossen" Gruppe gibt übereinstimmend mehr Zukunfts-Antworten" (Übers. d. Verf.)

Darüber hinaus wurden die TAT Geschichten kodiert im Hinblick auf angstbesetzte Thematiken. In der Personengruppe, die als "closed" charakterisiert war, wurden mehr angstbesetzte Thematiken angesprochen, d.h. die Zukunftsorientierung ist eingebettet in eine Angststruktur.

Durch Kaplan und Singer wurde experimentell nachgewiesen, daß closed-mind Personen auch im Bereich der Sinneswahrnehmung geringere Schärfe beim Hören, Geschmack, Geruch, Tasten aufweisen (M. Kaplan and E. Singer, Dogmatism and Sensory alienation: an empirical investigation, Journal consul. Psychol. 25,6 486-491, 1963). Die "closed-mind person" mit ihrem Blick nach vorn ist gekennzeichnet durch ein "general closing off from life" (Webster, A.C. and Stewart R.A.C., Theological Conservatism in: Wilson, G.D. Editor, The Psychology of Conservatism, Academic Press, London, New York 1973).

Die vermeintliche Zukunftsorientierung soll vor der bedrohlichen Gegenwart sichern. In diesem Zusammenhang sind die spezifischen Verschiebungen im Zeiterleben bei depressiven Personen zu sehen. Der Wechsel zwischen passiv depressiven und aktiv depressiven Phasen ist gekennzeichnet durch Ewigkeitscharakter aller Erlebnisse in einem Falle und Augenblickscharakter im anderen. Der Ewigkeitscharakter des Erlebens ist in einem Ausmaß in die Zukunft gerichtet, daß jedes Erleben erlahmt, Entscheidungen werden unmöglich, Tätigkeiten sinnlos. So z.B. wird es als sinnlos erlebt, in Urlaub zu fahren, da man ja wieder kommt. Der Augenblickscharakter des Erlebens andererseits führt zu Angst vor Kontrollverlust, und damit unakzeptablen Handlungen, und zu Fehlentscheidungen (z. B.Affektsuicid). Darüber hinaus wird der Mangel an Aufbau, an persönlicher Historie als Verlust der Basis erlebt.

Kommt die klassische Persönlichkeit in Orientierungskrisen, dann wird der Rückgriff auf die Vergangenheit zur subjektiv möglichen und zulässigen Plattform für vermeintliche Neuorientierung. Sicherheit wird in der Begrenzung gesucht, die in der festgeschriebenen Dimensionalität der Vergangenheitserfahrung gegeben ist. Chancen zur Neuorientierung, zur Reorganisation, zur Entwicklung wie sie z.B. im depressiven "am Ende sein" gegeben sind, werden nicht wahrgenommen. (Flach, F.E., The secret strength of Depression, Lippincott, Philadelphia and New York, 1974); das aktuelle Bedrohungssignal wird umgemünzt in ein resignatives "damit muß ich leben, weil ich so bin" - d.h. in der Vergangenheit schon so war.

Die Vergangenheit bestätigt Wege durch ihr bloßes vergegenwärtigtes Vorhandensein. Die Angst vor Unbekanntem und Neuem, dem gegenüber die eigenen Reaktionsweisen und Unmöglichkeiten nicht vorhersehbar sind, ist größer als die Angst vor der Wiederholung unangenehmer Erfahrungen. Unangenehmes bereits erfahren zu haben, wirkt in ähnlicher Weise angstmindernd wie die vorausschauende Festlegung der Zukunft. So wird bei der Orientierung an Vergangenheit und Zukunft nicht erlebt, sondern "abgelebt" oder "vorausgelebt". Anschaulich wird diese Haltung in vertrauten Äußerungen wie z.B. "die Kinder sind aus dem Gröbsten heraus" und "die Kinder müssen etwas werden".

Die Technik, Leben hinter sich zu bringen und vorwegzunehmen, sichert vor aktuellem unkontrollierbarem Erleben. Der Dauerkampf der klassischen Persönlichkeit gegen aktuelles Erleben und die Konfrontation mit eigenen unzulänglichen Antrieben gleichgültig welcher Art, schafft die Identität der Person; d.h. indem aktuelles Erleben vermieden wird, wird die Infragestellung oder Korrektur des Selbstbildes vermieden, und so wird die Illusion von Persönlichkeitskonstanz aufrechterhalten. Die Identitätssicherung wird gewährleistet durch ständige

Selbsterhöhung im Situationsentzug. Diese Art Identität, wie immer sie auch inhaltlich gekennzeichnet sein mag, gewährt in den jeweiligen Person-Umweltbezügen den Status des Darüberstehens, des Nichtdazugehörens, der affektiven Sicherung vor Kontrollverlust. Die Ich-Funktionen werden zur zentralen Operationsbasis der Person (Bellak, L., Hurvich, M., Gediman, H.K.: Ego Functions in Schizophrenics, Neurotics and Normals, John Wiley, New York, 1973).

Identitätssicherung in diesem Sinn ist der Richtung und der Absicht nach resistent gegen jede Art von Unbekanntem, Unvorhersehbarem, unerwünschten Erfahrungen und auch gegen alle bekannten, vorhersehbaren, intensiv gewünschten, aber vom Anspruch her nicht persönlichkeits-adäquaten Antriebe. Die Abläufe der letzten Art entsprechen dem Repertoire der Sozialisationsprozesse, der Ich-Bildung, dem Modell der Auseinandersetzung von Trieb und Ich etc.

Uns interessiert in diesem Zusammenhang primär die Resistenz gegen unbekannte, unvorhersehbare, unerwünschte neue Erfahrungen. Hier handelt es sich um eine konsequente Absage an Personenentwicklungen, die Risiken einer bestimmten Art einschließen, und zwar Risiken, die dann auftreten, wenn Entwicklungsziele nicht als Endstadien angesehen werden, wenn über Zukunft nicht zurückschauend bestimmt wird.

5. Destruktive Verhaltenskonsequenzen

Im Konzept der reifen Persönlichkeit wird äußerliches und innerliches Ausbrechen als psychisch krank bezeichnet und als neurotische respektive psychotische Fehlentwicklung, durch die die Reife nicht erreicht wurde, begriffen. Intaktheit und psychische Ausgeglichenheit, Anpassung an soziale gesellschaftliche Erwartungen und Konstanz unter allen Bedingungen wird als allgemein gültiger Anspruch an die reife erwachsene Persönlichkeit gestellt.

Im Konzept "reife Persönlichkeit" ist darüberhinaus gleichzeitig unausgesprochen mitgedacht, daß das Ziel "reife Persönlichkeit" stets nur in unterschiedlichen Graden der Ausprägung, also nie zu 100 % erreicht wird. Der Kampf um und das Streben danach ist jedoch weniger ein dynamisches "Unterwegs-sein" als ein "Auf-dem-Weg-bleiben". Wird im Sinne dieses Konzeptes gedacht bzw. gelebt, so stellt jede Abweichung eine Störung des psychischen Gleichgewichts dar. Der Versuch der totalen Erfüllung der Forderung führt ebenso zu psychischen Störungen wie die Nichterfüllung.

Gerade die Bestimmungen Intaktheit, Ausgeglichenheit, Konstanz unter allen Bedingungen bei der reifen Persönlichkeit ermöglichen gesellschaftliche Verhaltenskatastrophen (Jeanne N. Knutson, The human basis of the polity, Aldine-Atherton, Chicago 1972). Im Einzelnen sieht dies so aus:

- Dicks untersuchte Nazi-Mörder und kam zu dem Schluß, daß Konformitätsbedürfnisse wesentlich deren aggressiv-unmenschliches Verhalten motivierten, nicht aber, wie dies zur eigenen Entlastung immer erhofft wird, bestimmte psychische Störungen. (Dicks, H. V., Licenses Mass Murder: A Socio-Psychological Study of Some S. S. Killers, New York, Basic Books, 1972)

- Mantell führte eine vergleichende psychologische Untersuchung mit US-Soldaten der Special Forces (Green Berets) und Kriegsdienstverweigerern durch (Mantell, D. M., Familie und Aggression, Zur Einübung von Gewalt und Gewaltlosigkeit. Eine empirische Untersuchung, S. Fischer, Frankfurt 1972).

"Auf vielen individuellen Fragebogenskalen waren sowohl die Kriegsfreiwilligen als auch die Eingezogenen den "normalen" Standardpopulationen sehr ähnlich, während die Punktwerte der Kriegsdienstverweigerer oft wesentlich von der Norm abwichen. Da die Bedeutung von Fragebogenresultaten im allgemeinen in dem Maß gefunden wird, in dem sie der sogenannten Norm nachkommen, kann folgende allgemeine Schlußfolgerung gezogen werden: Die einzige statistisch abweichende Gruppe war die der Kriegsdienstverweigerer." (Mantell, a. a. O. S. 343)

Die "normale Standardpopulation" reagiert nach Mantell (Mantell a. a. O. S. 288 ff.) folgendermaßen:

"Jeder der 14 Kriegsfreiwilligen wurde vorsichtig über seine emotionalen Reaktionen auf das, was er in Vietnam getan und gesehen hatte, befragt. Da in einigen Fällen bis zu 5 Jahre verstrichen waren, hatte ich einige Zweifel an ihrer Fähigkeit, sich an ihre ursprünglichen emotionalen Reaktionen auf die erste Tötung, auf eine verstümmelte amerikanische Leiche oder auf ein zerstörtes Dorf zu erinnern. Obwohl ich ihnen oft durch Zusatzfragen helfen mußte und es notwendig fand, Fragen zu wiederholen oder umzuformulieren, war ich überrascht, daß ihre Erinnerung an ihre Gefühle so frisch und lebhaft schien wie ihre Berichte über die Ereignisse selbst.

Für die erste Analyse wurden die Gefühle der Soldaten in Unterkategorien eingeteilt, je nachdem, wer getötet worden war. Es gab gesonderte Kategorien für bewaffnete und unbewaffnete Frauen, für bewaffnete und unbewaffnete Kinder und für tote Amerikaner. Zusätzlich gab es eine Kategorie mit dem Titel "Gefühle zur Zeit des Tötens" und eine weitere "Allgemeine Haltung gegenüber dem Töten". Diese detaillierte Analyse war jedoch unbrauchbar, da die Äußerungen der Soldaten wenig differenziert waren. Fast alle erklärten, Töten sei eine Routineangelegenheit und es habe ihnen keinerlei Schwierigkeiten verursacht. Die häufigste Reaktion auf das Töten unbewaffneter Menschen (Männer, Frauen und Kinder) war "überhaupt kein Gefühl". Wenn unbewaffnete Kinder getötet wurden, drückten einige Soldaten Bedauern aus. Wenn das Kind bewaffnet war, sagten die Soldaten, sie seien "froh" gewesen, es getötet zu haben. Eine Anzahl von Soldaten war froh, daß sie Frauen getötet hatten, insbesondere, wenn die Frauen bewaffnet waren. 4 Green Berets gaben an, zur Zeit des Tötens ein gehobenes Gefühl gehabt zu haben, 7 erklärten "es war entweder sie oder wir", 2 bemerkten, daß sie "überhaupt nichts" gefühlt hatten und einer sagte, er hätte sich das erste Mal "schlecht" gefühlt. Auf tote und verstümmelte Amerikaner reagierten 9 mit völliger Indifferenz, 2 mit Übelkeit (bei einer Gelegenheit), 2 mit verstärktem Haß auf den Vietcong und einer mit Trauer ...

Fall Nr. 219

Nein, das hat mich nicht im geringsten gestört. In Wirklichkeit, beim ersten großen Einsatz, wo ich dabei war, haben wir eine Menge Leute getötet gekriegt. Das hat mich auch nicht gestört, wirklich.....

Diese Minen sind explodiert, und haben 10 Typen in dem Zug erwischt und haben sie ausradiert und, äh, das war ein verschwendeter Einsatz. Wir sind nicht einmal auf den Gipfel von dem Berg gekommen.....

Das Dach hat gebrannt ... Ein alter Mann ist in das Haus zurückgekrochen ... Ich hatte keine Zeit, mich mit ihm zu belasten ....

Das Gehirn lag aufgehäuft, ungefähr 3 Meter weg auf einem wirklich netten, kleinen Haufen .... Ich war nur glücklich, daß ich meinen ersten Vietcong gekriegt hab .... Ich konnte nicht warten, bis ich meinen ersten, wirklich von allernächster Nähe gekriegt hab, und es hat mich irgendwie überrascht, weil sein Gesicht so aussah, als wär er nie berührt worden ... Das war eine besondere Gelegenheit, weil das meine erste war ... Ich war wirklich glücklich ...

Und von da an war es mir wirklich nicht zu wichtig, wieviel ich getötet habe oder welche. Der erste war bedeutsam. ....

Na ja, ich hatte wirklich gehofft, ein paar Vietcong zu kriegen, aber es hat mich irgendwie überrascht. Ich meine, es war eine Überraschung, diese Frauen zu sehen, wissen Sie, aber wie ich sie angesehen hab, na ja, ich hab sie ein bißchen bedauert, wissen Sie, aber es hat mich nicht wirklich zu sehr gestört. Mir ist nicht übel geworden. Ich hab einfach nicht die Zeit, mir über solche Sachen Gedanken zu machen. Ich hab sie ein bißchen bedauert, weil sie eine Mutter war, und da war ein kleines Kind dort. Ich hab mich wahrscheinlich schlechter gefühlt deswegen, daß ich das Kind erschossen habe, als darüber, die Mutter zu erschießen. Es hat mich nicht sehr gestört wegen der Mutter. ....

Wir haben auch Leute in Stücke zerhackt, äh, hauptsächlich, weil's 'ne große religiöse Sache ist...

Es ist wie ein kleines Spiel (gluckst)....

Ich meine, ein Typ der tot ist, dem macht's nichts aus, wenn man ihn in Stücke hackt....

Ich hab ihnen nicht wirklich weh getan, aber es war eine Art Witz für mich (Verhöre) ... es hat mir 'nen Mordsspaß gemacht....

Na ja, ich hatte keine Gewissensbisse darüber, einfach hinzugehen und einen Typ zu erschießen und ihn loszuwerden, wenn wir nicht die Zeit hatten, uns mit ihm abzugeben und wenn wir keinen Helikopter hatten, der reinkommt, um ihn zu holen und wir ihn nicht mit uns schleifen wollten. Deshalb habe ich überhaupt nur selten Gefangene gemacht. Ich hab den Typ ermuntert zu laufen, ich meine, ich hab nicht versucht, ihn gefangenzunehmen. Wenn er gelaufen ist und wie ein Vietcong ausgesehen hat, habe ich einfach auf ihn geschossen und zum Teufel damit. Warum sich darüber Sorgen machen? Warum die Zeit und das Geld opfern, um einen verdammten Helikopter da reinzurufen, um den zu verhören, weil du genügend Leute auftreibst, wo du sowieso Information kriegst. . . !"

- Die Milgram-Experimente: (Milgram, S., Das Milgram-Experiment, Rowohlt, Reinbek 1974) Die Teilnehmer waren zufällig ausgewählte Personen aller sozialen Schichten und nahmen freiwillig an einem sogenannten Lernexperiment teil. Sie wurden angewiesen, einem Dritten elektrische Schocks mit immer höheren Voltzahlen zu geben. Dieser litt sichtlich unter der Tortur (Schreien, Bitten, Hilferufe, Hinweise auf Herzkrankheit etc.). Trotzdem: Die Zahl der Personen, die weiter machten, war erschreckend hoch. (Die Teilnehmer des Experiments wußten nicht, daß die Elektroschocks simuliert waren.)

"Wo liegt die Grenze derartigen Gehorsams? An vielen Punkten versuchten wir im Experiment, einen Grenzbereich einzuführen. Wir setzten die Schreie des Opfers ein; das reichte nicht aus. Das Opfer berief sich auf einen Herzfehler; die Versuchspersonen gaben auf Befehl weiterhin Schocks. Das Opfer flehte, man solle es freilassen, auf dem Signalkasten erschienen keine Antworten mehr; die Versuchspersonen geben dennoch weiter Schocks. Zu Beginn unserer Versuchsreihe hatten wir nicht damit gerechnet, daß solch drastische Prozeduren nötig sein würden, um Gehorsamsverweigerung zu erzeugen, und so wurde jede weitere Stufe erst eingeführt, nachdem deutlich geworden war, daß die bisherigen Techniken versagt hatten. Der letzte Versuch, eine Grenze festzulegen, war die Versuchsanordnung der Berührungsnähe. Aber die allererste Versuchsperson in dieser Anordnung wandte auf Befehl Zwang an und ging bis zur höchsten Schockstufe weiter. Ein Viertel der Versuchspersonen bei dieser Versuchsanordnung verhielt sich gleichfalls so." (Milgram, S. 216 f.)

Die Teilnehmer, die die Anweisungen nicht befolgten und das Experiment abbrachen, litten darunter, daß sie "ungehorsam" waren: "Der Preis für Gehorsamsverweigerung ist ein nagendes Gefühl, man habe treulos gehandelt. Obwohl die Versuchsperson die moralisch richtige Handlung gewählt hat, bleibt sie doch weiterhin beunruhigt wegen der Durchbrechung der sozialen Ordnung, die sie herbeigeführt hat, und kann nicht gänzlich das Gefühl abstreifen, Deserteur in einer Sache zu sein, zu deren Unterstützung sie sich verpflichtet hatte. Diese Versuchsperson - und nicht die gehorsame - erlebt die Bürde ihrer Aktion." (Milgram, S. 190 f.)

Das reife Verhalten, die Befolgung der inhumanen Anweisungen, entsprach Tugenden wie Loyalität und Disziplin. Das Ausbrechen aus dem Exemperiment wurde als Schwäche, Ungehorsam, Kleingläubigkeit erlebt, als Abweichung vom klassischen Selbstbild: Die "Versager" allein sind in der Lage gewesen, ihre wie auch immer verschütteten persönlichen Wertungen handlungsrelevant werden zu lassen und zwar gegen institutionelle (wissenschaftliches Exemperiment, Wissenschaftler) Autorität.

6. Klinische Konsequenzen

Betrachtet man gängige Beschreibungen der reifen Persönlichkeit, so läßt sich jeweils ein neurotisches Korrelat dazu finden. Das Darüberstehen, sich nicht zu verwickeln bedeutet Beziehungslosigkeit. Ausgeglichenheit wird zu Erlebnisunfähigkeit, Kontrolle zu Zwang, Konstanz zu depressiver Statik. Im Konzept der klassischen Persönlichkeit führt die Erfüllung der Ansprüche gleichermaßen zum Scheitern wie die Nichterfüllung. Erfüllung und Nichterfüllung sind häufig bei ein und derselben Person zu beobachten und eines kann als Reaktion auf das andere begriffen werden.

Da die klassische Persönlichkeit ungefragt als einzige Orientierung ohne Alternative akzeptiert ist, bedeutet dies, daß bei neurotischem Nichtfunktionieren kaum das Ziel "klassische Persönlichkeit" in Frage gestellt wird. Das heißt für den Betroffenen: fortdauernde Steigerung des Versuches nach Erfüllung zu streben und damit zunehmende Lebensreduzierung und zunehmende Angst vor Erlebnisverarmung.

Das gewaltsame Bemühen um totale Erfüllung des Anspruches auf Realitätstüchtigkeit kann in Extremfällen jede innerpsychische konstruktive Auseinandersetzung und Entwicklung verhindern. Zur Verdeutlichung hierzu ein Beispiel: Ein Klient mit der Diagnose Schizophrenie berichtet: Früher - vor dem Ausbruch der Krankheit - sei es ihm eigentlich viel schlechter gegangen, und er glaube, auch viel kranker gewesen zu sein als heute. So habe er z. B. im Seminar gesessen und "Folterqualen" gelitten (zu denen der elektrische Stuhl vergleichsweise gemütlich sein müsse) beim Anhören irgendwelcher Gespräche, in denen ein Reizwort vorkam, das spezifische Ängste in ihm auslöste. Abends habe er dann als Erlebnis des Tages das Seminarthema in sein Tagebuch geschrieben, das er doch eigentlich überhaupt nicht erlebt und nur sehr verschwommen mitbekommen habe. So sehr habe er sich vor sich selbst noch verdrängt und krampfhaft versucht, die von ihm erwarteten Empfindungen zu erzwingen. Er sehe heute in seinem psychotischen Zusammenbruch trotz allem den Beginn und nicht das Ende seiner Entwicklung.

Oder die Einengung wird deutlich empfunden, und es kommt, da das Leitbild fraglos akzeptiert ist, nicht zu Alternativen, sondern zum Ausweichen in Verhaltensweisen, die mehr Erleben zu versprechen scheinen, wie z. B. Tagträume, Sucht etc. Der Zwangskranke, der sich eine Grippe wünscht, um wenigstens durch Fieber Sensationen zu erleben, wünscht sich den sozial gebilligten, passiven Rausch. Hier wird selbst unangenehmes Erleben dem Nicht-Erleben vorgezogen.

Das Konzept der klassischen Persönlichkeit ist ein Konzept der Begrenzungen, deren Überschreiten zu einem Erleben in irrealen oder mit der Realität kollidierenden Bereichen einerseits oder Erlebnisverarmung bis -verzicht andererseits führt.

In diesem Zusammenhang kann man sich fragen, ob das sogenannte Festhalten an der Krankheit, der Widerstand von Klienten/Patienten nicht zumindest zum Teil daraus resultiert, daß die Zielvorstellung "klassische Persönlichkeit" nicht als wünschenswerte Alternative zur psychischen Krankheit verstanden wird und daß mehr oder weniger bewußt befürchtet wird, daß Normalität bzw. Gesundheit im Sinne des Konzepts die Erlebnisverarmung endgültig werden läßt. Inwieweit die Beispiele aus der klinischen Psychologie verstanden werden können als mißlungener Versuch der Verwirklichung der reifen Persönlichkeit oder als Problembewußtsein, als Voraussetzung für konstruktive Auseinandersetzung soll an dieser Stelle nicht diskutiert werden. Das Konzept "klassische Persönlichkeit" erscheint uns als unhinterfragtes Persönlichkeitsmodell zwar einengend und entwicklungshindernd, dennoch sind auch in diesem Bezugsrahmen therapeutisch wesentliche Persönlichkeitsveränderungen möglich. So ist es z.B. unter bestimmten Bedingungen durchaus möglich, mit dieser Leitvorstellung Suchtkranke aus ihrer Entschlossenheit zur Selbstzerstörung herauszuholen und zum Entzug zu motivieren. (Beispiel: L. Yablonsky, Synanon: The tunnel back, Mac-Millan New York, 1965). Weiterhin gibt es eine Reihe von Beeinträchtigungen, die zumindest zur Zeit Überlebensstrategien und Anpassungshilfen im Sinne des Konzeptes als einzige Möglichkeit sinnvoll erscheinen lassen. So ist z.B. für manche hirnorganisch Behinderte das Bemühen um mehr Selbstkontrolle und Ausgeglichenheit überlebensnotwendig oder auch Minimalanpassung an Fremdnormen, Selbstkontrolle und Hilfe in Richtung Lebenstüchtigkeit bei manchen Formen intellektueller Minderbegabung. Für den Stigmatisierten ergeben sich aus dem Konzept viele Ansätze zu kompensatorischen Identitätsfindungen (Goffmann, E.: Stigma, Techniken zur Bewältigung beschädigter Identität, Suhrkamp, Frankfurt 1967). D.h., daß in vielen Fällen psychischer Beeinträchtigungen Anpassung im Sinne des Konzepts "klassische Persönlichkeit" sinnvoll sein kann, wird von uns nicht bezweifelt. Wir wenden uns lediglich gegen eine nichthinterfragte Begrenzung der Möglichkeiten, durch die nicht nur im persönlichen Erleben des Einzelnen Einengungen gesetzt werden, sondern auch im Rahmen wissenschaftlicher Überlegungen in bezug auf Weiterentwicklungen von therapeutischen Möglichkeiten und Personveränderungen.

Es entspricht dem Drang nach Geschlossenheit, d.h. der klassischen Persönlichkeit, den jeweiligen Ist-Zustand als endgültig zu postulieren. So ist es z.B. zur Zeit sicher auch berechtigt, leidliche Anpassung und Wiedereingliederung mancher chronisch psychotischer Klienten als Erfolg zu werten. Es ist wünschenswerter, ein bißchen mehr klassische Persönlichkeit zu sein als lebensunfähig. Berechtigt ist die Annahme des Heilerfolges jedoch nur insofern, als es das Optimum derzeitiger therapeutischer Möglichkeiten bedeuten mag, nicht aber als endgültig einzige Erfolgsmöglichkeit und einziges unhinterfragtes Erfolgskriterium.

Es ist keine Frage, daß auch außerhalb von Rehabilitationsmaßnahmen mit zunächst realistisch begrenzten Entwicklungserwartungen konstruktive Veränderungen durch Psychotherapie mit klassischer Zielorientierung selbstverständlich sind.

Damit soll zum Ausdruck gebracht werden, daß schon dieses Konzept, das menschliche Möglichkeiten nur sehr einseitig begünstigt, enorme steuernde und antreibende Kraft besitzen kann. Gleichzeitig ist verwiesen auf die sehr viel weitergehenden Möglichkeiten zur Veränderung bei anders orientiertem Bezugsrahmen.

An den Beispielen wird deutlich, daß die Leitvorstellung "klassische Persönlichkeit" im Sinne eines geschlossenen Systems nicht hinterfragt wird, daß Leben nach ihr eine Einengung der Erlebnismöglichkeiten bedeutet, daß Leben nach ihr festgelegten Prinzipien folgt, daß sie zwar Sicherheit und Konstanz verspricht, aber Entfaltungs- und Erfahrungsmöglichkeiten verringert. Und schließlich, daß sie eine Überlebensstrategie bedeutet, bei der Lebensmöglichkeiten dahingehend reduziert sind, daß weder Abweichungen noch Alternativen realisierbar sind.

Wesentlich ist, daß es sich dabei um eine Strukturierung von gegebenen Strukturen, also um Superstrukturen handelt. Das bedeutet, daß die Eigendynamik der jeweiligen Erlebnis- und Funktionssysteme immer zweite Priorität zugunsten des übergeordneten Systemzieles hat. Ferner ergibt sich aus dem Sachverhalt der vorgeordneten Superstruktur, daß die nachgeordneten Strukturen in ihrem Funktionieren davon abhängen, daß die Superstruktur unangreifbar bleibt, und zwar nicht in erster Linie im Sinne des konkreten Inhalts (gesunde Persönlichkeit, reife Persönlichkeit, stabile Persönlichkeit), sondern in ihrer Qualität als Superstruktur. Autonomie der Persönlichkeit meint hier Unangreifbarkeit der Kontroll- und Steuerungsinstanz.

Das Konzept der Begrenzungen wurde auch durch die Erweiterung der Anzahl geschlossener Personmodelle durch den Einsatz von Computersimulationsprogrammen bisher nicht aufgelöst. Die Technologie erzwingt fortlaufend neue Modellentwicklungen und ermöglicht es, intern die Funktionsstrukturen der Modelle zu testen. Sie leistet damit, orientiert am Modell der technischen Beliebigkeit der Modelle und Eingaben, ein fortgesetztes, unsystematisches Erproben von Personenmodellen.

Nur, solange im Prinzip an reduktionistischer Ordnungstechnologie festgehalten wird, bleibt es beim klassischen Modell der Superstruktur.

7. Ansätze zu alternativen Modellen

Neben den detailorientierten Weiterentwicklungen des Konzepts "reife" Persönlichkeit sind Ansätze zu personorientiertem Suchen alternativer Modelle vor allem innerhalb der Humanistic Psychology entstanden (J. F. T. Bugental: Challenges of Humanistic Psychology, McGraw Hill, New York, 1967). Die Attraktivität des Denkens und der Werte, die hier formuliert wurden (auch außerhalb des fachinternen Bereichs der Psychologie), ist Indiz dafür, daß relevant Neues gesagt und diskutiert wurde, daß weiterführende Denkansätze für bestimmte Personengruppen - präziser für bestimmte Bewußtseinslagen - formuliert wurden.

Psychologen dieser Orientierung haben wenig Gemeinsames. Sie produzieren heterogene, widerspruchsvolle Theorien. Sie experimentieren mit flexibler, einfallsreicher, produktiver Methodik und eigenentwickelter Thematik. Sie entwickeln ihr psychologisches Vokabular orientiert sowohl an vorhandenen wissenschaftsrelevanten Bezügen wie auch an den sachbezogenen Notwendigkeiten, die sich aus den neu erschlossenen Untersuchungsbereichen ergeben (I. L. Child, Humanistic Psychology and the Research Tradition: Their Several Virtues, John Wiley and Sons, New York, 1973). Dabei besteht der Anspruch, die eigene Position möglichst deutlich und frei von defensiven Taktiken darzustellen (Isidor Chein, The Science of Behavior and the Image of Man, Basic Books, New York 1972). Sie gehen als Personen erkennbar in ihre Hypothesen mit ein (W. R. Coulson and C. R. Rogers, Man and the Science of Man, Charles E. Merrill, Columbus 1968).

Wir vertreten darüber hinaus den Standpunkt, daß Fortschritt im Bereich der Psychologie erkennbar an Veränderungen von Personen gebunden sein muß. Dies nicht im Sinne einer psychobiographischen Interpretation (respektive geschwätzigen "Vermenschlichung") von Wissenschaft, sondern als Anspruch, relevante Psychologie dort zu entwickeln, wo Erkenntnismöglichkeiten, die über klassifikatorische Bemühungen hinausgehen, gegeben sind:

dort, wo nicht reproduziert wird, sondern wo Neues entsteht, wo Veränderungen stattfinden, wo also wissenschaftliche Wahrnehmungen überhaupt erst möglich sind. Mit dieser Auffassung wird ganz klar abgegrenzt von allen Positionen, die davon ausgehen, daß die wesentlichen psychischen Strukturen im Prinzip bei geeigneter Methodik zu jedem Zeitpunkt bei jeder Person aufweisbar sind (meßtechnisch werden aus beliebigen Zeitpunkten Zeitreihen und aus Einzelpersonen Personengruppen).

Veränderungsforschung als Anspruch scheint uns zum gegenwärtigen Zeitpunkt im Bereich der Psychologie entscheidend und notwendig zu sein. (Literatur dazu für den Bereich Psychotherapy: A. R. Mahrer and L. Pearson, Creative Developments in Psychotherapie, The Press of Case Western Reserve University, Cleveland 1971; A. E. Bergin and H. H. Strupp, Changing Frontiers in the Science of Psychotherapy, Aldine-Atherton, Chicago 1972). Diese setzt voraus, daß erst einmal Bedingungen für Veränderung geschaffen werden, sonst endet jedes Bemühen in dieser Richtung in der klassifikatorischen Anwendung vertrauter psychischer Ablaufschemata.

Die Betonung von Werten wie Veränderung, Wachstum, Offenheit, Flexibilität beinhaltet tendenziell andere Konzepte der Person als die Ziel-Weg-orientierten klassischen Persönlichkeitsmodelle. Selbst bei Begriffsidentität wie etwa "Wachstum" ist inhaltlich anderes gemeint. Das dynamische klassische Entwicklungsmodell etwa von Piaget (J. Piaget, Psychologie der Intelligenz, Rascher, Zürich 1947; J. Piaget,

Nachahmung, Spiel und Traum, Klett, Stuttgart 1969) mit der Zielorientierung eines Person-Umwelt-Gleichgewichts unterscheidet sich im Prinzip von dem Entwicklungsmodell von T. Lock Land (Grow or Die, Random House, New York 1973) mit dem Postulat der Priorität von Einwirkung durch Personen/Organismus auf die Umwelt. Diese Annahme einwirkungsorientierter Autonomie der Person ist ein wesentliches Moment in der Formulierung alternativer Person-Modelle. Der klassischen Persönlichkeit wird schon im Modell einwirkungsorientierte Autonomie nicht zugestanden, sie ist im Ganzen abhängig von vordefinierten Zielvorgaben. Wo sie ansatzweise - wie gestört auch immer - Versuche zur Definition der eigenen Identität zeigt, wird sie als pathologisch klassifiziert und behandelt, und auch so erlebt (Th. S. Szasz, Ideology and Insanity, Anchor Books Doubleday, Garden City 1970).

C) Die veränderungsorientierte Person(1)

Wir wollen ein Personenmodell formulieren, das wir ebenso auf der Basis von Untersuchungen und Erfahrungen über Personenveränderung in der Psychotherapie entwickelt haben wie auch auf der innovativer Modelle im Bereich sozialen Zusammenlebens. Es soll keine Gegenposition zur klassischen Persönlichkeit entworfen werden, sondern eine Alternative. Wo wir in Form von Gegenpositionen argumentieren, geschieht dies aus Gründen der Verdeutlichung. Unsere Position, daß relevante wissenschaftliche Wahrnehmung nur dort überhaupt möglich ist, wo relevante Veränderung stattfindet, bestimmt gewissermaßen die "Personenstichprobe", die in unser Modell eingeht. Nur Personen mit Eigenveränderung im Sinne von Verbesserung ihrer Erlebnis- und Handlungswelt leben Alternativen zur klassischen Persönlichkeit. Nur sie können Auskunft geben über Strukturen, die nicht definiert sind als Gegenmodell, sondern als Alternativmodell zum quasi Beherrschungsmonopol der sich selbst und andere kontrollierenden Einheitspersönlichkeit: zum geschlossenen System der klassischen Persönlichkeit.

Unsere Erfahrungen und Beobachtungen alternativer Ansätze ergaben sich vorwiegend im Therapieprozeß. Klienten in Psychotherapie sind meist, wie unbewußt das auch im einzelnen sein mag, Menschen, die mit dem klassischen Modell nicht zurandekommen können und wollen. Weiterhin sind es Menschen, die sich verändern wollen und die, da ihre bestehenden Auflehnungs-, Bewältigungs- und Verweigerungsversuche ebenfalls unbefriedigend und qualvoll sind, auf das Suchen nach Alternativlösungen zumindest in einzelnen Bereichen geradezu angewiesen sind. Dabei ergaben sich aus unserer Sicht in einzelnen Bereichen sehr viel humanere, erlebnisintensivere, reichhaltigere und vielfältigere Möglichkeiten als im klassischen Ansatz. Daß wir dabei kein umfassendes Modell entwerfen können, ergibt sich sowohl aus dem Vorgefundenen als auch aus unserem Konzept. Unsere Überlegungen im folgenden sind eine geordnete Zusammentragung der von uns bisher beobachteten Alternativen und kein neues "Idealpersönlichkeitskonzept", das wieder ein Schließen des Systems vor möglichen neuen, anderen Alternativen beinhalten würde.

---

(1) In unseren ersten Formulierungen bezeichneten wir die Alternative zur "klassischen" Persönlichkeit als desintegrierte Person. Damit sollte die Nicht-Unterordnung unter Superstrukturen, Autonomie von Teilbereichen der Person, nicht-integrative Zielsetzungen u. a. m. ausgedrückt werden. In mehreren Diskussionen des Manuskripts wurde gegen diese Formulierung eingewendet, daß sie mißverständlich und irreführend sei: im eingeführten psychologischen Sprachgebrauch erhält der Begriff "desintegriert" die Bedeutung von defekt, funktions- und erlebnisgestört. Da wir gerade dieses nicht meinen, sind wir von der Bezeichnung "desintegrierte Person" abgekommen.

8. Die veränderungsorientierte Person als Alternative

Wir nennen die Alternative zur klassischen Persönlichkeit: veränderungsorientierte Person. Damit meinen wir, daß keine vorgeschalteten Superstrukturen notwendigerweise als Ordnungsprinzipien anzunehmen, aufzufinden oder zu entwickeln sind. (Ansätze zur empirischen Stützung dieser These finden sich bei R. W. Coan in: R. W. Coan, The optimal personality, An empirical and theoretical analysis, Routledge and Kegan Paul, London 1974) Veränderungsorientierte Personen lassen sich nicht kennzeichnen durch übergeordnete Merkmale oder Merkmalskombinationen, wie vielfältig oder eingeengt diese Merkmalsstrukturen auch sein mögen. (G. W. Allport, Gestalt und Wachstum der Persönlichkeit, Anton Hain, Meisenheim am Glan 1970.)

Die veränderungsorientierte Person ist, obwohl sie in einzelnen Bereichen Alternativen lebt, nicht unabhängig von ihrer Umwelt, d. h. nicht insgesamt losgelöst von "klassischen" Verbindlichkeiten. Aber sie hat sich nur partiell dem Ritus der sukzessiven Unterwerfung unter vorgegebene Lebensziele ausgeliefert und in den ausgesparten Bereichen Freiräume in Erleben und Handeln geschaffen, die sie kontinuierlich ausweitet. Die veränderungsorientierte Person fällt in ihrem Anderssein relativ wenig auf, da sie selbstverständlich in vielen Bereichen so funktioniert bzw. scheitert, wie die klassische Persönlichkeit, bzw. so ist. Uns interessieren hier jedoch eben die Bereiche, in denen sie Alternativen lebt.

Rein quantitativ mag es deshalb so aussehen, als ob veränderungsorientierte Personen im Grunde genommen mit vertrauten Persönlichkeitskonzepten abbildbar wären. Dies "im Grunde" meint: "Wenn ich alles so zusammenzähle, kommt doch nichts anderes raus". Das bedeutet aber, als Maßstab nicht die neuen, eben häufig nur im Ansatz in Teilgebieten verwirklichten Erlebnisqualitäten und Wertesysteme zu nehmen, sondern das, was man als vertraut vorfindet. Die so auch vorzufindenden Superstrukturen sind sicher brauchbar zur Bestätigung der eigenen Position - nicht aber zum Begreifen der Ansätze für Alternativmodelle.

9. Freiräume einer veränderungsorientierten Person

Entscheidend sind die nicht-integrierten Freiräume. Wichtig ist, daß die Überlegungen nicht ausgehen von menschlichen Begrenzungen und Begrenztheiten, sondern davon, daß im Prinzip, der Idee nach alles möglich ist, oder präziser: daß mehr möglich ist, als zu jedem historischen Zeitpunkt denkbar ist. Eine Position, die beispielsweise im Bereich des Sportes, sofern es um Höchstleistung - also nicht um wettbewerbsbezogene Relativleistung geht - selbstverständlich ist. (W. Witte, Sportpsychologische Anregungen der Spiele zur Feier der XX. Olympiade. In: Psychologische Beiträge, Bd. 15, Heft 1, 1973.)

Von den Freiräumen aus, die freigehalten sind von vorgeordneten Steuerungs-, Kontroll- und Antriebsstrukturen, entwickeln sich Möglichkeiten für bedeutsame Veränderungen. Veränderungen im Sinne von Erweiterungen der Erlebens- und Lebensformen. Versuche, unbefragte Wertprioritäten zu relativieren und zu hinterfragen, sind auf diese Freiräume bezogen. Dies nicht im Sinne einer Suche nach neuen, adäquateren Superstrukturen, sondern im Hinblick auf das erlebte Wissen, daß die vorgefundenen Orientierungsvorgaben vorwiegend die Qualitäten ordnungspolitischer Zwangsmaßnahmen zentralistischer Art aufweisen. Übereinstimmend mit solchen Zwangsmaßnahmen ist, daß es sich hierbei genauso wie im politischen Raum um Machtkomplexe handelt, die nicht inhaltlich angehbar oder veränderbar sind, bei denen keine Möglichkeiten der Beeinflussung bestehen. Die Superstruktur "klassische Persönlichkeit" ist erlebbar eine verinnerlichte, ordnungspsychologische Zwangsstruktur mit den stets gegebenen Vor- und Nachteilen - Sicherheit und Einengung - von Zwängen.

Der Verzicht auf Superstrukturen im Personmodell entspricht im politischen Aktionsrahmen in etwa allen Überlegungen zum Bereich der Kontrolle unkontrollierter und unkontrollierbarer Machtkomplexe. Die veränderungsorientierte Person beginnt nicht sozusagen nach dem Verzicht auf eine gegebene Superstruktur, sondern die partielle Neuorientierung ist eben durch diesen Verzicht definiert. Sie beginnt mit Vorstellungen wie "ich muß ja nicht" oder "ich kann es auch anders machen". Veranschaulichen läßt sich das an Verhaltensweisen, deren Reiz im bewußten Abweichen von unhinterfragten Selbstverständlichkeiten liegt, wie z.B. nachts um 4 zu Mittag essen, oder auch spielerisches Umfunktionieren von Gebrauchsgegenständen oder Rollenspiele. Daß es sich hierbei um Verhaltensweisen handelt, die unter Erwachsenen als pubertär gesponnen oder kindlich gelten, ist nicht zufällig, obgleich die erlebnismäßige Bedeutung anders ist als bei Kindern. Kleine Kinder können z.B. mühelos Wäscheklammern als Flugzeuge ins Spiel einbauen, wobei es im Erleben, für das Offenheit im angstfreien Spielbereich noch selbstverständlich ist, nur um das Flugzeug, nicht um die Abweichung geht. Der Erwachsene, der Abweichungsspiele macht, greift manchmal auf vertraute frühere Verhaltensweisen aus einer veränderungsoffenen Zeit zurück, nicht weil er unentwickelt ist, sondern um Geschlossenheit und Erstarrung gezielt aufzubrechen. Daß solche Verhaltensweisen auch dazu dienen können, Profilierungswünsche zu befriedigen, ist uns in diesem Zusammenhang nicht wichtig. Interessant hierbei ist allenfalls, daß sie, wenn sie von der klassischen Umwelt überhaupt ein bißchen verstanden werden, meist nur in dieser Richtung interpretiert und abgewertet werden.

Obgleich rein äußerlich betrachtet hierin nur ein formales Anderssein durchgespielt wird, läßt sich an diesen und ähnlichen Beispielen zeigen, daß das Bedürfnis nach Veränderung sich im "Anders-machen/ Erleben-können" artikuliert. Auch wenn es oft nur im risikofreien spielerischen Bereich gewagt wird, so vermitteln sich schon hier neuartige

Identitäts- und Autonomieerlebnisse. Die Erfahrung bei solchen Verhaltensweisen ist: Ich kann es einfach anders machen, als ich für richtig und notwendig angenommen habe, und bei diesem Andersmachen erlebe ich intensiver und spezifischer. Beschrieben werden solche Erlebnisse mit Worten wie "Da kriege ich einen Persönlichkeitsrausch", "Da fühle ich mich überhaupt nicht mehr hilflos", "Das sind so ganz persönliche Freiheitsspiele". In solchen Verhaltensweisen wird für den Einzelnen erfahrbar, daß seine Möglichkeiten vielfältiger sind, als er gemeinhin glaubt.

10. Relativierung von Wertsystemen

Mit der Akzeptanz der Vielfalt menschlicher Möglichkeiten in unserem Modell werden als naturgegeben begriffene Wertprioritäten irrelevant (K. Holzkamp: Sinnliche Erkenntnis - Historischer Ursprung und gesellschaftliche Funktion der Wahrnehmung. Fischer, Frankfurt 1973). Der Wert "Ordnung" als Superstruktur, ohne inhaltlich eingebunden zu sein, ist im Erlebnisfreiraum ohne verpflichtende Bedeutung. Schon eher gewinnt Un-Ordnung im Sinne von offenen Zielsetzungen, von Zielsuchverhalten motivierende Kraft. Un-Ordnung in diesem Sinne leistet weiterhin etwas, das Ordnung nicht vermag. Sie öffnet Wege zur Entwicklung neuer Maßstäbe. Von Maßstäben, die nicht an ihrer integrierenden Kraft gemessen werden.

Auch die Wertpriorität, die der Ganzheit vor dem Teil zugesprochen wird, ist für die veränderungsorientierte Person fragwürdig. Die wertenden Ganzheitsideologen wie F. Krueger meinen nicht nur den deskriptiven Sachverhalt, daß sich neue Qualitäten aus Teilen entwickeln können; sie postulieren, daß das Teil sich der Ganzheit natürlicherweise unterzuordnen hat. Ordnung wird als Ganzheit gegenüber der Un-Ordnung der Teile gesehen: Dies ist in etwa ein Personmodell nach Art eines Puzzlespiels; das zusammengesetzte Puzzlespiel hat sicher andere Qualitäten als die Summe seiner Teile, aber man kann im Grunde genommen nichts mehr mit ihm anfangen: das Spiel ist zu Ende.

Da für die Erlebnis- und Aktionsfreiräume der veränderungsorientierten Personen ordnungs- und kontrollorientierte Werthierarchien nicht relevant sind, werden eigene, neue Bewertungs- und Bezugsebenen entwickelt. Oder es finden bei gleichem Bewertungsansatz andere Formen der Auseinandersetzung und Problemlösungsversuche statt.

Wir wollen das Gesagte kurz am Beispiel verschiedener Bewältigungsversuche von Eifersucht veranschaulichen. In unserem Beispiel gehen wir davon aus, daß sowohl beim klassischen Bewältigungsversuch als auch beim veränderungsorientierten zunächst derselbe kritische Ansatz besteht: Besitzstreben ist aus persönlichen wie gesellschaftsbezogenen Gründen nicht wünschenswert; Eifersucht ist ein Ausdruck von Besitzstreben im Bereich persönlicher Beziehungen; Eifersucht sollte abgebaut werden.

Der klassische Lösungsversuch lautet: Eifersucht ist schlecht, ich will und darf nicht eifersüchtig sein. Wenn ich es dennoch bin, muß ich das Gefühl unterdrücken. Ein veränderungsorientierter Ansatz könnte lauten: Ich finde Eifersucht nicht wünschenswert, aber ich bin eifersüchtig. Also muß ich, wenn mich das stört, versuchen, neue Beziehungsformen zu lernen. Wenn ich lerne, daß für mich jede Beziehung einen eigenen Stellenwert hat, brauche ich nicht mehr eifersüchtig zu sein, denn dann fühle ich mich durch andere Beziehungen meines Partners nicht beschnitten oder bedroht.

In einem Falle steht am Ende des Auseinandersetzungsprozesses eine Bewertung, im anderen Falle das Suchen nach Veränderungsmöglichkeiten. Im einen Falle wird der Bewertung entlang gelebt, Entsprechendes wird angestrebt, Zuwiderlaufendes wird unterdrückt. Im anderen Falle ist die Bewertung lediglich das Motiv für eine Veränderung von Erlebnisbedingungen. Im einen Fall kann zwar das Verhalten in der gewünschten Richtung "verbessert" werden, aber der Konflikt bleibt bestehen, das Problem ist letztlich nicht lösbar. Im anderen Fall ist eine echte Problemlösung möglich.

11. Wertbildung

Die Prozesse der Valuierung, der Wertbildung und vor allem der Wertumbildung sind detailliert beschrieben worden von C. R. Rogers (C.R. Rogers, Toward a Modern Approach to Values: the Valuing Process in the Mature Person, in: J.T. Hart, T.M. Tomlison, New Directions in Client-Centered Therapy, Houghton Mifflin, Boston 1970). Zentraler Gesichtspunkt dabei ist die Bereitschaft, vorgefundene Wertungen und Werte nicht ungefragt zu akzeptieren, sondern sie im Hinblick auf die eigene Person in Frage zu stellen. Kriterien bilden sich im Hinblick auf die Bedeutung für das Erleben der Person, im Hinblick auf ihre Qualität, die Operationsbasis Freiraum zu füllen und zu erweitern.

Auch für die veränderungsorientierte Person gibt es neben den aktuellen, erlebnisbezogenen Bewertungsprozessen stabile Wertmarkierungen. Diese Wertmarkierungen sind, auch wenn sie über längere Zeit bestehen, keine Bewertungen nach Art von Superstrukturen. Sie bestehen nicht als unhinterfragte Dauerorientierung, sondern sie entstehen bei der Erweiterung von Erlebnismöglichkeiten unter jeweils spezifischen Bedingungen, und sie sind nur solange diese Bedingungen bestehen, bedeutungsvoll. Sie kommen zustande aufgrund von Konsensbildung und Konsensumbildung in relevanten Bezugsgruppen. Wertmarkierungen im Sinne von Konsensbildungen und -umbildungen sind vereinfacht gesehen der Einhaltung von Spielregeln vergleichbar, denen auch kein überdauernder Wert zugesprochen wird, sie gelten vielmehr als notwendig zur Verständigung, als Voraussetzung des Zusammenspielens. Beim Mau-Mau-Spiel z.B., ein schlichtes Kartenspiel, variieren die Spielregeln nicht nur von Spielgruppe zu Spielgruppe, sondern die Regeln werden auch innerhalb einer Spielgruppe häufig geändert und erweitert, um das Spiel interessanter zu gestalten und ständig neue Möglichkeiten hineinzubringen. Für die Dauer ihres Bestehens stellt ihre Einhaltung einen verbindlichen Wert dar. Die Wertmarkierungen aufgrund von Konsensbildung folgen in etwa diesem Prinzip.Dies läßt sich auch verdeutlichen am Beispiel von Haushaltsabmachungen in Wohngemeinschaften etc. Hierbei besteht der Wert z.B. nicht im Spülen an sich, sondern vielmehr im jeweiligen Erfinden von funktionierendem bis konstruktivem Erlebnis neuer Möglichkeiten im Zusammenleben, das Spülen wird erst sekundär zum Wert.

Diese Abläufe bei konkreten Modellen, deskriptiv in einer Reihe von Protokollen festgehalten oder analytisch nachvollzogen, führen zu formal labilen, uneinheitlichen aber inhaltlich außerordentlich tragfähigen gruppenbezogenen Wertgebungen. (R. Houriet. Getting back together, Coward, McCann a. Geoghegan, New York 1971; R. M. Kanter, Communes, Creating and Managing the Collective Life, Harper and Row, New York 1973; F. Musgrove, Ecstasy and Holiness, Methuen, London 1974) Sie haben nicht den Totalitätsanspruch, der ein umfassendes Merkmal der Wertgebungen der klassischen Persönlichkeit ist, auch wenn sich die Wertsysteme umstrukturieren. (Ch. A. Kiesler, B. E. Collins, N. Miller, Attitude Change, John Wiley and Sons, New York 1969.)

Neben den Wertmarkierungen im Sinne von Konsensbildungen braucht auch die veränderungsorientierte Person jeweils Bereiche, in denen ein gewisses Ausmaß von Überschaubarkeit und Konstanz gegeben ist. Auch sie ist aus Gründen der psychischen Entlastung darauf angewiesen, gewisse notwendige Alltagsverrichtungen ritualisiert ablaufen zu lassen. So sind z.B. manche psychisch beeinträchtigten Menschen, denen es nicht mehr gelingt, automatisch oder ritualisiert - und damit informations-, erlebnis- und entscheidungsarm - ablaufende Handlungsketten zu bilden, dem Alltag nicht mehr gewachsen. Wenn beispielsweise das morgendliche Aufstehen jeden Tag für jede einzelne Handlung, für jedes einzelne anzuziehende Kleidungsstück, für sämtliche Wasch- und Frühstücksvorgänge jeweils einzelne Entscheidungen, Motivierungen und Überlegungen verlangt, und das den ganzen Tag so weitergeht, tritt nicht Erlebniserweiterung, sondern völlige Erschöpfung und Unfähigkeit zum Erleben in entwicklungs- und veränderungsrelevanten Bereichen ein.

Die aus Gründen psychischer Entlastung aufgebaute Verhaltenskonstanz in jeweils bestimmten Bereichen der veränderungsorientierten Person unterscheidet sich in einigen Punkten wesentlich von rigiden, unhinterfragten, erlebnislos ablaufenden Verhaltensweisen der klassischen Persönlichkeit.

Eher vergleichbar und verständlich wird dies am Beispiel zwanghaften Verhaltens im frühen Kindesalter. 3jährige Kinder etwa sind in ständiger Entwicklung und Veränderung, machen mannigfache neue Erfahrungen und sind intensiv in eine für sie bedeutungsvolle Umwelt verwickelt. Um sich bei diesem enormen Entwicklungs- und Veränderungsdruck zu entlasten, sind sichere Punkte notwendig, die durch feste Regelung ein Minimum von Überschaubarkeit und Konstanz bieten. Darüber hinaus ist hierbei vom Kind auch das Lernen von Regeln und Gesetzmäßigkeiten und damit der Umgang mit der Umwelt angestrebt. Kinderzwänge unterscheiden sich in vieler Hinsicht von starrem Erwachsenenverhalten. Ein Dreijähriger etwa, der eine Woche lang unbedingt auf der Einhaltung einer bestimmten Sitzordnung besteht und die Durchbrechung nicht erträgt, kann in der folgenden Woche mit hoher Intensität wechselnde Sitzordnungen durchspielen und stattdessen auf Ritualisierung etwa beim Naseputzen bestehen. Daraus wird deutlich, daß Sicherheitsbedürfnisse und Bedürfnisse nach neuem intensivem Erleben beim Kind stets gegeben sind, aber in beliebigen und vom Kind selbst bestimmten Erlebnisbereichen abgedeckt werden. D.h. sowohl für die veränderungsorientierte Person als auch für Kinder ist Ritualisierung und Konstanz nicht übergeordneten Wertmaßstäben unterworfen, sondern sie sind selbstbestimmt und können flexibel in unterschiedliche Erlebnisbereiche geschoben werden. Unterschiedlich sind die Ritualisierungen bei Kindern und veränderungsorientierten Personen in bezug auf den emotionalen Bedeutungsgehalt. Für die veränderungsorientierte Person steht die Automatisierung und damit Entlastung im Vordergrund. Das befähigt sie, Störungen zu ertragen und die Ritualisierung jederzeit durchbrechen zu können. Beim Kind sind Identitäts- und Autonomieerfahrungen dabei ein wesentliches Moment - das Kind übt in seinen Zwängen neben Sicherheit und Entlastung Gestaltung von und Einwirkung auf seine Umwelt. Daraus erklärt sich die Intensität und die Unfähigkeit, Störungen oder ein Durchbrechen von außen zu ertragen. Diese führen zu psychischer Labilisierung und Ohnmachtserleben, was sich z.B. in Trotzanfällen zeigt.

Auch was Wertbildung im Bereich sozialer Beziehungen und interpersoneller Wahrnehmung angeht, sind veränderungsorientierte Personen eher Kindern vergleichbar, sofern deren Wertbildung sich in Kindergruppen entfalten können. Im Weltbild der klassischen Persönlichkeit deutet ein bestimmtes soziales Verhalten auf dahinterliegende überdauernde Charaktereigenschaften und führt von daher zu absoluten Bewertungen und Reaktionsweisen, die Neuerfahrungen verunmöglichen. Konkret ausgedrückt: erfährt eine erwachsene klasische Persönlichkeit Ablehnung von einem anderen Menschen und empfindet dessen Verhalten als bösartig, unverschämt, schlecht, gemein etc., so mögen die Gefühle zwar vielfältig und ambivalent sein. Die Reaktion orientiert sich nicht an den eigenen Gefühlen und nicht am Verhalten des anderen in einer bestimmten Situation, sondern geht davon aus, daß der andere so bösartig, unverschämt, schlecht, gemein etc. ist. D.h. die Reaktion ist meist eine Bewertung des anderen, die die Beziehung abschließt; im Verhalten drückt sich dies in Feindschaft oder in Vermeidung aus, beides Verhaltensweisen, die eine Gegenerfahrung unmöglich machen. Kinder, mit der Möglichkeit, interpersonelle Wahrnehmungen in Kindergruppen entwickeln zu können, gehen noch nicht von der Annahme der Konstanz der Persönlichkeit im Sinne von "wer sich eben böse verhält, ist böse und bleibt es auch" aus, sondern sie erleben und verarbeiten das Verhalten des anderen jeweils bezogen auf die konkret gegebene Spielsituation. Ein Kind, das in einer Spielsituation von einem anderen abgelehnt, gehänselt, geärgert, gekränkt wird, erfährt, wie sein Partner in einem konrketen, umweltbezogenen Zusammenhang mit bestimmter Struktur reagiert. Es empfindet darüber Trauer, Enttäuschung, Wut - je nach eigener Bedürfnislage und wahrgenommener Spielsituation insgesamt. Dabei bildet es, sofern von Erwachsenen diese Selbststeuerung im interpersonellen Wertbereich zugelassen wird, nicht das Konzept "Das andere Kind ist böse" - böse im Sinne einer Persönlichkeitseigenschaft, also einer als unveränderbar wahrgenommenen Superstruktur. Es bleibt offen für die Möglichkeit, situationsbezogen in anderen Spielzusammenhängen handelnd, das andere Kind als Spielpartner gewinnen zu können und zu wollen und damit positive Erfahrungen mit Gefühlen wie Freude, Lust etc. zu machen. Damit ist es ständig in der Lage, Gegenerfahrungen zu machen. Es kann in rascher Folge ein und dasselbe Kind in verschiedenen Zusammenhängen als in der Situation ihm zugeneigt, ihm nicht zugeneigt erfahren. D.h. es hat noch die Fähigkeit, sich über situationsbezogene, gefühlsbestimmte interpersonelle Bezüge konkret handelnd sich und andere zu verändern. Die interpersonelle Wahrnehmung ist veränderungsorientiert. Das Wahrnehmungskonzept der klassischen Persönlichkeit von in der Person fixierten Werteigenschaften bildet sich durch das Verhalten "klassischer Persönlichkeiten". (Vgl. dazu: J. Rothschild, S. Wolf, The Children of the Counterculture, Doubleday, Garden City 1976.)

Offener ist die interpersonelle Wahrnehmung bei Kindern dadurch, daß noch nicht die Superstruktur - unangenehmes Verhalten des anderen ist bedeutungsvoller als angenehmes für die richtige Bewertung, Vermeidung von leidvollen Gefühlen ist relevanter als das Aufsuchen von positiven, im Zweifelsfall ist aus Sicherheitsgründen auf Abzulehnendes zu achten etc. - gegeben ist. Im Erleben junger Kinder bedeutet ein gemeinsamer Nachmittag mit viel Streit und Geschrei und intensiven Spielsituationen weder insgesamt ein negatives Erlebnis noch ist die Beziehung zu dem anderen Kind in Frage gestellt.

Daß Kinder hierbei alternative Verhaltensweisen mit eigenen anderen Erlebnismöglichkeiten leben, wird von der "klassischen" Erwachsenenwelt selten wahrgenommen. Dies wird deutlich an häufigen falschen Interpretationen wie etwa: "Kinder vergessen eben schnell" oder "bei Kindern ist das alles noch nicht so ernst" etc. Gemeinsam ist diesen Interpretationen die bewertende Annahme: Konstanz ist erwachsen und reif, Nicht-Konstanz oberflächlich und unreif. Daß die Erziehung durch klassische Persönlichkeiten gegen solche Alternativen läuft, läßt sich an vielen Beispielen aufzeigen. Nicht nur, daß Kinder von Anfang an mindestens gesprächsweise zum Bewerten aufgefordert werden, wie etwa zur Übernahme feststehender Beurteilungen wie "Sonnenschein ist schönes Wetter", "Regen schlechtes" oder "Milch schmeckt gut", "Salat ist gesund", "Regenwürmer sind eklig" und vieles andere mehr. Feste, konforme, verinnerlichte Bewertungsmaßstäbe gelten als Reife und Intelligenz.

Zur Illustration ein Beispiel aus dem Kramer Intelligenztest für Kinder: Dem Kind werden drei Bilder vorgelegt mit jeweils zwei Gesichtern. Das eine ist regelmäßig und ordentlich, das andere voller Unregelmäßigkeiten wie etwa abstehende Ohren, strubbelige Haare etc. Die Frage lautet, welches Gesicht schön und welches häßlich sei. Für die verinnerlichte Bewertung des Regelmäßigen als "schön" erhält das Kind einen Intelligenz- bzw. Reifepunkt. Oder ein anderes Beispiel aus dem Hamburg Wechsler Intelligenztest für Kinder:
Untertest: Allgemeines Verständnis.
Testfrage 4: Was sollst Du tun, wenn ein Junge (Mädchen) dich schlägt, der (das) viel kleiner ist als du?
Bewertungskriterien und Antwortbeispiele:
4. Schlagen - Junge (Mädchen) Allgemein: nicht wiederschlagen.
2 Punkte: Ihm (Ihr) nichts tun, sondern fragen, warum er (sie) das getan hat ... Sag ihm (ihr), daß ich keine Lust zum Hauen habe und gehe weg.
1 Punkt: Bitte jemanden, dafür zu sorgen, daß er (sie) aufhört ... Sag ihm (ihr), daß er (sie) aufhören soll.
0 Punkte: Ihn (sie) einfach schlagen lassen ... Ihn (sie) gewinnen lassen (VL muß nachfragen) wenn er (sie) klein ist, nicht so doll schlagen ... gar nichts tun.
Als intelligent bzw. richtig werden Antworten gewertet, die zwei verschiedenen unhinterfragten Wertmaßstäben unterliegen: Kleinere schlägt man nicht - und Kleineren gegenüber ist erzieherisches Verhalten erforderlich. Intelligent und richtig antwortet, wer losgelöst vom situativen Hintergrund nach absoluten feststehenden Grundsätzen beurteilt. Kreative alternative Lösungen wie etwa: das kommt darauf an, je nachdem: zurückhauen und danach trösten, zurückärgern und nichthauen, festhauen, garnicht hauen, "Spielhauen" etc. liegen daneben und erhalten in Sachen Intelligenz keinen Punkt. Wesentlich zur Erreichung einer 2-Punkt-Antwort ist kaum, wie sich das Kind real verhalten würde, sondern ob es die "moralisch richtige" Erwachsenenerwartung begriffen hat, ob es also unabhängig von seiner eigenen Gefühls- und Bedürfnislage aus dem jeweiligen Erlebniszusammenhang losgelöste Superstrukturen kennt und anerkennt.

12. Nebeneinander von Bereichen, Zielen, Antrieben

Die veränderungsorientierte Person ist entwicklungs- und veränderungsorientiert mit einem Nebeneinander von relativ autonomen Entwicklungsbereichen, Entwicklungszielen und Entwicklungsantrieben. Dieses Nebeneinander bezieht sich nicht nur auf das freiraumbezogene Operieren neben dem klassischen Funktionsbereich (dem Bereich der Überlebensstrategien mit Superstrukturen), sondern auch auf die Freiräume selbst. Die Struktur der Freiräume ist unvollkommen und heterogen. Vorgeordnete Zielsetzungen sind nicht erkennbar. D.h. es besteht einerseits ein Nebeneinander von klassisch integrierten Bereichen und Freiräumen und andererseits auch ein Nebeneinander innerhalb der Freiräume, da in diesen keine Superstrukturen und damit keine vorgegebenen hierarchischen Ordnungen bestehen. So kann z.B. eine veränderungsorientierte Person im Bereich Motorik perfektionistisch Höchstleistungen anstreben und in diesem Zusammenhang Körperbeherrschung und Ordnung im Bewegungsablauf positiv bewerten. Gleichzeitig kann sie in ihrem Wohnbereich Un-ordnung positiv erleben. Da keine Superstruktur "Perfektionismus" gegeben ist, wird perfektionistisches Verhalten nicht zu einem verschiedene Bereiche übergreifenden Wert.

Dieses Nebeneinander setzt voraus und bedingt, daß Widersprüche nicht abgewehrt werden. Beim Verzicht auf Superstrukturen müssen Widersprüche nicht abgeblockt oder ausgeglichen werden, sondern können erwogen und konstruktiv genutzt werden. Daß Widersprüche eine motivierende bzw. aktivierende Wirkung haben, zeigt sich auch darin, daß sie in realitätsfernen oder spielerischen Bereichen auch von der klassischen Persönlichkeit positiv erfahrbarsind, so besitzen z. B. widerspruchsvolle Traumstrukturen erlebbar anreizende und aktivierende Tendenzen. .

Im Bereich des personnahen Erlebens der klassischen Persönlichkeit werden Widersprüche jedoch als Bedrohung der eigenen Ordnung und Orientierung erlebt. Sie werden zur Bedrohung, weil das geschlossene System, wenn es Lücken aufweist, total zusammenbricht, während das offene eben durch Widersprüche und Lücken ständig im Entwicklungsprozeß bleibt.

Die klassische Persönlichkeit versucht, mit Erlebnisreduzierung, Konstanzförderung und schnellen Entweder-oder-Entscheidungen die Widersprüche klein zu halten und sich so mit dem nicht zu Leugnenden, nicht zu Verdrängenden als mit einer leidlichen Störung zu arrangieren. Ist dieses Gleichgewicht nicht mehr herstellbar, so kommt es zum Zusammenbruch mit z.B. totaler Ambivalenz, d.h. Gleichzeitigkeit und Gleichwertigkeit widersprüchlicher Impulse, die zur Aufhebung von Verhaltens-, Entscheidungs- und Erlebnisfähigkeit führt. Viele Verhaltensweisen und Erlebnisphänomene sogenannter Schizophrener sind auf der Basis der Unerträglichkeit von Widersprüchen als Versuch der Vereinheitlichung und Eindeutigkeit durch Abspaltung zu verstehen. In diese Richtung weisen auch häufige Lösungsversuche der erlebten Diskrepanz zwischen verbaler und nicht verbaler Kommunikation (vgl. hierzu Double-bind-Theorie von Bateson): Im Erleben wird eindeutig nur die eine Ebene als verbindlich und bedeutsam herausgegriffen, und es wird entweder alles wörtlich genommen, oder nur die nonverbale Seite wird erlebt. So wird etwa die christliche Forderung, sich von Besitz zu trennen, wörtlich genommen, und der Betreffende wirft alles, was er hat, in den Main. Oder umgekehrt; ein Patient bittet um seine Entlassung und spürt dabei Unwillen und Bedenklichkeit seitens des Arztes. Die erfolgte Entlassung wird nicht als solche erlebt, sondern er fühlt sich auf der Flucht und überall von Ärzten und Personal verfolgt.

Eher in eine veränderungsorientierte Richtung weisen Lösungsversuche, in denen die Widersprüchlichkeit beibehalten aber kreativ bildhaft "entwiderspruch" wird. Zur Verdeutlichung kann das Beispiel eines Lösungsversuches eines als schizophren diagnostizierten Klienten dienen: Er berichtet, die widersprüchlichen Gefühle und Impulse in ihm seien für ihn unerträglich und verwirrend gewesen, er sei auch nicht mehr fähig gewesen, klare Entscheidungen zu treffen. Eines Tages habe er die Widersprüche bildhaft konkret empfunden und für die damaligen Umstände für sich befriedigend gelöst. Er hatte auf einmal zwei Herzen und zwei Gehirne, von jedem Großvater eines. Das eine war spontan und gefühlvoll, das andere ernsthaft und vernünftig. Ebenso wie die beiden Großväter sich miteinander vertragen konnten, und sowohl von ihm als auch untereinander als anders akzeptiert waren, konnten es die beiden Herzen und Gehirne auch. Hier konnte in märchenhaft wahnhaftem Erleben Widersprüchlichkeit, und damit eine Dimension von Veränderungsmöglichkeit, beibehalten und später auch auf realer Ebene konstruktiv erlebt und verarbeitet werden. Von der Umwelt werden solche Zustände und Verhaltensweisen als "verwirrt" erlebt, im Erleben des Betroffenen besteht jedoch gerade dann oft Klarheit, Eindeutigkeit, Widerspruchslosigkeit und lang ersehnte Entwirrung. Dies insbesondere, da solche Lösungen häufig am Ende von Phasen qualvoller Ambivalenz mit Handlungs- und Entscheidungsunfähigkeit in allen Lebensbereichen stehen.

Daß die klassische Persönlichkeit dieses Erscheinungsbild als Schizophrenie, d.h. Spaltungsirresein und nicht als "Einheitsirresein" begreift und bezeichnet, zeigt noch einmal die Superstruktur "Einheit" als Wert.

Zur Verdeutlichung wollen wir kurz den Umgang mit Widersprüchen durch die veränderungsorientierte Person charakterisieren. In unserem Alternativkonzept stellen Widersprüche zwischen z.B. kognitivem Anspruch an die eigene Entwicklung in bezug auf repressionsfreie Sexualität und den Fähigkeiten zur emotionalen Realisierung keine den Anspruch revidierenden Diskrepanzen dar. Wir meinen vielmehr, daß nur Veränderungsorientiertheit die Chance gewährt, in ständiger Auseinandersetzung mit eigenen Entwicklungs- und Neuerfahrungsmöglichkeiten zu bleiben.

Im folgenden Beispiel gehen wir davon aus, daß die Ausgangslage: Konflikt zwischen Anspruch auf repressionsfreie Sexualität und Schwierigkeit der emotionalen Realisierung gleichermaßen für eine klassische Persönlichkeit und eine veränderungsorientierte Person gegeben sei. Der klassische Lösungsversuch kann folgendermaßen vor sich gehen:

Zurücknehmen des Gedankens, daß Sexualität repressionsfrei sein sollte - oder Verzicht auf Realisierung von Sexualität und damit eine Vermeidung der Konfrontation mit dem eigenen Widerspruch - oder Unterdrückung der emotionalen Schranken und gewaltsames Exerzieren von Sexualität ohne Befriedigung.

Ein veränderungsorientierter Ansatz wäre demgegenüber das Suchen nach neuen Situationen, in denen Neuerfahrungen und damit Umlernen im sexuellen Bereich möglich sind, d.h. die Erfahrungssuche ist sowohl orientiert an den eigenen sich ändernden emotionalen Möglichkeiten, wie auch an der Bereitschaft, situativ jeweils neue handlungsbezogene Emotionen zu erproben. Dem unterliegen Denkansätze wie: Ich will versuchen, meine Sexualität auf mich zukommen zu lassen, dabei könnte mir etwas, was zwar noch tabuierter, aber für mich ferner ist, helfen etc.

13. Informationsorientierung

Die veränderungsorientierte Person ist in ihren Erlebnisfreiräumen nicht an die klassische Verpflichtung gebunden, Lebensbezüge zu konservieren, die informationslos- d.h. erlebnisarm geworden sind. Der Wunsch der reifen Persönlichkeit, informationslose Lebensbezüge aufrecht zu erhalten und möglichst viele Erlebnisbereiche informationsarm zu halten, ist Ausdruck des Strebens nach unangreifbar sicheren Positionen. Während die veränderungsorientierte Person informationsorientiert ist, aktiv sich bereithält für Informationen, diese sucht und abgibt, reduziert die reife Person sie auf ein Minimum. Die klassische Persönlichkeit ist nicht in der Lage, Reize, Informationen etc. auf sich zukommen zu lassen. Sie ist angewiesen auf die Aufrechterhaltung ihres widerspruchslosen Gleichgewichtes. D.h. sie muß alle Reize, denen sie begegnet, danach filtern, wie diese sich in ihre Strukturen integrieren lassen, wie sie abgewehrt oder umgearbeitet werden müssen, um die Illusion der persönlichen Konstanz nicht zu gefährden. Wenn sie Informationen oder Reize aufnimmt, die zu kognitiven Dissonanzen (L. Festinger, A theory of cognitive dissonance, Stanford University Press, Stanford 1957) führen, muß sie entweder ihre bisherigen Denkschemata oder die Neuinformation ändern, da sie die entstandenen Widersprüche nicht erträgt. Der Prozeß der Informationsfilterung vollzieht sich bei der klassischen Persönlichkeit schnell und endgültig; er geschieht weniger unter dem Aspekt des Auswählens von weiterbringenden, persönlich fördernden, "interessanten" Informationen, als vielmehr unter dem Aspekt der Absicherung der Persönlichkeit. Auch die veränderungsorientierte Person filtert Informationen, aber sie tut dies langsamer und weniger defensiv. Da sie Widersprüche erträgt, kann sie sich mit neuen Informationen in jedem Fall auseinandersetzen. Bei ihr verläuft der Filterprozeß unter Aktivitätsaspekten.

Damit meinen wir, daß die veränderungsorientierte Person auch nicht allen Informationen und Reizen gleichzeitig und mit gleicher Intensität ausgeliefert ist, sondern daß ihr Selektionsprozeß nach anderen Gesichtspunkten abläuft als bei der klassischen Persönlichkeit. Die Unfähigkeit, bestimmte zur Zeit bedeutsame Informationen und Reize herauszugreifen und sich darauf zu beziehen, ist nicht als Alternative, sondern vielmehr als Zusammenbruch des Abwehrsystems der klassischen Persönlichkeit oder auch als mißglückter Versuch klassischer "Übersicherheit" zu verstehen.

Zur Konkretisierung ein Beispiel: Wenn etwa das Ticken der Uhr,

Straßenlärm, Treppenhausgeräusche etc. im Bewußtsein genau so laut und aufdringlich wahrgenommen werden wie ein gleichzeitig laufendes, wesentliches Gespräch, so ist keine Zentrierung im Erleben mehr gegeben, sondern passives Ausgeliefertsein an die Umwelt, ohne Einwirkung, ohne Auseinandersetzung, ohne Beziehung. Oder auch, wenn beim Lesen eines Buches ängstlich die Zielsetzung besteht, den Text Wort für Wort, Buchstaben für Buchstaben aufzunehmen, ohne daß eigene Bewertungen nach Kriterien "jetzt für mich wesentlich/unwesentlich" gewagt werden, ist eine Auseinandersetzung mit dem Text, und damit ein Begreifen nicht mehr möglich, und es kommt zu einem qualvollen beziehungslosen Buchstabenangucken. Die Betroffenen geben dabei als Zielsetzung an, den Text lückenlos, genau wie abfotografiert im Gehirn speichern zu wollen, um in jeder Situation alles abrufen zu können, und damit sicher zu gehen, es richtig gelesen zu haben. Das verzweifelte Bemühen, richtig und genau zu lesen, bei dem alle Sinnbezüge des Gelesenen verlorengehen, entsteht aufgrund der Superstruktur: "Gedrucktes ist wertvoll und wichtig". Die so verinnerlichte Superstruktur macht eigene Strukturbildung nach erlebter Wichtigkeit unmöglich. D. h. die überängstliche, überbeflissene klassische Persönlichkeit ist in Bereichen, wo sie keine bis ins kleinste festgelegten, feststehenden Bewertungskriterien zur Verfügung hat, gezwungen, sicherheitshalber alles gleichwertig aufzunehmen.

In ähnlicher Richtung verstehbar ist die Uberbetonung eines Interessen/Themenbereiches und die Unfähigkeit, davon abzuschalten und sich anderen neuen Informationsbereichen zuzuwenden. Hierzu ein Beispiel: Eine Kindergärtnerin hat eine feste, sicherheitsgebende Orientierung darin gefunden, die Arbeit mit Kindern als sinnvoll, wichtig, bedeutungsvoll und gut zu bewerten und stellt an sich den Anspruch, daß sie aufgrund dieser Bewertung in der Arbeit mit Kindern gleichbleibend und erzieherisch wirksam zu sein hat. Mit dieser sicheren, festen Bewertung dieses einen Bereiches und den damit zusammenhängenden überhöhten Ansprüchen verliert sie die Fähigkeit, abzuschalten und sich anderen Erlebnisbereichen zuzuwenden, sie klebt auch in der Freizeit zwanghaft an diesem Thema. Die verbindliche, feststehende Bewertung gibt Sicherheit, so daß eine Trennung von diesem Bereich und die Aufnahme von möglicherweise widersprüchlichen anderen Informationen das Aufgeben dieser Sicherheit bedeutet und nicht gewagt wird. Der durch die Bewertung entstandene überhöhte Anspruch an die eigene Leistung in diesem Bereich verlangt, zumindest "quantitativ" bei der Sache zu bleiben, um sich gegen Angst und schlechtes Gewissen, nie genug getan zu haben respektive nie sicher genug zu sein, zu schützen. Der Effekt ist zunehmende Reduzierung von Eigenerleben und Entwicklung und damit zunehmende Gefühle von Erschöpfung und Überdruß und Verringerung der Kreativität und Leistungsfähigkeit in allen Bereichen.

Demgegenüber filtert die veränderungsorientierte Person nach eigenen, flexiblen, jeweils situations- und selbstbestimmten Bewertungskategorien. D. h. sie trifft eine Reiz- und Informationsauswahl nicht aufgrund überdauernder Bewertungen im Sinne von Superstrukturen, sondern jeweils anhand der eigenen Bedürfnis- und Interessenlage, situativen Bedingungen und ihren jeweils gegebenen Einwirkungs- und Aktionsmöglichkeiten. Sie ist nicht darauf angewiesen, zur Absicherung ihres Systems widersprüchliche Informationen grundsätzlich abzublocken oder auch, um allem gerecht zu werden und sich gegen alles abzusichern, sich wahllos auszuliefern. Sie kann die Auseinandersetzung mit bestimmten Umweltbereichen, d.h. mit zur Zeit für sie weniger relevanten Informationen und Reizen, selbstbestimmend verschieben. Der veränderungsorientierte Filterprozeß bedeutet, daß Prioritäten flexibel gesetzt werden, d.h. die Befähigung sich auf das jeweils Vorrangige intensiv zu beziehen; die gleichzeitige ängstliche Abwehr oder auch das angespannte Aufpassen auf zusätzliche widersprüchliche oder andere Informationen aus zur Zeit weniger wichtigen Bereichen entfällt.

Kognitive Prozesse der veränderungsorientierten Person orientieren sich nicht an der gewünschten Konstanz der eigenen Person im Sinne von Furcht vor Identitätsverlust, sondern an der Bereitschaft, möglichst viel Material mit Eigenstruktur aufzunehmen. D.h. das, was nicht lücken- und widerspruchslos ins vorhandene Denkschema paßt, ist Anreiz, nicht Bedrohung. Hier wollen wir zur Verdeutlichung wieder einen Vergleich zum Verhalten von kleinen Kindern heranziehen. In besonders veränderungsoffenen, kreativen Entwicklungsphasen zeigt sich oft eine große Lust an schöpferischem Unsinn, am Durcheinanderwirbeln aller im kognitiven Bereich längst feststehenden Bezüge. Erfindungen wie: Affen würden Lampen fressen etc. dienen als lustvoller Anreiz zu immer neuen unbegrenzten Vorstellungen, phantasievollen Umstellungen und Denkmöglichkeiten.

14. Sozialverhalten

Aus dieser Informationsorientierung der veränderungsorientierten Person entsteht ein Sozialverhalten, das charakterisiert ist durch den Wunsch, Sozialbeziehungen möglichst als spezifische Beziehungen zu erfahren. Spezifische Beziehungen beinhalten Erlebnisqualitäten, die in wesentlichen Anteilen unmittelbar durch die jeweilige Beziehung bestimmt sind. Die spezifischen Anteile bringen neue Erfahrungen, Veränderungen, Lernen, Entwicklung in eine soziale Beziehung. Nimmt man die spezifischen Anteile aus einer Beziehung, bleibt sie repetitiv, modelliert nach prägenden Primärbeziehungen der Familie.

Wir meinen mit spezifischen Beziehungen nicht ein Sozialverhalten, das man bei hysterischen Reaktionsschemata beobachten kann. Hierbei wird das eigene Verhalten ganz auf die jeweilige Bezugsperson ausgerichtet. Der Betreffende erlebt aber nicht die jeweilige Beziehung, sondern er zieht sozusagen seine reaktiven Register. D.h. die sozialen Beziehungen werden durch Rollenverhalten dominiert. Das Motiv dabei ist die Absicherung im sozialen Bereich durch das Festhalten an bewährten Schemata. Dieses Rollenverhalten kann zwar sehr vielfältig sein, es bleibt aber orientiert an festgelegten Mustern und führt, bedingt durch die Unmöglichkeit, spezifisches soziales Feed-back in das eigene situative Erleben korrigierend einzuführen, zu einer weitgehenden Unfähigkeit zu spezifischem Sozialverhalten.

Das Thema: spezifische Beziehungen wird im Zusammenhang der therapeutischen Beziehung von uns im Kapitel Commitment ausführlich behandelt. Hier wollten wir lediglich anreißen, daß das Prinzip Offenheit für Neues und Anderes, d. h. für das jeweils Informationsreiche und Erlebnisaktivierende, der veränderungsorientierten Person auch im Rahmen sozialer Beziehungen gegeben ist.

15. Konflikt

Eine weitere Bestimmungsmöglichkeit veränderungsorientierter Personen liegt in ihrem Konfliktverhalten. In der Sprache der transactional-contractual Psychologie ausgedrückt (S. Pratt and J. Todey, Toward a Metataxonomy of Human Systems Actualization: The Perspective of Contract Psychology, in: A. R. Mahrer, New Approaches to Personality Classification, Columbia University Press, New York 1970) heißt das: sie handeln kontraktgemäß, wo sie Verpflichtungen eingehen, und sie setzen ihre eigenen Konditionen, wo sie sich nicht an Verträge gebunden haben. D. h. die veränderungsorientierte Person verhält sich weder nur dem eigenen momentanen Antrieb entsprechend noch unterwirft sie sich als Person insgesamt. Dies hat weitreichende Konsequenzen, etwa im Bezugsbereich manifest politischen Handelns. Die persönlich begründete und politisch begründbare Ablehnung bestimmter gesellschaftlicher Machtstrukturen und politischer Steuerungsmechanismen bringt veränderungsorientierte Personen nicht in eine totale, alle Lebensbereiche umfassende Konfliktbereitschaft, nicht in permanente Krisenlagen, wie konsequent begründet die Möglichkeit des jeweiligen Konflikts auch sein mag. (D. C. Schwartz, Political Alienation and Political Behavior, Aldine, Chicago 1973)

Die klassische Persönlichkeit kann Konflikte nicht aushalten, d. h. sie kann sich nicht abwartend, nicht vorläufig, nicht "je-nach-dem", nicht mehrschichtig verhalten. Da sie auf Einheitlichkeit im Erleben angewiesen ist, hat sie nur die Möglichkeit, Konflikte entweder ganz zu leugnen oder aber in eine totale Konfliktbereitschaft zu verfallen. Eine häufige Technik der Konfliktleugnung besteht darin, sich mit dem Gegebenen nicht nur abzufinden, sondern sich und andere möglichst davon zu überzeugen, daß es gut sei, daß man es eben so gewollt habe und daß die Mißstände in Wahrheit Vorteile seien. Dieser Technik liegt die Superstruktur "der angenehme reife Mensch richtet sich seine Umwelt zu seiner Zufriedenheit ein" zugrunde.

Die Technik der totalen Konfliktbesetzung erscheint hierzu als Gegenextrem. Hier wird zur Aufrechterhaltung der Identität, zur Vermeidung von Totalanpassung eine umfassende Konfliktbereitschaft kultiviert. Diese Haltung kann keine Einwirkungsmotivation setzen, sie führt entweder zur totalen Resignation im Sinne von "da ich doch nicht alles verändern kann, kann ich gar nichts machen", oder zu einer Aktivierung von Gegenpositionen wie z.B.: statt beruflicher Karriere wird Fixerkarriere gesetzt etc. Sowohl eine Leugnung als auch die totale Konfliktbereitschaft vollziehen sich aufgrund ständigen und sofortigen Bewertens und Kategorisierens von Informationen. Eine persönliche Stellungnahme wird nicht unter dem Aspekt der Auseinandersetzung und des Lernens oder möglichen Einwirkens gesucht, sondern mit dem Ziel der Einordnung in und Aufrechterhaltung von bestehenden Schemata.

Wird Konfliktbereitschaft zur Superstruktur, so werden Konflikte entweder geleugnet oder in Gegenpositionen kanalisiert, aber selten erlebnisnah gehalten. Es kommt zur Aufhebung aller konstruktiven Möglichkeiten der Aktivität.

Wenn wir sagen, daß die veränderungsorientierte Person keine totale Konfliktbereitschaft aufweist, so meinen wir damit nicht, daß sie sich gemäß einer Wischi-Waschi-Psychohygiene Konflikte vom Leibe hält, sondern daß sie, da sie nicht an der Superstruktur "Konfliktbereitschaft" orientiert ist, Konflikte spezifisch erleben und verarbeiten kann. Sie kann Konflikte jeweils auf sich beruhen lassen oder produktiv mit ihnen umgehen. Ihre Einwirkungsmotivation begrenzt die Konfliktfelder zugunsten der Wirkung.

16. Bewertung von Funktionsbereichen

Das Modell veränderungsorientierte Person macht keine Annahme über unterschiedliche Wertigkeiten psychischer Funktionsbereiche. Die selbstverständlich gewordene Annahme, daß etwa dem Handeln, der Aktion, dem Tun vor der Vorstellung, der Phantasie, den Wünschen Priorität zukomme, bewertet einen Funktionsbereich höher als den anderen. Daß im klassischen Konzept so bewertet wird, läßt sich an vielen Beispielen belegen.

Beschäftigt sich jemand mit Pornographie oder studiert ein Mensch mit Begeisterung Atlanten, so wird von Ersatzbefriedigung gesprochen. Hier wird ungefragt angenommen, daß die Vorstellung eine minderwertige Form der Aktion sei, daß sie auch eigene Qualitäten aufweist und andere Erlebnismöglichkeiten bietet wird nicht als wesentlich in Betracht gezogen, obwohl gerade in den Eigenaktivitäten Entwicklung und konstruktive Veränderung angezeigt ist. Dies ist ähnlich wie bei dem oben genannten spezifischen Sozialverhalten, das repetitive soziale Beziehungsstrukturen auflösen kann.

Mit dem Begriff Ersatzbefriedigung wird nicht nur Handeln höher bewertet als Vorstellen, sondern auch die Befriedigung des als primär angesehenen Bedürfnisses höher als die des daraus ableitbaren. D.h. wo immer man reduzieren kann, wird reduziert.

Freiraumbezogenes Erleben kann dagegen auf unterschiedliche Funktionsbereiche gleichermaßen bezogen sein: sich einen Freiraum im kognitiven Bereich zu schaffen, hat erlebtermaßen andere Bedeutungen und Qualitäten, als sie handlungsbezogene Freiräume haben, emotionsbestimmte Freiräume etc., nicht aber von vornherein andere Gewichtigkeiten.

17. Lebensrisiken veränderungsorientierter Personen und klassischer Persönlichkeiten

Sowohl im Modell der klassischen Persönlichkeit als auch im Modell der veränderungsorientierten Person sind spezifische Lebensrisiken gegeben.

Zunächst einige Überlegungen zu den Lebensrisiken der reifen Persönlichkeit: Die reife Persönlichkeit mit jeweils eindimensionalen Zielen wie z.B. Selbstkontrolle (R.W. Lundin, Personality: A behavioral Analysis, Macmillan, London 1969), Tüchtigkeit (D.C. McClelland, The Achieving Society, van Nostrand, Princeton 1961), emotionale Stabilität (R.B. Cattell, The Scientific Analysis of Personality, Penguin, Baltimore 1965), Anpassung (H. Helson, Adaptation Level Theory, Harper and Row, New York 1964), Überschaubarkeit (H.J. Eysenck, The Structure of Human Personality, Methuen, London 1960), Geschlossenheit (L. Festinger, A theory of cognitive dissonance, Stanford University Press, Stanford 1957) und vielen anderen mehr, riskiert von der Konstruktion her jeweils einen Systemzusammenbruch und damit Zusammenbruch der Person.

Wie stark dieses Risiko eingeschätzt wird, zeigt die Art der Sicherungsvorkehrungen: im sexuellen Bereich etwa, der für Selbstkontrolle steht, gibt es voll durchstrukturierte und von allen gesellschaftlichen Institutionen getragene sogenannte Schutzsysteme. Im Bereich Arbeit, der für Tüchtigkeit steht, werden die Personengruppen, die meinen, Tüchtigkeit erzwingen zu müssen, dafür hoch belohnt. Im Bereich des Sozialverhaltens werden von einem herausragenden Persönlichkeitsforscher, R.B. Cattell, umfassende Steuerungs- und Kontrollzentren, die "National Institutes for Research on Morality" gefordert, die der Regierung unterstehen sollen. (R.B. Cattell, A new Morality from Science: Beyondism, Pergamon, New York 1972).

Die für reife Persönlichkeiten quasi magische, ihnen selbst unerklärliche Anziehungskraft möglicher Zusammenbrüche ergibt sich aus dem dauernden Zwang, nach vorne blicken zu müssen, und keine differenzierte Eigen-Orientierung, die auf Erfahrung basiert, zulassen zu können; aus dem Zwang, die eigene Stabilität auf Kosten der Erlebnisintensität zu erhalten, dem Zwang zur ständigen Anpassung an ungefragt akzeptierte Bewertungssysteme. Der Zusammenbruch wird als Befreiung von all diesen Zwängen gedacht; man wünscht sich Befreiung von der Verpflichtung, angepaßt und "vernünftig erwachsen" zu sein, Befreiung vom inneren Zwang des Sich-Kontrollierens, Befreiung von der eigenen Leere. So sind z.B. die gar nicht so seltenen heimlichen Wünsche nach einem Leben in der Nervenklinik nicht nur zu verstehen als Sehnsucht nach Rückzug und Entlastung von allem - im Sinne einer streßfreien Lebensreduzierung. Mindestens ebenso wesentlich sind hierbei Wünsche nach einschneidender, intensiver, totaler Veränderung des bisherigen Lebens, und damit der Wunsch, daß endlich in einem selber etwas Einschneidendes, Intensives passiert. Daß diese Wünsche oft um Nervenklinik- oder Pennerdasein kreisen, liegt daran, daß in der Vorstellung nur denkbar ist, daß die Zwänge endlich aufhören und intensives eigenes Erleben anfangen könnte, wenn es keine Sicherheiten mehr zu bewahren gibt, wenn sowieso nichts mehr zu verlieren ist. So stellen Verrücktheit und totaler sozialer Abstieg eine zwar gruselig beängstigende, aber doch magisch anziehende Narren- und Vogelfreiheit dar, in der mehr Erleben, mehr Veränderung möglich scheint als im eigenen vorgeschriebenen, engen Lebensraum.

Veränderungsorientierte Personen gehen Risiken ganz anderer Art ein. Kritisch für sie ist die mögliche Eigendynamik von Motivstrukturen, die sich im Freiraum entwickeln: Im Freiraum sind Bewältigungsstrategien, das Fertigwerden mit Anforderungen, Konflikten etc., weil selbstgesetzt, oder durch Gruppenkonsens bestimmt, selbstverständlich. Ein Risiko entsteht, wenn die veränderungsorientierte Person versucht, die im Freiraum gültigen Motivationen und Verhaltensweisen auch auf Bereiche zu übertragen, in denen sie keine Einwirkungsmöglichkeiten hat, auf die sie aber angewiesen ist.

Gerät die veränderungsorientierte Person in abhängige Situationen, in denen für sie fremde Unterwerfung, Abhängigkeit und mehr oder weniger passives Hinnehmen erforderlich ist, so muß sie entweder auf Zweckanpassung schalten, d.h. sich taktisch verhalten und ihre Freiräume unangetastet bewahren und herüberretten, oder sie kann versuchen, innerpsychisch einzuwirken, d.h. Möglichkeiten zu finden, wie sie die Situationen anders erleben kann. Gelingt dies nicht, so kommt es zunächst zu verzweifeltem Leiden, Ohnmachtsgefühlen, Ängsten, Resignation und schließlich zur Rückentwicklung in der Form des Anklammerns an Sicherheit versprechende klassische Strukturen.

Zur Verdeutlichung ein Beispiel mit schließlich geglückter innerpsychischer Einwirkung und Bewältigung der Situation: Eine Klientin, die plötzlich in ein Krankenhaus muß, - eine ihr fremde Rolle, mit der sie sich nicht identifizieren kann - fühlt sich zunächst in einem riesigen Einzelzimmer, umgeben von stummer Putz- und Bedienungsmaschinerie, völlig verloren, ausgeliefert und ängstlich. Der nächste psychische Einbruch ist die Begegnung mit dem Arzt, den sie als automatisch lächelnden, rosa-weißen Pfirsich beschreibt. Diese fassadenhafte Scheinbeziehung - bei gleichzeitig erlebter Angewiesenheit auf und Abhängigkeit von ihm - lösen in ihr Gefühle von Haß, Angst, Ohnmacht, Mißtrauen und schließlich psychischer Blockierung aus. In dieser Situation beschließt sie, irgendetwas über den Arzt wissen zu wollen, um für sich ein Gegengewicht, ein Stück Gleichwertigkeit zu erreichen. Sie erfährt, daß er eine depressive Frau hat. Bei der nächsten Visite denkt sie, "weil deine Frau so grau ist, mußt du so rosa sein". Damit verschwinden Angst und Ohnmachtsgefühle, sie hat eine für ihn unmerkliche und unbestrafbare Beziehungsebene gefunden, in der sie sich wieder als gleichwertige Person empfinden kann.

Übergreifende Motivationen können bei entsprechender Kraft zu problematischen Wirkungen im reglementierten Erlebnisraum führen, mit der Folge, daß dieser Bereich, der Lebensnotwendiges produziert, funktionsgefährdet wird. Auf diese Anschlußfunktion an lebens- und überlebensnotwendige Bereiche kann die veränderungsorientierte Person nicht verzichten. Wenn sie es tut, strukturiert sie sich mehr oder weniger schnell in eine defekte, reife Persönlichkeit mit totalen Abhängigkeiten um.

Ein weiteres Risikofeld ist durch das sich Offenhalten für Neues, Unbekanntes, Fremdes gegeben. Das permanente Infragegestelltsein der Zukunft kann bedeuten, daß sich Orientierungslosigkeit einstellt, mit der Gefahr der Atomisierung der Antriebs-, Interessen- und Zeitstruktur. Hier können Gefühlslagen wie Ängste, Irrealitätsgefühle, Getriebensein, Identitätsunsicherheit entstehen. Dann ist es möglich, daß der Freiraum durch Bedürfnisse wie Unterwerfung, Angleichung eingeengt wird. In diesem Sinne ist es zu verstehen, wenn Personen im völligen Widerspruch zu ihrem sonstigen Denken Wünsche nach extrem bürgerlichem Familienleben und ähnlichem entwickeln. Hierin drückt sich die Suche nach einem Ausweg aus, der Wunsch, sich in gesicherte, anerkannte Bahnen zu bringen, und von dieser Basis aus Freiraumverhalten risikofrei möglich zu machen. Eine Parallele dazu ist im Verhalten der klassischen Persönlichkeit das gelegentliche risikofreie Ausbrechen wie z. B. im Karneval.

Weiter besteht die Gefahr, daß Außenorientierung und externale Steuerung gesucht wird, um innovatives Lernen zu kanalisieren. Dieses präventive Sich-Einengen durch die Suche nach externaler Steuerung ist dann vorhanden, wenn Freiraumentwicklung als Möglichkeit der eigenen Personentwicklung wahrgenommen und akzeptiert ist, gleichzeitig aber Angst besteht vor den Erlebnismöglichkeiten, die darin liegen. Diese Situation liegt vor allem dann vor, wenn externale Orientierung fördernde Unterstützung erfährt durch wesentliche Bezugspersonen, die Freiraumentwicklung aber eben diese Bezüge relativieren würde.

Eingebaut in die Sozialbezüge der veränderungsorientierten Person ist das vom Modell her notwendige, nicht vermeidbare Risiko, im Handeln, Streben, Fühlen, Verhalten permanent mißverstanden zu werden.

Das Konzept der klassischen Persönlichkeit ist veränderungsfeindlich, das der veränderungsorientierten Person in einwirkungsorientiertem Wandel begriffen. Das bedeutet, daß die veränderungsorientierte Person sich in einer Umwelt befindet, in der sie durch die Erwartung bis Forderung nach Konstanz im Fühlen, Handeln und Denken ständig gebremst wird. Die klassische Persönlichkeit beurteilt und versteht aus der Vergangenheit, d. h. sie lehnt es ab, Veränderungen mehrdimensional zu begreifen, und beurteilt Personen jeweils eindimensional auf dem Hintergrund dessen, was diese historisch waren. Vereinfacht ausgedrückt: wer in dem Ruf steht z. B. heiter und optimistisch zu sein, läuft Gefahr, nicht mehr verstanden oder abgelehnt zu werden, wenn er sich verzagt und niedergedrückt zeigt etc.

In psychotherapeutisch bedingten Personveränderungsprozessen kann die klassische Konstanzerwartung an Personen einschneidend spürbar werden. Oft reagieren Personen im sozialen Bezugsfeld von Klienten auf Personveränderungen mit Widerstand, Unverständnis, Mißmut, Mißtrauen bis hin zu Ablehnung. Dies vor allem und am ausgeprägtesten, wenn durch veränderungsorientierte Entwicklung soziale Bezüge sich umstrukturieren: wenn statt der Hinnahme von Beziehungen Beziehungsansprüche formuliert werden, wenn aus flachen Beziehungen sich Beziehungsintensitäten entwickeln, wenn aktive Beziehungsorientierungen spürbar werden und wenn über unspezifische, repetitive, soziale Kontaktaufnahmen hinaus spezifische, personenorientierte Beziehungsdifferenzierungen möglich und sichtbar werden.

Das dominierende Persönlichkeitsleitbild verhindert nach dem Modell von Dissonanzreduzierung (L. Festinger, 1957) adäquate Personwahrnehmung. Die Wahrnehmung der vorfindbaren Realität veränderungsorientierter Personen ist von klassischen Persönlichkeiten nur als Wahrnehmung eines Systemdefekts in der veränderungsorientierten Person möglich. Dies bedeutet für diejenigen, die verzerrt wahrgnommen werden, die Notwendigkeit ständiger öffentlicher Interpretation der eigenen Person, also erklärender, erläuternder, richtigstellender Kommunikation.

Wenn die permanente öffentliche Interpretation der eigenen Person nicht mehr geleistet wird, wenn das ständige Mißverstandenwerden nicht mehr ertragen wird, kann es zu resigniertem Aufgeben veränderungsorientierter Tendenzen oder aber zu einer Abwehrreaktion, bei der Freiraum-Motivation nicht mehr als Alternative, sondern als Gegenposition gelebt wird, kommen. Dann wird Spontansein, nicht mehr permanent in die Zukunft Schauen etc. zur Superstruktur, und es entsteht eine klassische Persönlichkeit mit umgekehrten Vorzeichen.

Die Risiken für die veränderungsorientierte Person entstehen aus zwei verschiedenen Bereichen. Veränderungsorientierte Personen stellen gewissermaßen eine Minderheit dar, die in einer von klassischen Persönlichkeiten dominierten Umwelt auch unter typischen Konflikten von Minderheiten zu leiden haben. Und die veränderungsorientierte Person lebt vom Anspruch: Intensität, Vielfalt, Einwirkung, Entwicklung etc. her anstrengend.

Der Minderheitenaspekt ist gegeben, auch wenn die veränderungsorientierte Person nicht als solche faßbar ist und nicht mit feststehenden Vorurteilskategorisierungen belegt ist. Wenn sich die veränderungsorientierte Person nicht die Beherrschung klassischer Spielregeln für den Bedarfsfall erhält, wird ihr Anderssein für sie und die Umwelt drastisch spürbar und führt zu Reaktionen von Betroffenheit und Unverständnis bis Ablehnung. Dies ist verständlich auf dem Hintergrund des ständigen Bewertens. Die klassische Persönlichkeit bewertet auf jeden Fall; da sie darauf angewiesen ist, ihre Maßstäbe widerspruchslos als gut und richtig anzusehen, ist a priori eine negative Bewertung und Abwehr von Andersartigem - hier der veränderungsorientierten Person - gegeben.

Inwieweit der Aspekt Anstrengung zum Risiko wird, ist abhängig von den jeweils gegebenen Möglichkeiten flexibel, bereichsspezifisch und selbstbestimmt Entlastung zu schaffen und sich streßfreie Freiräume zu bewahren. Daß das ständige Suchen nach Veränderung, Neuinformation, Intensität, Eigenentwicklung, Einwirkungsmöglichkeit etc. überhaupt geleistet werden kann, liegt daran, daß die veränderungsorientierte Person andere Verarbeitungsmöglichkeiten von Streß aufweist. Ihre generelle Streßtoleranz ist höher, da sie nicht durch Superstrukturen, die ständiger Absicherung bedürfen, belastet ist. Allein die Superstruktur, daß Streß von Übel sei und Ausgeglichenheit wertvoll, führt zu einem permanenten Kampf gegen Überinformation und Reize. Demgegenüber kann die veränderungsorientierte Person sowohl mit Streß reagieren als auch Verarbeitungsqualitäten entwickeln, wie sie sonst nur sehr junge Lebewesen haben, und Überinformation als Anreiz für produktive Entwicklung aufnehmen.

Die feststehenden Vorab-Bewertungen der klassischen Persönlichkeit sind streßmindernd und streßsteigernd zugleich. Sie sind streßmindernd, indem sie jeweils neue Auseinandersetzungen ersparen, und steigernd, indem sie für bestimmte Gegebenheiten konstante Ärgerbereitschaft und Störbarkeit schaffen. Wer z.B. die Vorab-Bewertung vorgenommen hat, daß etwa Klavierspielen seines Nachbarn eine Unverschämtheit und unzumutbare Belästigung darstellt, ist nicht mehr - wie die veränderungsorientierte Person - in der Lage, das Klavierspiel gemäß seiner jeweils unterschiedlichen Empfindung und Situation als Ärger, als unerheblich neutral oder als angenehme Musik zu empfinden und steht von daher unter größerem Streß.

Sowohl wenn die Anstrengung zu groß wird und keine Entlastungsbereiche mehr gegeben sind als auch, wenn die Nichtanpassung die Bewältigungsmöglichkeiten übersteigt, kommt es bei der veränderungsorientierten Person zur Kapitulation. Sie gibt auf und sucht sich an den sicheren Weg der klassischen Persönlichkeit anzuklammern oder dagegen anzurennen, ohne sich in eine ungebrochene funktionstüchtige klassische Persönlichkeit verwandeln zu können, und auch ohne die Chance des veränderungsorientierten Ansatzes aufrechterhalten zu können.

18. Exkurs über Science-Fiction Personen

Im Sinne einer Veranschaulichung des Modells werden wir einige Personvorstellungen von Science-Fiction Welten beschreiben und überlegen, was darin an Ansätzen zu veränderungsorientierten Personen enthalten ist.

Untersucht man die Lebewesen der Science-Fiction-Welten nach unserem Modell "veränderungsorientierte Person" und "klassische Persönlichkeit", lassen sich typische Merkmalskombinationen und -aufteilungen herausarbeiten. Die veränderungsorientierte Person in unserem Sinne kommt nicht vor, die "klassische Persönlichkeit" allein reicht aber bei der Erfindung neuer Welten nicht mehr aus.

Eine typische Möglichkeit ist, Vielfalt durch das Zusammenwirken verschiedener Systeme von gleicher Bauart, aber mit unterschiedlichen Inhalten zu erreichen. Dieses Prinzip ist beim folgenden Typ von Lebewesen gegeben:

Terraner, menschliche Erdbewohner im Unterschied zu Bewohnern anderer Welten, werden als unvollkommene Rasse gedacht, wo häufig erst das Zusammenwirken verschiedener Terraner eine problemlösende Produktivität ergibt. Erst die kooperative Ergänzung einzelner geschlossener Persönlichkeitssysteme ergibt terranische Überlegenheit. Die Zielvorstellung ist die der veränderungsorientierten Person. Relativ autonome Systeme weiten menschliche Möglichkeiten in unvorhersehbarer Weise aus. (J. C. Brown, The Troika Incident, Doubleday, Garden City 1970.)

Ein weiteres klassisches Science-Fiction-Modell erreicht eine Ausweitung der Möglichkeiten durch die Einführung von Lebewesen verschiedener Bauart: Terraner sind Generalisten mit Überblick, Zielsetzungs- und Zielerreichungsfähigkeiten. Nach unserem Modell sind sie optimal funktionierende klassische Persönlichkeiten. Nicht-Terraner treten als nicht-autonome Spezialisten auf, die notwendig sind, aber gesteuert und kontrolliert werden müssen. Meist sind sie harmlos und freundlich. Für die in einem Science-Fiction-Roman gegebenen Aufgabenkomplexe reicht die klassische Persönlichkeit nicht aus, sie holt sich Verstärkung von Personen mit Freiraum Qualifikation, billigt ihnen aber keine Autonomie zu. Hier drückt sich das Bedürfnis aus, das System bekannter, vertrauter, ja fast langweiliger Terranernaturen durch neuartige, faszinierende, überraschende Personen zu ergänzen. Um das Terranerbauprinzip nicht in Frage zu stellen, wird den Nicht-Terranern als Lebewesen, deren Autonomie verhindert werden muß, die Fähigkeit, sich übergeordnete, vorstrukturierte Ziele vorzusetzen, nicht gegeben. Fähigkeiten, die die Grenzen des Vertrauten sprengen, werden als gefährlich ziellos, als in sich ohne Bremsen gedacht, auch wenn die Nicht-Terraner an sich als harmlos-freundlich beschrieben werden.

Zweifelsohne klassische Persönlichkeiten sind die künstlichen Menschen (W. F. Nolan, Hrsg., Die Anderen unter uns, Melzer, Darmstadt 1967): die Androiden. Sie sind als perfekte klassische Persönlichkeiten gedacht, als voll funktionierende Maschinen, bei denen es im Falle von Defekten zur Katastrophe kommt. Sie verhalten sich präzise ihrer eingegebenen Superstruktur entsprechend. Sie machen alles wie Menschen, nur perfekter, und eben aufgrund dieses Sachverhaltes sind sie gefährlich, wenn Defekte auftreten: das klassische Risiko. Dann nämlich wird nach dem zwanghaften Verhaltensmodell, das ihnen eigen ist, Unheil angerichtet: Der Alptraum einer klassisch bösen Persönlichkeit (M. W. Shelley, Frankenstein, Hanser, München 1970).

Veränderungsorientierte Personen spielen im Science-Fiction eine nicht unbedeutende Rolle als einflußreiche, mächtige Nicht-Terraner, deren Verhalten unbegreiflich ist, deren Physisches - sofern überhaupt vorhanden - keine Abweichung menschlicher Gestalt ist, sondern grundsätzlich eigene Qualitäten besitzt (Beispiel: A. Norton, Die Welt der grünen Lady, Terra Taschenbuch, Rastatt 1970).

Am Rande von Science-Fiction angesiedelt sind die traditionsreichen Werwolf-Romane. Werwölfe, Wechselwesen zwischen Mensch und Tier, sind Prototypen veränderungsorientierter Personen. Häufig sind sie gutartig - aber das Risiko der veränderungsorientierten Person, nicht verstanden zu werden und wohl auch nicht verstehbar zu sein, ist unvermeidlich. (P. A. Brisco: Der Wolfsmensch, Heyne, München 1971.)

Uns interessiert in diesem Zusammenhang weniger die im weitesten Sinne religiöse Thematik der Science-Fiction Romane und die darin liegende Meinung, daß der Mensch nicht über sich hinauswachsen dürfe und sich Gottähnlichkeit anmaßen könne, ohne "Schlimmstes" herauszufordern. Wir wollten vielmehr zeigen, daß hier eine innere Auseinandersetzung mit dem Modell "veränderungsorientierte Person" anklingt, ohne daß es zu konsequenten Formulierungen gekommen ist. Dennoch wird das Bedürfnis nach einer Überwindung der eingeengten Möglichkeiten der klassischen Persönlichkeit deutlich.

D) Einige Ableitungen für Psychotherapie

Aus dem Modell der veränderungsorientierten Person ergeben sich eine Reihe von Ableitungen, die für psychotherapeutische Prozesse Konsequenzen haben.

Das Modell besagt, daß jeder Mensch simultan mehr als nur eine Möglichkeit der Selbstverwirklichung besitzt, und daß die motivierende Kraft des Idealbildes der reifen Persönlichkeit diesen Prozeß der mehrdimensionalen Selbstaktualisierung behindert, erschwert oder ganz unmöglich macht.

Weiter wird davon ausgegangen, daß bei einem entwicklungsorientierten Personenmodell nicht Endziele vorgegeben werden - wie unterschiedlich sie in den einzelnen klassischen Persönlichkeitskonzepten auch sein mögen -, sondern daß vielmehr die Bedingungen, die mehrdimensionale Selbstaktualisierung fördern können, zu beschreiben und zu sichern sind.

Um die Notwendigkeit und die Richtung weiterführender psychotherapeutischer Denkansätze zu veranschaulichen, sollen im folgenden nochmals einige Konsequenzen geschlossener Persönlichkeitsmodelle dargestellt werden. Hierbei möchten wir versuchsweise Möglichkeiten aufzeigen, Fehlverhalten anders zu begreifen und damit auch anders zu "behandeln".

Endzielvorgaben gleich welcher Herkunft wandeln strukturell offene Systeme in strukturell geschlossene Systeme um. Im Extremfall reduzieren sich bei monothematischer Endzielvorgabe die Funktionsbereiche der Person auf apparative Vollzugsorgane im Dienst quasireligiöser Mythen.

19. Entscheidungsdruck und Fehlentwicklungen

Veranschaulichen läßt sich diese Reduzierung der Möglichkeiten am Beispiel von Entscheidungen. Aus dem Postulat der endzielorientierten Entwicklung ergibt sich die Notwendigkeit ständiger Entscheidungen. Diese Entscheidungen müssen zwischen gleichwertigen Lebensmöglichkeiten getroffen werden und bedeuten eine fortschreitende Festlegung und damit Einengung. Der Entscheidungsdruck entsteht durch das permanente Nach-vorne-schauen-müssen, durch die Notwendigkeit der frühstmöglichen Kanalisierung, Absicherung und Überschaubarmachung der Zukunft. Eine Schwierigkeit im Entscheidungsprozeß beruht auf der Forderung nach Konstanz, d.h. der Forderung, einer einmal getroffenen Entscheidung - unabhängig von ihrem Inhalt - "treu zu bleiben". Hieraus ergibt sich, daß notwendige Entscheidungskorrekturen außerordentlich erschwert, wenn nicht ganz ausgeschlossen sind. Dies ist besonders belastend, weil - gesellschaftlich bedingt - gewichtige Entscheidungen paradoxerweise möglichst früh und meist unter eingeengten Informationsbedingungen getroffen werden müssen (P. Goodman, Growing Up Absurd, Vintage Books, New York 1960). Beispiele hierfür sind: Entscheidungen zwischen Schulformen, Berufen, Partnern etc. Zu getroffenen Entscheidungen stehen, erhält hierbei höhere Wertigkeit als die Revision von Entscheidungen. Dahinter steht das Postulat, daß je schneller das Persönlichkeitssystem geschlossen ist, umso stabiler ist es. Dahinter steht weiterhin die Annahme, daß im emotionalen Bereich Gefühle mit Ewigkeitsanspruch (Beispiel: Mutterliebe, Partnerzusammengehörigkeit, nationale Bindungen etc.) ihren hohen Wert primär aus der Dauer und erst sekundär aus ihren eigenständigen Qualitäten beziehen. Dem liegt die Überzeugung zugrunde, daß Konstruktionen umso stärker Belastungen standhalten, je fester die Teile verbunden sind (eine Annahme, die im technischen Bereich, etwa im Flugzeugbau, längst überwunden ist).

Revision von Entscheidungen führt vermittelt über gesellschaftliche Sanktionen zu objektiven Lebensnachteilen, Ehescheidungen sind zumindest mit finanziellem Aufwand verbunden, berufliche Umschulung ist nur bedingt möglich und abhängig vom Alter, bei Partnerwechsel wird dem "Treulosen" die "Schuld" gegeben, selbst im Konsumverhalten wird häufiger Markenwechsel als oberflächlich und meinungslos gedeutet etc. Die Sanktionen erstrecken sich von mehr oder weniger erträglichen Einbußen an Achtung bis zu konkreten unausweichlichen Nachteilen, wobei sie umso härter und umso unausweichlicher ausfallen, je gewichtiger die ursprüngliche Entscheidung eingestuft wird.

Diesen Entscheidungsdruck in Richtung auf Vermeidung nachträglicher Entscheidungskorrekturen aushalten zu lernen, ist das Ziel von primär an Stärkung des Ichs ausgerichteten Therapievorstellungen. Das Ich soll gewährleisten, daß bewahrende Tendenzen vitalen, intensiven Personentwicklungen übergeordnet sind. Das Ich soll sichern, daß Selbstaktualisierung und Lebensorientierung auf wenige Dimensionen reduziert bleiben.

20. Neurotischer Entscheidungsentzug

Eine Reihe von Fehlentwicklungen läßt sich zum Teil verstehen als hochspezialisierte Schutz-Systeme, um mit dem ständigen Entscheidungsdruck leben zu können. Voraussetzung für diese Entwicklungen ist, wie unartikuliert und unartikulierbar auch immer, ein Grundgefühl, dem klassischen Persönlichkeitsideal nicht genügen zu wollen respektive das Suchen von anderen Personmöglichkeiten. Damit hängt die häufige Bewertung gestörter Menschen durch andere zusammen: Die "Freiheiten" des gestörten Menschen machen die anderen betroffen. Sie treffen an einem sehr wesentlichen Punkt: Sie stellen das eigene Selbst-Ideal in Frage. Durch das bloße Vorhandensein neurotischen Sich-Entziehens ist erlebbar, daß entscheidungsbezogene Lebensmöglichkeiten Erlebniseinengung bedeuten können.

Wir wollen das Gesagte an Beispielen verdeutlichen. Ein Ansatz, bei dem keine befriedigende Lösung gefunden ist, ist: Verhalten, Fühlen,

Denken stehen unter dem Prinzip "ich mach es einfach nicht mit". Grund für die generelle Verweigerung und den Rückzug ist dabei die erlebte Einengung durch jede als irreversibel empfundene Entscheidung: "Ich wäre gerne ein einfacher Arbeiter und würde mich als schlicht in Ordnung empfinden; ich wäre aber auch gern ein Intellektueller und hätte Achtung und Anerkennung" oder "Ich möchte nie etwas besser können als andere, weil ich fürchte, dann nicht mehr dazuzugehören - ich möchte etwas Besonderes sein" etc. Da kein Ausweg und keine Lösung zwischen dem jeweils gleich unbefriedigend erlebten Entweder - Oder gesehen wird, erfolgt der schützende Rückzug ins Bett und die angestrebte Vielfalt wird nacheinander in der Phantasie durchlebt.

Beispiele für Entscheidungsentzug:

- neurotischer Rückzug in die Phantasie; ein veränderungsorientiertes Leben wird in der Vorstellung durchgespielt;
- neurotische Überentscheidung nach Art hysterischer Reaktionsformen. Entscheidungen werden ständig neu getroffen und ständig in Frage gestellt;
- neurotische Emotionsverarmung, anstehende Entscheidungen werden bagatellisiert;
- neurotische Entscheidungsunfähigkeit, Hinterfragen- und Bezweifelnmüssen

  u. v. a.

An diesen Beispielen wird gezeigt, wie bestimmte Funktionsbeeinträchtigungen als Abwehr gegen ein dominantes, externales, kontrollorientiertes Personenbild gesehen werden können.

Die Ablehnung einer "klassischen Entwicklung" und der darin liegenden Einengung führt meist dann zum Entscheidungsentzug und zu einer noch größeren Behinderung der Selbstentfaltung, wenn eine Veränderung der klassischen Forderungen nur passiv gewünscht und erwartet wird. Die Ablehnung an sich, ohne die Suche nach Alternativen, kann zum Zusammenbruch jeder Art selbstverständlicher Kommunikation mit der Umwelt führen. Dennoch glauben wir, daß sich in diesen passiven Wünschen nach anderen Lebensmöglichkeiten Signale für neue, andere Entwicklungsrichtungen erkennen lassen, daß sich hierin mehr als nur ein Defekt ausdrückt. D. h. wir glauben nicht, daß Lebensuntüchtigkeit dieser Art zu Heilungsmethoden berechtigt, die lediglich auf Resozialisierung zielen. Wir sehen zwar erhebliche Schwierigkeiten, aber keine Notwendigkeit zu dem Verzicht auf die Erschließung neuer, unbekannter, erlebnisreicherer Bereiche im Therapieprozeß. Wir glauben vielmehr, daß selbst gesetzte Ansprüche sowohl des Therapeuten als auch des Klienten an die eigene Person über Vorgefundenes, auf seine Möglichkeiten zu Befragendes hinausreichen können und müssen, ohne daß durch diesen Prozeß die Verwirklichung notwendiger Erhaltungsbedürfnisse unmöglich wird.

Daher besteht grundsätzlich die Verpflichtung und das Angebot zum nichtresignierenden Versuch. Dies auch aufgrund der Überzeugung, daß Weiterentwicklungen in der Psychotherapie bei einer nicht hinterfragten Vorab-Unterwerfung unter aus bisherigen Erfahrungen gewonnenen Kategorisierungen von prognostisch günstig/ungünstig resp. "den Aufwand wert oder nicht", erheblich beschnitten sind. Darüber hinaus ist Weiterentwicklung in der Psychotherapie kaum möglich, wenn die Begründungen für Mißerfolge vorwiegend in der Art der Störung und der Person des Klienten gesucht werden, anstatt zu Überlegungen und Versuchen in Bezug auf möglicherweise konstruktivere Veränderungen im Verhalten des Therapeuten zu führen.

21. Konstruktive Lösung von Entscheidungskonflikten

Funktionsbeeinträchtigungen dieser Art sind human weder lösbar mit dem Anspruch systemgerechter Herstellung stabiler Ich-Strukturen noch mit dem Anspruch totaler Gegenpositionen, die sich inhaltlich am klassischen Modell orientieren, sondern mit Alternativen.

Zur Weiterführung das Beispiel einer Klientin; von einem neurotischen Start mit konstruktiver Entwicklung in Richtung einer Veränderungsorientierung. Der Konflikt: "Ich bin eine anständige Frau und empfinde die sexuellen Wünsche (Onanieren zu dritt) meines Mannes als Zumutung - ich bin emotional abhängig von meinem Mann und kann eine Trennung nicht ertragen".

Die Lösungsversuche unter Entscheidungsdruck: "Ich bleibe bei meinem Mann und verzichte auf jegliche Sexualität. Die Lösung funktioniert nicht, mein Mann will sich trennen."
"Ich bleibe bei meinem Mann und überwinde mich zu seinen sexuellen Wünschen. Ich fühle mich entsetzlich dabei."
Der Lösungsansatz: "Ich will versuchen, eine andere Einstellung zu dieser Art Sexualität zu gewinnen. Ich will mich mit dem anderen Mädchen auseinandersetzen, wenn es bei der geht, kann ich es doch auch tun".

Dieser Ansatz stellt nicht nur eine Lösung des ursprünglichen Konfliktes dar, sondern führt zu einer Fülle von Neuerfahrungen konstruktiver Art. Die Neuerfahrungen werden nicht nur auf dem Bereich der Sexualität als Bereicherung erlebt. Darüberhinaus beinhaltet die Erfahrung "ich kann mich ändern" auch eine Veränderung der ursprünglich erlebten Abhängigkeit.

Betrachten wir unser Beispiel unter therapeutischem Aspekt, so wäre der "klassische" Ansatz gewesen, die Patientin als in sexueller Hinsicht gesund, aber in ihrer Beziehung unreif und ich-schwach zu betrachten. Ziel wäre gewesen, eine Ich-Stärke zu erreichen, die ihr die Trennung ermöglicht. Auch hierin hätte zwar ein Weg gelegen, aber wir glauben, daß die Entwicklungsmöglichkeiten damit wesentlich enger geblieben wären.

Im psychotherapeutischen Prozeß müssen Bedingungen geschaffen werden, die sowohl Entfaltung nach dem veränderungsorientierten Modell als auch die Bewältigung neurotischer Beeinträchtigungen ermöglichen.

22 Psychotherapeutische Konsequenzen beim veränderungsorientierten Ansatz

Psychotherapeutische Konsequenzen unseres Ansatzes führen aufgrund von anderen therapeutischen Grundhaltungen zu einer Verschiebung der Akzente therapeutischen Verhaltens. Bei psychotherapeutischen Methoden, die im wesentlichen auf der Zielvorstellung klassische Persönlichkeit beruhen, sind Neuentwicklungen kaum vorgesehen. Von daher besteht für diesbezügliche Signale eine geringere Sensibilität seitens des Therapeuten, und es wird ihnen auch weniger Bedeutung beigemessen als Signalen, die innerhalb des Systems verstehbar, deutbar und angehbar sind. Das psychotherapeutische Veränderungsangebot orientiert sich am Veränderungsziel. Die feste, unhinterfrage Zielvorstellung bedingt, daß therapeutische Methoden und Techniken anhand von vorgegebenen Erfolgskriterien entwickelt, verändert und angewandt werden. Die Veränderungsmöglichkeiten und -wünsche von Klienten bleiben zugunsten der Zielvorstellung "Entstörung" unberücksichtigt. D. h. es werden konstruktive Entwicklungsmöglichkeiten zugunsten einer möglichst schnellen Wiederherstellung einer leidlich funktionierenden klassischen Persönlichkeit verschenkt.

Solche aus unserer Sicht problematischen Erfolge sind bei vielen klassischen Therapiemethoden aufzuzeigen. So wird z. B. die Verhaltenstherapie der Suche nach Veränderung nur in einer vorbestimmten, festgelegten Richtung gerecht. Hierdurch wird nicht nur die Möglichkeit zu vielfältigen Zieländerungen im Verlauf des Therapieprozesses abgeschnitten, sondern es besteht auch die Gefahr, daß die Motivation zu Veränderungen und Entwicklung der eigenen Person abnimmt.

Wir meinen damit, daß das Problembewußtsein des Klienten, wie diffus es auch immer sein mag, Möglichkeiten neuer Personentwicklungen signalisiert. Es gilt, diese Möglichkeiten bei der Bearbeitung neurotischer Entwicklungen nicht aufs Spiel zu setzen und mehr zu erreichen als die bloße Reparatur eines Defektes.

Klienten orientieren sich in ihren Veränderungszielen und -wünschen weitgehend am therapeutischen Angebot. Zu Beginn der Therapie sind ihre Ziele meist orientiert an der Vorstellung "klassische Persönlichkeit" und gehen in Richtung gelungener Verweigerung oder - und dies häufiger - Erfüllung dieser Zielvorstellung. Im Laufe der Therapie können sich die Veränderungsziele je nach dem gegebenen Angebot reduzieren, erweitern oder verlagern. Sie können sich dahingehend reduzieren, daß Klienten konform mit dem Therapeuten den Schwerpunkt auf die Symptomheilung setzen und weder an sich noch an die Therapie andere Erwartungen oder Ansprüche stellen. Sie können bei erlebtem entwicklungsorientierten Therapieangebot zu einer Betonung von Veränderung und Entwicklung bei gleichzeitigem Festhalten am Symptom führen, und sie können Veränderungswünsche auf einer anderen Ebene bewirken. Festhalten am Symptom bei gleichzeitiger konstruktiver Personänderung erklärt sich aus dem Druck der klassischen Umwelt, dem sich manche Klienten nicht anders gewachsen fühlen. Sie brauchen zur Abschirmung nach außen das Symptom als Legitimation für ihre Entwicklungs- und

Veränderungsansprüche, da sie bzw. ihre Therapeuten noch so weit im Denken des klassischen Modells verhaftet sind, daß Entwicklungs- und Veränderungsansprüche durch Notwendigkeiten legitimiert sein müssen. Erweiterungen und Verlagerungen der ursprünglichen Zielvorstellungen und Therapieerwartungen ergeben sich bei entsprechend offenem veränderungsorientiertem therapeutischen Angebot.

Solche Zieländerungen zeigen sich in Äußerungen wie: "Eigentlich habe ich keinen Grund mehr zu kommen, aber ich finde auf einmal, ich bin wie meine Mutter geworden und das erschreckt mich jetzt" oder "Meine Depression ist zwar weg, aber ich finde es so faszinierend, wie ich mich ändern kann, daß ich weiter machen möchte" oder "Eigentlich werde ich mit meinen Problemen ganz gut fertig, aber irgendwie glaube ich, ich kann hier lernen, intensiver zu leben" etc.

Gehen wir davon aus, daß Klienten dazu tendieren, die für sie jeweils in der Therapie gegebenen Entwicklungsmöglichkeiten auszuschöpfen, so bedeutet das, daß der Therapeut seine möglichen Erfahrungen von Klientenveränderung und -entwicklung durch sein therapeutisches Angebot selbst setzt.

Die therapeutische Orientierung an "technischen" Funktionswerten der Person im Modell der klassischen Persönlichkeit und nicht an Entwicklungsmöglichkeiten kann zu therapeutischen Positionen führen, in denen pauschal ganze Personengruppen mit wissenschaftlicher Argumentation in extremer Form qua therapeutische Maßnahmen primär auf Funktionieren im Verhaltensbereich reduziert werden:

Dafür typisch sind zwei Argumentationsbeispiele zu Überlegungen, inwiefern Therapieformen, die Selbstaktualisierungs- und Entwicklungstendenzen fördern, für Unterschichtspatienten nicht anwendbar sind:

1) Selbstaktualisierung sei erst dann möglich, wenn die Befriedigung von Grundbedürfnissen sichergestellt ist."Die Entwicklung der vollen Möglichkeiten jedes Individuums ist nur bei wirtschaftlichem Überschuß möglich". "Deshalb können diejenigen Teile von unserer Gesellschaft (noch können die meisten der Welt), die noch dürftig wohnen, essen, gekleidet sind und Subjekt unberechenbaren Verhaltens der Polizei sind, sich den Luxus der Selbst-Aktualisierung nicht leisten" (Übers. d. Verf., P. B. Bart, Ideologies and Utopias of Psychotherapy, in: P. M. Roman and H. M. Trice, The Sociology of Psychotherapy, Aronson, New York 1974, S. 34). Hier wird der Anspruch auf die Verwirklichung eines vitalen und grundlegenden menschlichen Antriebs sozial benachteiligten Gruppen einfach abgesprochen, indem dieser Antriebsbereich mit dem Etikett Luxus versehen wird. Wichtig ist, daß bei dieser Argumentation der Anspruch auf Selbstaktualisierung diskreditiert wird als Zusatzbedürfnis, das Grundbedürfnissen nachgeordnet wird. Von dieser Argumentation ist der Weg nicht mehr weit, wo ungefragt für die Unterschichten auch die Möglichkeiten zur Selbstverwirklichung mit der Zuordnung von Unfähigkeiten einfach rigoros eingeschränkt werden:
2) "Darüber hinaus dürften verhaltenstherapeutische Methoden und

Prinzipien für Unterschichtspatienten in besonderer Weise angezeigt sein" (J. Gleiss, R. Seidel, H. Abholz, Soziale Psychiatrie, Zur Ungleichheit in der psychiatrischen Versorgung, Fischer, Frankfurt 1973, S. 236).

Diese Autoren begründen ihre Schlußfolgerungen mit Argumenten wie:

- "Die Fähigkeit zur Kommunikation, wie sie in der Psychotherapie nötig ist, wird ebenfalls in den Unterschichten wenig ausgebildet" (S. 229)
- "Unterschichtspatienten neigen weniger dazu ein Thema konsequent zu verfolgen, da für sie mehr der Beziehungs- als der Inhaltsaspekt interessant ist" (S. 232) (Der konstruktive Ansatz, der im Beziehungsaspekt liegt, wird nicht gesehen.)
- "Die klient-zentrierte Gesprächspsychotherapie dürfte schichtenspezifisch begrenzt anwendbar sein, denn gerade die für die klient-zentrierte Gesprächspsychotherapie nötigen Fähigkeiten, nämlich Selbstbeobachtung und die Fähigkeit, diese Selbstbeobachtung verbal mitzuteilen, sind bei Unterschichtspatienten weniger gut ausgebildet". (S. 234)
- Fast identisch ist die Argumentation im Hinblick auf psychoanalytische Therapie, dort wird der Voraussetzungskatalog, um eine verbale Psychotherapie durchführen zu können, noch ergänzt durch: Fähigkeit, von einer anderen Person Hilfe bei psychischen Problemen anzunehmen. In allen drei Fähigkeiten sind Patienten aus der Unterschicht in der Regel weniger geübt." (S. 229) (Für Verhaltenstherapie gilt dies nicht: Verhaltenstherapie kann nach Meinung der Autoren auch ohne die Bereitschaft, Hilfe anzunehmen, ausgeübt werden.)

An diesen Beispielen wird der technische, funktionsbetonte Ansatz deutlich: Selbstentwicklung fördernde Therapie ist eine Frage von Fähigkeiten auf Seiten des Patienten, da diese, - dies ist der Grundansatz - in Unterschichten wenig ausgeprägt sind, gilt:

"Festzuhalten ist, daß der Therapeut bei der Behandlung von Unterschichtspatienten in anderer, mehr leitender und steuernder Weise auf die Gestaltung der Therapie Einfluß nehmen muß." (S. 232)

Das Plädoyer dieser Autoren für ein Schwergewicht von Nicht-Verbaler-Psychotherapie bei Unterschichtspatienten zeigt am deutlichsten die Konsequenzen des klassischen Personmodells: die Beschränkung auf ein technisches Funktionieren im Status Quo ohne Defekte und Störungen: oder die Sprachlosen werden mit wissenschaftlich verkleisterter Argumentation sprachlos gehalten. Förderndes Verstehen von Menschen, das therapeutisches Handeln motiviert, wird zur Farce, wenn die Ohnmacht der Hilflosen als Argument gegen sie gebraucht wird.

Die verurteilenden Wertesysteme der klassischen Persönlichkeit gelten offenbar jeweils für die Anderen (Ch. Hampden-Turner, Radical Man, Cambridge, Schenkman Books 1971).

Argumentationen wie diese zeigen deutlich Merkmale geschlossener Systeme; sowohl was therapeutische Techniken angeht als auch, was das mit gegebenen Techniken und Meinungen vorgefundene Verhalten von bestimmten Personengruppen betrifft, werden Schlußfolgerungen mit weitreichendem Endgültigkeitscharakter gezogen. Diese Argumentationen lassen sich aus dem Sicherheitsstreben und dem Bedürfnis nach Überschaubarkeit im Sinne des Modells klassische Persönlichkeit interpretieren, und sie deuten auf ein Interesse an der Festschreibung schichtspezifischer Unterschiede. So sind z.B. Kinder, die von den Autoren nicht auf bestimmte psychotherapeutische Methoden festgelegt werden, mindestens ebenso wie Unterschichtspatienten ungeübt in verbaler Kommunikation und konsequentem Durchhalten eines Themas. In bezug auf Kinder ist im Sinne des klassischen Modells Entwicklung und Veränderung wünschenswert und notwendig, hier ist sie selbstverständlich zugelassen, da sie das System weniger bedroht. Für Erwachsene wird viel mehr von einem Endzustand ausgegangen, der bei Mängeln Verbesserungen und Modellierungen im Detail erfordert, aber insgesamt als feststehend angesehen wird.

Demgegenüber verlangt unser Ansatz Verzicht auf abgeschlossene Lösungen, Kategorisierungen, Techniken. D.h. die Konsequenzen, die sich aus dem veränderungsorientierten Ansatz für das Verhalten des Therapeuten ergeben, beinhalten sowohl Absagen an systemschließende Beurteilungskriterien als auch Sensibilisierungen für Neuentwicklungen. Wir wollen im folgenden einige Aspekte veränderungsorientierter Ansätze im Verhalten des Therapeuten benennen.

Die Wahrnehmungen des Therapeuten von Klientenaussagen orientieren sich am nachvollziehbaren Bedeutungsgehalt von Gefühlsaussagen (meaning attribution im Sinne von Liebermann et al., M.A. Liebermann, J.D. Yalom, M.B. Miles, Encounter Groups: First Facts, Basic Books, New York 1973), darüber hinaus aber wird auf mögliche Indikatoren für Neues, Unbekanntes, Anderes geachtet. Klinische Signale werden als solche aufgenommen, verarbeitet und entsprechend reagiert. Gleichzeitig können dieselben Signale eigene Qualitäten haben, denen ein anderer als störungsbezogener Stellenwert zukommt: und zwar Qualitäten, die personspezifische Entwicklungsmöglichkeiten anzeigen, die bei ausschließlicher Orientierung an den Funktionsbeeinträchtigungen nicht aufgenommen werden können.

Eine adäquate Reaktion auf alle in einer Aussage anklingenden Gefühlsbereiche und Entwicklungsstrukturen ist nur selten verwirklichbar. Ein selektives Vorgehen im Erfassen ist meist unvermeidlich, es ist jeweils abhängig von den Vorstellungen, Erwartungen, Haltungen und vor allem Zielen des Therapeuten. Die Zielvorstellung "veränderungsorientierte Person" wird die Wahrnehmungen des Therapeuten in anderen und, wie wir meinen, konstruktiveren und produktiveren Richtungen sensibilisieren und zu entsprechender anderer selektiver Reaktion auf Gefühlsäußerungen führen, als bei der Zielsetzung klassische Persönlichkeit.

Der Therapeut nimmt Bedingungszusammenhänge und gefühlsbezogene Erlebnisbereiche auf mehreren Ebenen wahr. Seine Reaktionsform ist dabei offen und präzise zugleich und ermöglicht damit für

den Klienten wie Therapeuten gleichermaßen unbekannte Entwicklungen. Der Therapeut darf nicht tendenziell informationsreduzierend wirken, sondern muß im Sinne dieser Reaktionsform emotional-kognitive Differenzierungs- wie Integrationsprozesse fördern. Komplexe Informationsaufnahme und Verarbeitung sind Zeichen für hochentwickelte Selbstaktualisierungsprozesse (D. A. Wexler, Self-Actualization and Cognitive Processes, in: Journal of Consulting and Clinical Psychology, Vol. 42, N. 1, Feb. 1974). Daß es für beide, Therapeut wie Klient, zu unerwarteten Entwicklungen kommen kann, zeigt sich unter anderem auch darin, daß Klienten während einer Behandlung ihre Therapieziele ändern können.
Die therapeutische Orientierung in Richtung veränderungsorientierte Personentwicklung verlangt vom Therapeuten Einstellungen, Fähigkeiten und Methoden, die abweichen sowohl vom Selbstbild des Therapeuten als auch von den Erwartungen, die an ihn gestellt werden. Der Therapeut fördert veränderungsorientierte Personentwicklung, wenn er eine glaubwürdig suchende Grundhaltung vermittelt, wenn er den Erwartungsdruck, der auf seine Person gerichtet ist, versteht und klärt, aber nicht die von ihm geforderte Rolle annimmt (M. A. Liebermann, J. D. Yalom, M. B. Miles 1973).

Der Therapeut, der das klassische Personmodell in Frage stellt, darf keine Angst vor Ambiguität, vor Mehrdeutigkeiten haben, weil er sonst dem Klienten Selbstexploration über komplexes, mehrdimensionales, relativierendes Gefühlskommunizieren abschneidet. Voraussetzung für therapeutisches Handeln in unserem Modell ist eine grundlegende Bereitschaft, Wachstumsprozesse entfalten zu helfen; dies setzt radikale Bereitschaften voraus, eigene Positionen in Frage zu stellen, fordert z. B. eine kritische Position gegenüber wissenschaftlich begründeten Wertungen, Urteilen und Meinungen in bezug auf Verhaltens- und Entwicklungsnotwendigkeiten. Dies erscheint uns sowohl in allgemeiner Hinsicht als auch in bezug auf den konkreten Einzelfall notwendig.
Damit meinen wir die Absage an allgemeine, wertende Einstellungen wie, daß z. B. die Aufrechterhaltung einer Bindung höher zu bewerten ist als ihre Trennung, daß heterosexueller Verkehr anstrebenswerter sei als homosexueller, daß Angehörige der Unterschicht nur konkret denken können, daß extravertierte Neurotiker nicht behandlungsfähig seien und vieles andere mehr. Und ebenso glauben wir, daß der Therapeut auch im Einzelfall verzichten muß auf eine Urteilsbildung wie z. B., ob bestimmte Entscheidungen in bezug auf Bindundungen für die Einzelnen richtig oder falsch sind, ob es sich um eine "reife" Bindung handelt oder nicht etc.
Damit meinen wir nicht, daß diese Absage Beliebigkeit oder Neutralität oder Gleichgültigkeit gegenüber dem Klienten und seinen Entscheidungen beinhaltet, wir meinen hiermit nicht Haltungen wie "er wird es schon wissen" oder "er soll doch machen, was er will".
Wir denken vielmehr, daß diese radikale Absage zugunsten anderer,

konstruktiverer Einstellungen des Therapeuten notwendig ist. Und zwar: konzentriertes aber offenes Zentriertsein auf die Entwicklungsmöglichkeiten des betreffenden Klienten in einer bestimmten Beziehung, Situation, Gefühlslage. In der therapeutischen Situation bedeutet dies ein konsequentes Herausarbeiten der emotional orientierenden Mehrfachbedeutungen von Gefühlsstrukturen, Verhaltensweisen, von kognitivem Ordnungs- und Suchverhalten. In dieser Haltung konsequent zu sein, ist unter anderem deshalb wichtig, weil Klienten meist Orientierungshilfen erwarten. Klienten sind oft in einer Situation, in der sie entwicklungs- und veränderungsmotiviert sind, in der sie Neuorientierungen suchen. Wenn der Therapeut, wie es von ihm erwartet wird, die Suche nach Neuorientierung in eine bestimmte Richtung kanalisiert und damit beendet, wird der Klient um die konstruktiven Möglichkeiten, die mit in seinen Störungen liegen, betrogen. Er wird möglicherweise vom konstruktiv Suchenden umgepolt in eine funktionierende klassische Persönlichkeit.
Der Therapeut im Sinne unseres Modells entwickelt Wahrnehmungs-, Diskriminierungs- und Vermittlungsmöglichkeiten im Hinblick auf Entfaltungs- und Wachstumsprozesse, die bisher nicht Vorhandenes/ Wahrnehmbares anzeigen. Damit gewinnen Veränderungssignale, die von den Erwartungen des Therapeuten und seinen Konzepten abweichen, wesentlichen Stellenwert. Im klassischen therapeutischen Modell werden - zumindest tendenziell - Signale, die eigene Hypothesen bestätigen, aufgegriffen: Der Therapeut arbeitet darauf hin, daß seine Modelle von dem Klienten verifiziert werden.
Behandlungskonzepte wie "Aufarbeitung einer gestörten Entwicklung" oder angestrebte Nachreifung bedingen auf Seiten des Therapeuten Sensibilität für Störungen bzw. Entstörungen im Entwicklungsablauf, nicht aber für Neuentwicklungen. Das orientierende Schwergewicht des Therapeuten liegt im klassischen Modell im rekonstruierenden und weniger im veränderungsorientierten Bereich.
Im Sinne unseres Modells werden Emotionen, die dissonante Entwicklungen anzeigen, als ebenso wichtig angesehen wie Entwicklungen in Richtung Integration, Strukturbildung und anderes. Dissonantes Material hat damit nicht mehr ausschließlich den Stellenwert von Indizes für Störungen, sondern signalisiert Richtungsänderungen. Erwartete Verläufe der Therapie, d. h. Veränderungen der Person nach Maßgabe von diagnostisch ermittelten Wahrscheinlichkeiten, sind nicht mehr von vornherein höherwertig. Der unerwartete, überraschende Veränderungsprozeß ist keine Störung, sondern Signal für neue Möglichkeiten der Person.
Die diagnostische Bestätigung - technisch die Suche nach prinzipiell einwirkungsstabilen Meßinstrumenten oder aber nach nur strukturell diagnostizierenden Methoden - ist zumindest Hinweis auf den Wunsch nach Nicht-Vorhandensein von Veränderung. Für therapeutische Notwendigkeiten sind Instrumente, die meßtechnisch stabil, aber extrem sensibel für spezifisch induzierte Veränderungen sind, notwendig.

- Das Funktionsmodell der veränderungsorientierten Person beinhaltet eine therapeutische Position, die es nicht notwendig erscheinen läßt, inhaltliche Positionen (Psychoanalyse: Nachlernen von Inhalten) überzugewichten oder umgekehrt Funktionsabläufe überzugewichten (Verhaltenstherapie: Nachlernen spezifischer Funktionsabläufe bei inhaltlicher Beliebigkeit). Für die veränderungsorientierte Person ist Inhalt und Antrieb, Erlebnisqualität und Dynamik gleichwertig.
- Für das Therapeutenverhalten bedingt die Möglichkeit veränderungsorientierter Personentwicklung, daß die Lernsysteme des Therapeuten auf eine andere Informationsverarbeitungskapazität geschult werden müssen. Die Verhaltens- und Erfahrungsmodelle des Klienten ändern sich schneller und anders als die des Therapeuten mit festgelegter Zielorientierung, weil Lernvoraussetzungen und Lernbedingungen bei veränderungsorientierten Ansätzen des Klienten im Vergleich zu den Lernbedingungen des Therapeuten günstiger sind.
  Will der Therapeut seine Lernbedingungen verbessern, dann steht er zunächst vor der Aufgabe, auf Vorstellungen über Entwicklungsnotwendigkeiten des Klienten zu verzichten zugunsten einer radikalen Verpflichtung an vielfältige Entwicklungsmöglichkeiten des Klienten. Für alle Bedingungsstrukturen bei Klienten gibt es mehr als eine Entwicklungsmöglichkeit. Der Therapeut handelt mit dieser Position im Sinne des universellen Transformationsprinzips von T. Lock Land (T. Lock Land, Grow or Die, Random House, New York 1973). Diese Position besagt, daß Konstanzannahmen über Wachstumsprozesse, d. h. Fortschreibungsprognosen aufgrund der Bereitschaft lernender Systeme, Neuorientierungen permanent vornehmen zu können, unzutreffend sind.
  Damit ist keine Position des unverbindlichen Relativismus angestrebt (wie etwa zu Anfang der Entwicklung nicht-direktiver Psychotherapie), sondern eine Verpflichtung an das lernende System Klient anstelle einer Verpflichtung an entfremdete Theorien. Oder auch: eine Verpflichtung des Therapeuten, im Therapieprozeß sich selbst zu ändern und nicht einseitig als Veränderungsursache tätig zu werden.

KAPITEL II

Dynamisches Veränderungskonzept Intensität

Wir werden zunächst Merkmale von Intensität beschreiben. Dann werden die Konsequenzen der Dimension Intensität auf Erlebnisstrukturierungen und allgemeine Bedingungen für Intensität des Erlebens aufgewiesen.

Um die zentrale Bedeutsamkeit von Intensität in unserem Sinne für psychische Veränderungsprozesse bzw. Möglichkeiten zu verdeutlichen, soll dann aufgezeigt werden, welche Rolle Intensitätsstörungen, -verschiebungen, -mängel und -überhöhungen etc. bei psychischen Störungen spielen.

Daran anschließend wollen wir Intensität im psychotherapeutischen Prozeß betrachten. Hier wird dargestellt, welche therapeutischen Bedingungen konstruktive Intensitätsverwirklichungen ermöglichen.

A) Merkmale von Intensität

1. Beschreibung intensiven Erlebens

Intensität ist ein in unserem Sinne umfassend anzuwendender Begriff, mit dem zunächst eine bestimmte Art des Erlebens gekennzeichnet werden soll.

Das jeweilige intensive Erleben besitzt hohen Aktualitätscharakter und höchste Ausprägungsgrade der daran gebundenen Qualitäten. Intensives Erleben hat Gegenwartscharakter und ist nicht verwischt bis verwaschen durch relativierende vergangenheits- und zukunftsbezogene Qualitäten. Was wir mit höchsten Ausprägungsgraden meinen, läßt sich verdeutlichen durch Beschreibungen wie: typisch, eindeutig, prägnant etc. D. h. bei intensiven Erlebnissen werden spezifische Eigenschaften von Gefühlen, Wahrnehmungen, Gedanken etc. realisiert.

Weiter ist die Nicht-Gleichgültigkeit der Erfahrung ein Merkmal von Intensität: Intensives Erleben beinhaltet die Unmöglichkeit, sich zu distanzieren oder sich dem eigenen Erleben zu entziehen. Der jeweilige Erlebnisbereich wird durch hohe Intensität blockiert für intensitätsirrelevantes Ansprechen. So z. B. werden bei intensivem Erleben irrelevante Nebenreize wie z. B. Verkehrslärm etc. kaum wahrgenommen. Oder es wird bei konzentriertem intensivem Beschäftigtsein Müdigkeit, Hunger und dergleichen "einfach vergessen". Vorhanden sind dagegen sowohl sensorische Aktualisierung (Aufnahmebereitschaft) als auch motorische Aktualisierung (Handlungsbereitschaft) bei intensitätsrelevanten Signalen. Diese Aufnahme- und Handlungsbereitschaft bezieht sich vorwiegend auf den jeweiligen Bereich intensiven Erlebens. Bei intensiver Selbsterfahrung in therapeutischen Sitzungen werden z. B. vom Klienten sowohl die eigenen Gefühle als auch alle Äußerungen des Therapeuten in einem Höchstmaß an Differenziertheit wahrgenommen, wogegen für den Klienten unerhebliche Außenreize wie z. B. das Läuten des Telefons etc. kaum registriert werden.

Bei hoher Intensität ist so etwas wie "Lebendigkeit", "Erregung", "Bereitschaft" konstatierbar. Die einbezogenen Bereiche des Organismus sind entspannt, gelockert und konzentriert, in etwa den Modellen der Entspannung durch Konzentration vergleichbar (J. H. Schultz, Das Autogene Training, Thieme, Stuttgart 1953, 8. Aufl.; E. Herrigel, ZEN in der Kunst des Bogenschießens, Otto-Wilhelm-Barth, München 1956). Intensitätserlebnisse werden subjektiv erfahren, als ob die ganze Person bzw. der gesamte Organismus beteiligt sei. Die Störbarkeit ist vergleichsweise gering. Dies ist darauf zurückzuführen, daß intensives Erleben ausschließlich ist, daß bei Intensiverlebnissen keine gleichzeitigen Nebenerfahrungen oder -empfindungen gegeben sind.

2. Störende Stimmigkeitsbedingungen

Das heißt aber nicht, daß die Einbeziehung der ganzen Person/ Organismus real erforderlich sei, sondern, daß gerade dieser Anspruch nach ganzheitlichem bzw. einheitlichem Erleben hohe Ausprägungsgrade von Intensität verhindern kann.

Dabei kommt es im Grunde genommen nicht darauf an, ob ausgeglichene Intensitätsansprüche für alle Erlebnis/Funktionsbereiche gefordert werden (Prototyp: F. C. Thorne, Integrative Psychology, Clinical Psychology Publishing Company, Brandon 1967) oder Generalisierung von einem Erlebnisbereich auf alle (Prototyp: W. Reich, Die Funktion des Orgasmus, Kiepenheuer und Witsch, Köln 1969).

Inwiefern dieser Anspruch nach Einheitlichkeit bzw. Ganzheitlichkeit Intensitätserlebnisse verhindern kann, läßt sich an relativ alltäglichen Beispielen verdeutlichen:
die Haltung, einen Urlaub nur positiv erleben zu können, wenn das Wetter, das Hotel etc. entsprechend sind, oder sexuelle Erlebnisse nur haben zu können, wenn die Beziehung, die Stimmung, der Ort etc. erwartungsgemäß sind, oder ein gutes Essen nur genießen zu können, wenn es ästhetisch angerichtet ist, die Familie keinen Streit hat etc. Wie die Forderung nach Stimmigkeit des gesamten Umfeldes als Verhinderung eingesetzt werden kann, zeigt sich auch an relativ häufigen Verhaltensweisen bei Arbeitsstörungen. Um mit einer bestimmten Arbeit beginnen zu können, werden Vorbereitungen vorgeschaltet wie: das Zimmer aufräumen, den Schreibtisch aufräumen, Bleistifte spitzen, zur persönlichen Einstimmung Kaffee trinken etc. Hierbei erschöpft sich die Arbeitsmotivation jeweils in den Vorbereitungen, so daß die eigentliche geplante Arbeit nie begonnen wird.

An diesen Beispielen wird deutlich, daß der Anspruch an eine optimale, einheitliche Realisierung von Erlebnisqualitäten bzw. -bedingungen verhindernd wirkt. Je mehr Stimmigkeit gefordert wird, je mehr Bedingungen gestellt werden, um so seltener bis unmöglicher wird intensives Erleben. Werden Bedingungen gestellt, wird intensives Erleben gleichsam ewig vor sich hergeschoben und findet nur noch in der Phantasie statt, ein Phänomen, auf das wir im Zusammenhang mit Intensitätsstörungen noch näher eingehen werden.

Die Forderungen nach umfassender Stimmigkeit und Einheitlichkeit im Erleben wirken nicht intensitätssteigernd, sondern führen vielmehr zu Erlebnisreduzierung im Sinne der klassischen Persönlichkeit. Ein Katalog von bestimmten Requisiten für bestimmte Empfindungen macht das Erleben vorhersehbar und risikofrei. Erlebnismöglichkeiten an bestimmte Stimmigkeitsbedingungen zu binden läßt Erleben einheitlicher, starrer und seltener werden. Umgekehrt wird Erleben farbiger, vielfältiger und spezifischer je größer die Fähigkeit zum Ausgliedern des jeweiligen Erlebnisbereiches ist.

3. Bereichsspezifität und Erlebnislernen

Für hohe Intensitäten ist Bereichsspezifität gefordert: Intensität ist nicht nur Meßzahl, also Ausdruck für Ausprägungsgrade, sondern in erster Linie erlebnisspezifisch gebunden: das Erleben ist in seinen Qualitäten typischer, deutlicher, einmaliger, ausschließlicher, bedeutsamer - intensiver. Höchste Intensitätsgrade sind typischerweise auch bei monothematischen Erlebnissen häufig: wie z.B. bei sportlichen Extremleistungen oder sexuellen Erlebnissen.

Hohe Intensität im Erleben ist nicht notwendigerweise Hinweis auf seltene Höhepunkte oder Sondersituationen, sondern vielmehr umgekehrt ist mangelnde Intensität ein Hinweis auf eine erlebnismäßig eingeengte Situation: Die mangelnde Intensität signalisiert den defizienten Modus.

Wir meinen also nicht, daß sich aus dem Auftreten höchster Intensitätsgrade bei monothematischen Erlebnissen schließen läßt, daß die Bindung an ein Thema die einzige oder eine notwendige Bedingung für Intensität ist. Daß Intensitätserlebnisse hier besonders häufig und deutlich auftreten, ist mit darauf zurückzuführen, daß hier eine Intensitätsverhinderung durch die Forderung nach übergreifenden Stimmigkeitsbedingungen am wenigsten möglich ist. Hier wird Bereichsspezifität eher selbstverständlich akzeptiert.

Aus der inhaltlichen und strukturellen Bereichsspezifität von Intensitätserlebnissen ergibt sich auch: die Qualitäten funktionierender Bereiche (oder auch nicht funktionierender Bereiche) lassen sich nicht isomorph auf andere Bereiche übertragen, sondern es ergeben sich von einem Bereich zu anderen Bereichen Konsequenzen im Sinne eines Transformationsprinzips (G. T. Lock Land, Grow or Die, Random House, New York 1973).

Verdeutlichen läßt sich das Gesagte an den Versuchen, Intensiverfahrungen aus Encountergruppen ins Alltagsleben zu übertragen (Gerd Wartenberg: Kommunikationsseuche und Soziale Integration, Wirklichkeit und Wahrheit, 1/1974). Eine Direktübertragung des Verhaltens und der Erwartungen aus Encountergruppen in andere Lebensgruppen (Familie, Beruf etc.) kann zu destruktiven Erfahrungen führen. Verhaltensweisen, mit denen man sich in Encountergruppen einbringt und für die man mit Verständnis belohnt wird, können im Berufsleben als völlig unverständliche, distanzlose Aufdringlichkeit abgelehnt werden usw. Eine übersetzte Übertragung des Gelernten etwa im Sinne von: "Ich kann mich anders sehen und vermitteln, als ich bisher gedacht habe" oder "Ich habe viel mehr Erlebnismöglichkeiten" usw. ist aber sehr wohl möglich (vgl. dazu den journalistischen Erfahrungsbericht von J. Howard, Please Touch, McGraw Hill, New York 1970).

Auch Intensitätserlebnisse, wie sie im Therapieprozeß erfahren werden, können nicht identisch in anderen Situationen herbeigeführt werden, aber die Erfahrung, daß aktuelles intensives Erleben erweiternde und verändernde Wirkung hat, kann dazu führen, daß auch in anderen Situationen mehr Aktualität/Intensität gesucht wird.

Erlebnislernen in diesem Sinne heißt Motivation von einem Bereich in andere zu übernehmen und damit bessere Erlebnisbedingungen schaffen. An die Stelle passiver Erwartungen nach bereichsübergreifenden Intensitätserfahrungen tritt aktives Erlebnislernen mit Umstrukturierungen von intensitätsarmen Bereichen in Richtung intensiven Erlebens.

4. Peak Experiences ("Gipfelerfahrungen")

Welche Erlebnisqualitäten hohe Intensität aufweisen, beschreibt A. Maslow (Lit.: Maslow: Toward a psychology of being, Van Nostrand, Princeton 1962). Für ihn sind "Peak Experiences" Erlebnisse, die höchste Intensität aufweisen und Schlüsselfunktion für die Erfüllung von Wachstums-Motiven besitzen, während Mangel-Motivationen im Sinne von physischer und psychischer Lebenssicherung den Modellen einfacher Bedürfnisbefriedigung folgen. Peak Experiences sind als Grenzerfahrungen Erfahrungen, die Erlebnisräume ausweiten. Es sind seltene Sonderereignisse, die in sich eine Dynamik nach Wiederholung, Ausweitung und Übertragung ausweisen. Unser Konzept der Intensität umfaßt Peak-Experiences mit, wir glauben aber, daß hohe Intensität nicht notwendigerweise an seltene Sondererfahrungen gebunden sein muß. Wir teilen allerdings die Auffassung von Maslow, daß hohe Intensität Motivationen in Richtung der Erzeugbarkeit von Intensitätsqualitäten entstehen läßt.

Da Intensität im Erleben stark positiv ist, werden häufig die spezifischen, inhaltlichen Qualitäten des Erlebens bzw. die Bedeutungszusammenhänge, in denen das Erleben steht, durch die hohe Intensität überdeckt. So z. B. sind bei Kriegs-, Krankheits-, Katastrophenzuständen Angstgefühle, Schmerz etc. ausgesprochen intensiv. Obgleich das Erleben selber hier als negativ empfunden und bewertet wird, wird die Intensität positiv gesehen. Hieraus erklärt sich zum Teil die ausgesprochene Begeisterung in der Erinnerung an negative Intensitätserlebnisse.

In ähnlicher Weise lassen sich häufige Erfahrungen von Wohngemeinschaften interpretieren. Auch hier werden oft zu Beginn Stimmigkeitsbedingungen gefordert, die unerfüllbar sind, so daß die Wohngemeinschaft schließlich scheitert und aufgelöst wird. Durch den in diesen Fällen hohen Konfliktdruck und trotz vieler negativer Erfahrungen leistet die Wohngemeinschaft Intensitätserlebnisse, die häufig erst nach der Auflösung realisiert werden. Die Erfahrung intensiver Gefühle der Zusammengehörigkeit oder auch von intensiven spezifischen Beziehungen wird so positiv erlebt, daß sie zu einer hohen Motivation in bezug auf Zusammenleben führt, und sie bedingt häufig, daß die Mitglieder sich wohlbegründet nicht zurück zum Alleinwohnen orientieren, sondern neue Wohnformen suchen.

5. Ablaufsdynamik und Kompetenz-Erfahrung

Hohe Intensitäten in unserem Sinne lassen sich vom Erleben her weiter kennzeichnen durch:

- Körperliche Erregung bis hin zu vegetativen Dysfunktionen
- Gefühle der Anschaulichkeit, der Sinnlichkeit bis hin zu Aufdringlichkeit, Ausgeliefertsein
- Persönliches Beteiligt- und Betroffensein, Einbezogensein bis hin zur Selbstaufgabe
- Hochgefühl, Sicherheit, Stärke bis hin zum Gefühl der Unangreifbarkeit
- Da-sein, Platzeinnehmen, Vorhandensein bis hin zum Identitätsüberanspruch

Zwei Dimensionen werden hier deutlich:

Zum einen: Die Ablaufsdynamik intensiver Erfahrungen/Erlebnisse erinnert in der Zielgerichtetheit, in der spezifischen Erregtheit/Gespanntheit, in der variablen Orientierung, im "Fühlen" der Qualitäten an quasi biologische Prozesse. Und zwar nicht an genetisch kodiertes Instinktverhalten mit hierarchischem Erfüllungsablauf, sondern an extrem variables, vieldimensionales, modifizierbares, unvorhersehbares Verhalten wie z.B. Jagdverhalten (M.W.Fox, Behaviour of Wolves, Dogs and Related Canids, Jonathan Cape, London 1971), soziales Innovationsverhalten (H.O.Box, Organisation in Animal Communities, Butterworth, London 1973) u.a.

Beim Verhalten von Jagdhunden z.B. wird deutlich, daß die Motivation jeweils in der Tätigkeit des Suchens, Aufspürens, Verfolgens etc. liegt, d.h. der Jagdhund sucht nicht, um schließlich zu verfolgen und verfolgt nicht, um schließlich Beute zu machen, sondern er erlebt jeweils unabhängige psychophysische Höhepunkte. Die jagdliche Erregung und die Tätigkeit des Jagens ist das Ziel, nicht ein antizipierter Effekt oder Erfolg.

Kennzeichnend ist die Intensität des Tuns, das sichtbare Verwikkeltsein ohne externale Notwendigkeiten.

Zum anderen: Auf die eigene Person gerichtete Qualitäten gehen in Richtung Kompetenz-Erfahrung, dem Gefühl, zuständig zu sein, ohne abhängig zu sein oder Abhängigkeit zu schaffen (K.J.Gergen, The concept of self, Holt, Rinehart and Winston, New York 1971, D.A.Hamburg, G.V.Coehlo, J.E.Adams, Coping and Adaptation: Steps towards a Synthesis of Biological and Social Perspectives, in: Hamburg, Coehlo, Adams, Coping and Adaptation, Basic Books, New York 1974)

Kompetenz-Erfahrungen in unserem Sinne lassen sich unterteilen in eher aktionsbezogene und eher gefühls- bzw. erkenntnisbezogene Intensitätserlebnisse.

Aktionsbezogene Kompetenzerfahrungen lassen sich kennzeichnen durch eine Art Hochgefühl des Könnens, Schaffens oder Bewirkens. Erfahrungen, in denen man sich nicht der Situation ausgeliefert oder durch die Situation bestimmt empfindet, sondern vielmehr sich selbst als Akteur erlebt, als die Situation im Zusammenhang der situativen und persönlichen Anforderungen beherrschend. Die persönlichen Einwirkungsmöglichkeiten in dem betreffenden Bereich werden unmittelbar empfunden und verwirklicht. Das Gefühl für die Einwirkungsmöglichkeiten ist dabei im Bewußtsein aktuell, direkt, eindeutig und selbstverständlich. Motivation und Engagement sind gegenwarts- und sachbezogen und nicht überlagert und eingenebelt durch die Vorbeschäftigung mit überhöhten Erfolgsträumen oder Versagungsängsten.

Kompetenz-Erfahrungen in unserem Sinne können augenblicksbezogen oder überdauernd sein, aber sie sind jeweils bereichs- bzw. situationsspezifisch. Verdeutlichen läßt sich das Gemeinte am Beispiel der Auflösung von Arbeitsstörungen: der Durchbruch "ich kann die Arbeit bewältigen, ich sehe auf einmal klar" bedingt ein plötzliches intensives Hochgefühl; die Kompetenz-Erfahrung "ich halte selbstverständlich und ohne jeweils neuen Kampf durch" führt zu einer eher überdauernden Intensitätserfahrung.

Die Möglichkeit von Kompetenz-Erfahrung mit Intensitätsqualität und der Befriedigung bis Euphorie des Könnens reicht von eher alltäglichen Bereichen wie Autofahren, Skifahren, Klavierspielen, Schreibmaschineschreiben etc. bis zu Sondersituationen, in denen unerwartetes persönliches Können oder auch völlig neue Durchsetzungs- und Einwirkungsmöglichkeiten entdeckt werden. So z.B. wenn ein Mensch, der sich gemeinhin eher schüchtern und hilflos fühlt, bei einer öffentlichen Diskussion ein so starkes Engagement entwickelt, daß er "keine Zeit zum Fürchten" hat und angstfrei seine Überzeugung äußern kann und damit etwas bewirkt. Ähnlich kann auch die Beteiligung bei Demonstrationen oder Bürgerinitiativen zu neuen intensiven Kompetenz-Erfahrungen führen.

6. Emotionale Identitätserfahrung

Kompetenz-Erfahrungen mit Intensitätsqualitäten können in Richtung Veränderung und Erweiterung des Selbstbildes wirksam werden.

Veränderungs- bzw. Erweiterungsmöglichkeiten werden noch deutlicher im Bereich gefühls- und erkenntnisbezogener Identitätserlebnisse. Im Gefühlsbereich und noch deutlicher bei sozial bezogenen Gefühlsäußerungen gibt es Intensitätserlebnisse mit der erlebten Qualität der Echtheit, des "ich bin es", der emotionalen Identität.

Emotionale Identitätserfahrung meint ein erlebtes Übereinstimmen mit sich selbst, bei dem das jeweilige Fühlen als unmittelbar zu sich gehörig, als echt und eigen empfunden wird. Dies ist ein Fühlen, bei dem, wie ausgegliedert und spezifisch auch immer, aktuell intensive Selbsterfahrung stattfindet.

Intensive emotionale Identitätserfahrungen werden durch die Resonanz von Bezugspersonen erleichtert (C.R. Rogers, Becoming Partners,

Constable, London 1973). So ist die große Anziehungskraft der Encounterbewegung nicht zuletzt darauf zurückzuführen, daß hier derartige Erfahrungen besonders häufig und gesteigert herstellbar sind (M.A. Lieberman, J.D. Yalom, M.B. Miles, Encounter-Groups: First Facts, Basic Books, New York 1973; C.R. Rogers, Carl Rogers on Encounter Groups, Harper and Row, New York 1970).

Durch persönliche Gefühlsäußerungen vor anderen wird die jeweilige Erfahrung intensiver, deutlicher und wirklicher. Ähnliches gilt für den therapeutischen Prozeß. Mit den Worten einer Klientin: "Es ist eigenartig, wenn ich hier Dinge ausspreche, die ich eigentlich schon oft gedacht habe, ist es trotzdem ganz anders. Ich empfinde das trotzdem viel stärker und ganz neu irgendwie als meines, und irgendwas ändert sich dann auch dabei." Die Beziehung zum anderen ist hierbei gleichsam das Vehikel für die Beziehung zum eigenen Gefühl.

Wir glauben, daß intensive, emotionale Identitätserfahrungen zwar vorwiegend in konstruktiven Beziehungen erlebt werden und durch solche auch gesteigert und erleichtert werden können, aber nicht grundsätzlich davon abhängig sind.

Emotionale Identität ist eben dadurch mitbestimmt, daß es sich nicht nur um eine Identitätserfahrung in bezug zu anderen Personen, zu sozialen, ethnischen etc. Gruppen handelt, sondern auch um die Erfahrung eines persönlichen Mittelpunktgefühls, die Erfahrung dessen, was einen sozusagen ausmacht. Mit anderen Worten: die jeweils spezifischen, gefühlszentrierten, intensiven Kompetenz-Erfahrungen bilden den Prozeß der Selbsterfahrung der Persönlichkeit.

Identität bedeutet im Bereich hoher Intensitätserfahrung (also nicht generalisiert) offenbar, selbstverständlich, ungefragt, unvermittelt erleben zu können und damit auch die Möglichkeit, erlebnisbegründende Erfahrungs- und Beziehungssysteme zu relativieren. Dies bedeutet im Ansatz, Orientierungspositionen für sich selbst zu finden: die Möglichkeit, zwischen dem eigenen Erleben, zwischen sich als persönlichem Mittelpunkt einerseits und person/situationsgebundenen Gegebenheiten andererseits zu differenzieren, ohne sich gefühlsmäßig zu entziehen.

Die Erlebnisqualität Intensität begründet, daß das eigene Erleben zentral ist, direkt zur Kenntnis genommen wird, daß es von daher auf jeden Fall als "Tatsache" akzeptiert ist, so daß ein eigenbewertender Umgang mit dem eigenen Erleben möglich ist. Dabei können Gefühle reflektiert werden, ohne sie zu reduzieren, ohne die Emotionalität bzw. Unmittelbarkeit und Spontaneität zu zerstören. Intensität erlaubt es, die Gefühle auf der Gefühlsebene zu reflektieren, und sie nicht von einer anderen Abstraktionsebene distanziert zu betrachten, und sie eben damit aufzulösen.

Kompetenz-Erfahrung, Intensitätserleben für die eigenen Gefühle, Erkenntnisse und Aktionsmöglichkeiten reduzieren Distanz zum eigenen Erleben und schaffen gleichzeitig Distanz: Unabhängigkeit zum situativen Umfeld sowie zu den Hintergrundsbedingungen. Hierbei meinen wir nicht ein Absorbiertsein vom eigenen Erleben mit Kontaktverlust zur Umwelt, sondern vielmehr eine Distanzverschiebung, bei der weder ein ausgeliefertes Verstricktsein in das eigene Erleben noch ein Ausgeliefertsein an Umweltsituationen bzw. Personen gegeben ist. Reduzierung der Distanz zu sich selbst kann dazu führen, daß die Umwelt klarer und eindeutiger wahrgenommen wird als eigene Umwelt, zu der man sich spezifisch verhalten kann.

7. Intensität und Tiefe von Personveränderung

Kompetenz-Erfahrung, die verbunden ist mit quasi-biologischer Ablaufsdynamik, ist wesentlich für die durch Intensität gegebenen Veränderungsmöglichkeiten. Kompetenz schafft Distanz von externalen wie internal-normorientierten Bezugssystemen. Bio-Abläufe sind mit Motivationsstärken verbunden, die für Veränderung notwendige Personenfreiräume temporär herstellen können. Im Sinne des Modells der veränderungsorientierten Person bedeutet dies: aktuell, im Geschehen Unabhängigkeiten zu schaffen, veränderungsorientierte Funktions-/Inhaltsbereiche zu bilden, ohne einen Zusammenbruch zu riskieren.

Der Zugang zur eigentlichen Person, zum Kern, zur Tiefe der Person ist in praktisch allen Personmodellen und vielen psychotherapeutisch zentrierten Personmodellen meist direkt historisch oder indirekt historisch gedacht. Der Kern, das Eigentliche, das dynamisch Relevante, die Tiefen-Person ist dabei definiert durch frühe Erfahrungen; zeitlich spätere Erfahrungen werden in ihrer Bedeutung als jeweils abgeleitet verstanden. Das diesem Denken zugrundeliegende Postulat des Primats früherer Erfahrungen beruht auf einer Gleichsetzung von zeitlich bestimmten Entwicklungsabläufen mit, wie wir meinen, nach dynamischer Relevanz zu gewichtenden Erlebnis-Verarbeitungs- und Funktionsbereichen der Person. Tiefe der Person wird aufgrund dieses Postulats nicht als Folge, sondern als Ursache dynamischer Prozesse verstanden. Konsequenterweise werden Orientierungen, die aktuelle Prozesse resp. die aktuelle Bedeutung früher Erfahrungen für veränderungsnotwendig halten (Bsp. Klientenzentrierte Therapie, Bsp. Verhaltenstherapie), aus tiefenpsychologischer Sicht meist als nur die "Oberfläche", nicht das "Eigentliche" betreffend, oder auch als "zudeckende" Verfahren despektiert. Wir meinen, daß "Tiefe" im Sinne einer tragfähigen Dimension für Veränderungsprozesse bezogen werden sollte eher auf die Qualität des Erlebens und nicht primär auf geronnene historische Strukturen, die eben in dieser Eigenschaft undynamisch geworden sind.

Speisman (J. C. Speisman, Depth of Interpretation and Verbal Resistance in Psychotherapy, Journal of Consulting Psychology 1959, 23, 93-99) prüfte systematisch den Effekt von sogenannter "tiefer Interpretation" (gemessen mit der Depth of Interpretation Scale von Harvey, Dittmann, Rausch, Bordin und Rigler; ein wesentliches konstituierendes Moment dieser Skala ist die Zeitbezogenheit: Interpretationen, die sich auf die Kindheit beziehen, werden als "tief" eingestuft. Lit.: D. J. Kiesler, The Process of Psychotherapy, Empirical Foundations and Systems of Analysis, Aldine, Chicago 1973) bei Therapeuten verschiedener Orientierung auf nachfolgende Klientenäußerung. "Tiefe Interpretationen" in diesem Sinne reduzierten das Ausmaß an Selbstexploration, die Zurücknahme "tiefer Interpretationen" erhöhte die Selbstexploration. Der These, daß Tiefe im therapeutischen Prozeß notwendigerweise historisch definiert werden muß, liegt ein strukturalistischer Modellansatz zugrunde, der allgemeine Entwicklungsstrukturen vor persönlich bedeutungsvolle Erlebnisstrukturen stellt.

Nicht ohne Grund beziehen sich therapeutische Verfahren, die merkbare und persönlich bedeutungsvolle Veränderungen anstreben, auf aktuell herzustellende Tiefenbeziehungen. Die Primal Therapie z.B. arbeitet mit aktueller Intensität (A. Janov, Der Urschrei, Fischer 1973). Es erscheint allerdings therapeutisch fragwürdig, hohe Intensitäten zum Teil durch Dominanz-Unterwerfungs-Arrangements herzustellen, wie dies Janov tut: "Am Tage seiner Behandlung wurde er in einem Hotelzimmer isoliert und durfte das Zimmer bis zur Stunde seiner Behandlung nicht mehr verlassen. Er durfte sich mit nichts beschäftigen, was ihn ablenken könnte, solange er im Hotel war. Diese Isolierung soll die inneren Widerstände des Patienten vernichten und seine Angst steigern". Text zum Film: The Inner Revolution, psypol-reprint 1, Bremen o. J.

In der Richtung aktuell herzustellender Tiefenbeziehungen liegen auch die Bemühungen von Eugene Gendlin, im Experiencing-Prozeß hohe Intensitäten herzustellen. Das Konzept des Experiencing, des körpernahen, konkreten, unmittelbaren, intensiven Erfahrens und Erlebens signifikanter Gefühle, Aktionen der Verfügbarkeit über die eigenen Selbstkonzepte, der freien Bewegung innerhalb der eigenen Bezugsrahmen, zielt auf den Zugang zu tiefen Personstrukturen (E. T. Gendlin, Experiencing and the Creation of Meaning. The Free Press of Glencoe, New York 1962). Das meßtechnische Konzept zur Erfassung von Experiencing basiert konsequenterweise auf der Einstufung des Grades der persönlichen Bedeutsamkeit des Erlebens (M. H. Klein, P. L. Mathieu, E. T. Gendlin and D. J. Kiesler, The Experiencing Scale, Wisconsin Psychiatric Institute, Madison 1969; W. M. Pfeiffer, Zur Erfassung des therapeutischen Prozesses mit Hilfe komplexer Skalen, in: Die klientenzentrierte Gesprächspsychotherapie, Hrsg. Gesellschaft für wissenschaftliche Gesprächspsychotherapie, Kindler, München 1975).

Daß sogenannte historisch definierte tiefere Bereiche personrelevant sind, hängt unseres Erachtens damit zusammen, daß offenbar Erlebnisprozesse, die zeitlich in frühen Entwicklungsphasen liegen, hohe Intensitätsgrade aufweisen. Das Primat des zeitlich früheren ist nicht ausschließlich in der Zeitfolge begründet. Für Personmodelle, die Veränderung beinhalten, ist es wohl wesentlich, davon zu sprechen, daß Prozesse hoher Intensitäten Erlebnisse stark strukturieren und sie damit neben ihrer dynamischen Relevanz auch speicherfähiger machen.

Wir werden in den Kapiteln D (Intensitätsstörungen) und E (Bedeutung von Intensität für Psychotherapie) unseren Ansatz zur Verwirklichung von hohen Intensitäten im psychotherapeutischen Prozeß darstellen. Dabei wird deutlich werden, daß grundlegende Personenveränderungen, d. h. auch die "Tiefe" der Person umstrukturierende Veränderungen, nicht im Prinzip und ausschließlich historisierend-analytisch ausgelöst werden müssen.

B) Intensität als Strukturierungsfunktion

8. Intensität und Erlebnismarkierungen

Intensität ist nicht nur eine spezifische Qualität von Erlebnissen, Erfolgen, Erwartungen, Wünschen, sondern strukturiert gleichzeitig durch eben diese Erlebnismarkierung die Erfahrung. Diese Bestimmung eines funktionalen Strukturfaktors (im Sinne von Piaget: Struktur als dynamische Funktion und nicht als vorgeschaltete Ordnungsbestimmung wie bei den Strukturalisten) hängt mit der Möglichkeit, Erlebnisse zu markieren, zusammen. Die Markierung erfolgt nicht zusätzlich zum Erleben, sie ist qualitativer Bestandteil des Erlebnisses: hohe Intensität heißt typische, prägnante, ideale bedeutungsvolle Erfahrungen, Beziehungen etc.

Intensitätserlebnisse strukturieren das Erleben in dem Sinne, daß sie die persönliche Vergangenheit lebendig, prozeßhaft erfahrbar machen (vgl. dazu: J. Petersen, A Conversation with Frank Waters, Lessons from the Indian soul, Psychology today, May 1973). Im Zusammenhang mit Intensitätsstörungen werden wir noch näher darauf eingehen, wie Intensitätsmängel bewirken können, daß sich Personen als vergangenheitslos erleben.

Hohe Intensität bedeutet Zeitausdehnung und steht gewissermaßen quer zum Zeitablauf. Hohe Intensität gibt der Zeit räumliche Qualitäten, geringe Intensität führt zu Strukturverlust, zu räumlich unausgedehntem Zeitablauf. Gegenwärtige, aktuelle Prozesse gewinnen Gewicht durch das Ausmaß realisierter Intensität.

Die Qualifikation von Strukturgebung ist ein weiteres Merkmal, das Intensität zum dynamischen Veränderungsfaktor macht. Hohe Intensitäten wirken durch ihren Strukturdruck auf vorhandene Strukturen ein und führen zu Strukturveränderungen (in Richtung den aktuellen Erlebnisqualitäten entsprechender Strukturen).

Zur Verdeutlichung der Bedeutung von Intensität als Faktor, der zeitlichen Verläufen räumliche und damit erlebnisbedeutsame Qualitäten gibt, einige Überlegungen, am Beispiel eines zentralen Zeit-Erlebnisbezugspunktes: Am Jahr 2000.

9. Der Mythos vom Jahr 2000

Die Zeitmarkierung 2000 n. Chr. hat Qualitäten analog dem Mythos 0 der Zeitrechnung. Der gegenwärtige Aktions- und Erlebnisraum ist wesentlich mitbestimmt durch das Jahr 2000. Es besteht ein erlebter Zwang (Wohl)-Verhalten im Sinne dieser Zeitprojektion zu zeigen (C. S. Wallia Hrsg. Toward Century 21, Basic Books, New York 1970). Das Jahr 2000 ist ein Mythos, der den gegenwärtigen Erlebnisraum in den

Sog des Bezugssystems Zeit zwingt. Die ausgedehnte Gegenwart wird umorientiert und umgewertet im Sinne des Mythos 2000. Der Mythos 2000 zieht von der Gegenwart Intensität ab, indem er ständige Relativierungen in seinem Sinne abfordert. Der Mythos 2000 n. Chr. täuscht einen zu erstrebenden Zeitpunkt vor - durch die Projektion eines zu erwartenden Zeitstillstandes (R. B. Laing, Das Selbst und die Anderen. Kiepenheuer und Witsch, Köln 1973) und durch den dadurch nahegelegten Verzicht die Zwischenzeit zu strukturieren (L. W. Doob: Patterning of time, Yale University Press, New Haven 1971). Tendenziell bedeutet dies im Bereich des Informationsaustausches,

- daß vergangenheitsorientierte Nachrichten abnehmen resp. modische Qualitäten erhalten,
- daß bei gegenwartsbezogenen Nachrichten punktuelle Information zunimmt und strukturlose Information dominiert,
- daß zukunftsbezogene Nachrichten zunehmen, mit einer Einengung auf einen Bezugspunkt: 2000 n. Chr.

Daraus ergibt sich: Qualitäten der Ausdehnung, des unmittelbaren, unvermittelten Erlebnisses werden zugunsten mittelbaren Erlebens verdrängt. Mittelbare Erlebensformen entsprechen Kategorien wie Vorwegnahme, Planung, Abwertung, Kontrolle, Endstadium, Spannung, Belastung, externe Steuerung etc.

Damit verbunden: Verarmung von erlebten, ausgedehnten Inhalten; Einschränkung räumlicher gegenwartsbezogener Nutzung.

Überschaubarkeit und Kontrolle besetzen unkontrollierten "Spielraum", "Aktionsraum", "Erlebnisraum".

Der Mythos 2000 n.Chr. führt generell dazu, daß primär Ereignisse (in ihrer Wertigkeit bestimmt durch Bedeutung für 2000 n. Chr.) - technisch - wissenschaftliche Dynamik, Bevölkerungsstrukturierung, Nachrichten etc. - das Zeittempo bestimmen und nicht die Qualität der Erlebnisse. Manpower, gesellschaftliche Strukturierungen, technologischer Standard, Planungskapazitäten etc. werden gemessen an ihrer Effizienz, 2000 n. Chr. vorwegzuproduzieren.

Das heißt umgekehrt: nicht möglicherweise noch unbekannte Inhalte strukturieren und bestimmen das Zeittempo und Zeitgerüst, sondern die Angemessenheit der Ereignisse im Hinblick auf den ubiquitären Maßstab 2000 n. Chr.

Das Datum ist, bevor es Ereignis- und erlebnismäßig gefüllt werden kann, historisches Datum geworden. Die Zufälligkeit der Zahl macht Historie: Die Bereitschaft zur Orientierung an der formalen Qualität läßt die Mythenbildung zu.

Die Intensitätslosigkeit wird u. a. geschaffen durch die Dominanz eines Mythos, der durch nichts legitimierbar ist. Die Struktur eines vorgegaukelten Riesenereignisses nivelliert und entwertet den Dazwischenbereich.

Der Mythos 2000 mit seinem unausweichlichen Vorhandensein produziert Scheinaktivitäten, Scheinereignisse, Scheininformationen, die ohne diesen Mythos sinnlos sind. Durch intellektuelle Ausweichmanöver versucht der eine oder andere den Mythos zu unterlaufen (Daniel Bell: The Coming of Post-Industrial Society, Basic Books New York 1973 : Das gesellschaftliche 2000 ist schon jetzt realisiert). Die Hoffnung auf Sicherung von Ewigkeit, d.h. Entwertung von Zeit (R.D. Laing: Das Selbst und die Anderen, Kiepenheuer und Witsch, Köln 1973) verschafft dem Mythos 2000 seinen Bestand. Der dadurch erzeugten Vernichtung von Gegenwart (Markenartikeltechnisch: Obsolescence) kann nur durch Intensitätserlebnisse eigener Dynamik und Qualität etwas entgegen - richtiger im Sinne des veränderungsorientierten Modells - daneben gesetzt werden. Der Mythos 2000 verhindert auf Verbesserung gerichtete Veränderungen in allen Lebensbereichen. Der Mythos 2000 ist in sich eine konservative Zielprojektion: Ein Superziel belegt alle Zwischenziele und interpretiert sie als Wege zum Superziel. Autonome, erreichbare, erlebbare Ziele werden erschwert. Veränderungsmotivation ist blockiert durch das Versprechen der totalen Veränderung: 2000 n.Chr.

C) Bedingungen, unter denen Intensität des Erlebens auftritt

10. Mehrfachinformation und Mehrfachaktion

Mehrfachinformation und Mehrfachaktion bedingen höhere Intensitätsgrade als Einfachinformation und -aktion. Daß Einfachinformationen und -aktionen intensitätsärmer verlaufen, hängt zusammen mit einer psychophysiologischen Reaktionseigenart der Person: der Adaptationsfähigkeit (H. Helson: Adaptation-Level Theory, Harper and Row, New York 1964):

Adaptation ist am anschaulichsten deutlich im Wahrnehmungsbereich: Helligkeitsunterschiede, Geräusche, Gerüche, Temperaturen etc. werden bei ihrem Auftreten deutlich registriert, aber bald folgt eine Gewöhnung, und die entsprechenden Reize treten erlebnismäßig in den Hintergrund; wahrgenommen wird erst wieder ihre Veränderung, d. h. jeder neu auftretende Reiz wird zunächst intensiv wahrgenommen, um dann aber rasch abzuflachen bis zur vollständigen erlebnismäßigen Nivellierung.

Je nach Sinnesgebiet, Verarbeitungsbereich (kognitiver Bereich, Emotionsbereich, Affektbereich etc.) und Handlungsdimension (i. e. S. motorische Aktivität, verbale Aktivität, Planungsaktivitäten etc.) mehr oder weniger schnell sucht der Organismus sich auf ein mittleres Niveau einzupendeln.

Ist der betreffende Reiz zu stark, kommt es zur Schutzreaktion. So kommt es z. B. bei übergroßer Helligkeit nicht zur Adaptation, sondern das Lid schließt sich, oder an einem anderen Beispiel verdeutlicht: bis zu einem gewissen Grade ist es möglich, sich an übergroße Arbeitsbelastung zu gewöhnen, wird aber die gleichartige Belastung zu groß, wird keine Adaptation mehr geleistet, sondern es kommt zum Zusammenbruch. Systemzusammenbruch kann sowohl durch hohe Intensitäten von Einzelreizen als auch durch ständige Wiederholung von Einfachinformation eintreten.

Wie sehr wiederholte Einfachinformationen die Aufnahme und Erlebnisfähigkeit bis zum völligen Blockiertsein reduzieren kann, läßt sich z. B. in quälenden Lernsituationen beobachten. Versucht man, einem Kind ein und denselben Lerninhalt auf immer gleiche Art einzuhämmern, so wird es über kurz oder lang immer unfähiger, verwirrter und psychisch labiler. In diesem Sinne sind auch die erfolglosen bis destruktiven Bemühungen zwischen Müttern und lese- und rechtschreibeschwachen Kindern zu begreifen.

Bei Mehrfachinformationen etwa, verwirklicht durch Mehrkanalinformation (zum Nachrichtentransport werden mehrere Sinnesfunktionen bzw. Reaktionsbereiche angesprochen), besteht für den Organismus nicht mehr die Möglichkeit von Adaptationsprozessen. Die Informationen können zu intensiveren Erlebnissen führen, ohne daß ein Systemzusammenbruch riskiert wird. Im Bereich des Lernens wird dem Prinzip der Mehrfachinformation in der neueren Didaktik Rechnung getragen. Hier gilt es als erwiesen, daß es erfolgversprechender ist, Lerninhalte über verschiedene Sinneskanäle (audio-visuelle Darbietung, persönlicher Umgang mit dem Material etc.) und in verschiedenen Bezügen darzubieten, als sie durch rein quantitative Wiederholung zu verfestigen (F. Vester, Denken, Lernen, Vergessen, Deutsche Verlagsanstalt, Stuttgart 1975).

Mehrfachinformation erlaubt somit höhere Auslastungsgrade der Person, wobei die Erlebnisqualitäten sich steigern können, ohne Gefahr für die Wahrnehmungs-/Erlebnis-/Handlungssysteme. Beispiele für Mehrfachinformation:
Interesse für Kinder - eigene Kinder haben - Bücher über Kinder lesen - Kinderladenaktivitäten entfalten; oder Interesse für Sport haben - aktiv Sport treiben - eine Sportzeitung abonnieren - Sportereignisse im Fernsehen mitmachen; oder sexuelle Interessen - viel sexuelle Aktivitäten - Pornographie - gerne über Sexualität sprechen.

Dieses Modell entspricht weder dem klassischen S-R Modell (Triebspannung - Stimulus - Reaktion - Entspannung) noch dem "gesunden" Menschenverstand: "Wer darüber redet, hat's nötig".

Im klassischen S-R Modell wird unausgesprochen von Einfachinformation, -aktion bzw. von eindimensionaler Triebbefriedigung ausgegangen. Am Einfachstbeispiel dargestellt: der hungrige Organismus trifft auf Nahrung, ißt und ist dann satt, so daß ihn der Anblick von Nahrung nicht mehr reizen kann. Selbst für die Befriedigung "einfacher" Triebbedürfnisse wie z.B. Sexualität trifft das Modell nicht zu (C. S. Ford and F. A. Beach, Patterns of Sexual Behaviour, Methuen, London 1965). Bei der Nahrungsaufnahme läßt sich aufzeigen, wie Mehrfachinformation, -aktion bereichsspezifisch intensivierend wirken kann: ein vielfältiges Essen mit unterschiedlichen Gängen führt sehr viel später zum Sättigungseffekt - hier ist Mehrfachinformation innerhalb desselben Informationskanals gegeben. Nach einem besonders genußreichen Essen muß es nicht zum Desinteresse an diesem Bereich kommen, sondern es kann nachfolgende Gespräche über Essen aktivieren oder zum Planen und Erfinden neuer Gerichte anregen - durch Mehrkanalinformation kann wiederum der nächste Eßgenuß intensiviert werden.

Weiter verdeutlichen läßt sich das Gemeinte am Bereich der Sexualität. Gezielte Unterdrückung des gesamten Sexualbereiches mit Vermeidung von Mehrfachinformation, -aktion und sexueller Abstinenz bei z. B. Geistlichen führt nicht zur Triebintensivierung, sondern zur Abnahme sexueller Bedürfnisse. Oder umgekehrt: sexuelle Aktivitäten einer Art sind nicht triebmindernd, sondern wirken sich vielmehr erlebnisintensivierend auf andere sexuelle Aktivitäten aus.

Das Eingehen einer sexuellen Zusatzbeziehung kann die sexuelle Befriedigung innerhalb einer festen Partnerschaft intensiveren und vor Adaptation schützen.

Hiermit wollen wir nicht bezweifeln, daß über Sexualität reden,

Pornographie ansehen usw. Ersatzfunktion haben kann, sondern lediglich aufzeigen, daß der Schluß, daß Aktivität in einem Bereich Aktivität im anderen reduzieren muß, unzutreffend ist.

Gefährlich ist die Annahme der Einfachaktion bei selbstmordgefährdeten Menschen: hohe Intensität (hier: Verwirklichung der Absicht) ist genauso gegeben bei Suizidbedrohten, die darüber reden, oder mehrfach erfolglose Versuche gemacht haben, oder darüber schweigen. (J. Jacobs, Adelescent Suicide, Wiley-Interscience, New York 1971; D. Lester, Why People Kill Themselves, Charles C. Thomas, Springfield 1972; E. Ringel Hrsg. Selbstmordverhütung, Huber, Bern 1969).

Die Beispiele Suizid und Sexualität zeigen, wie der "gesunde" Menschenverstand ("Wer darüber redet, tut nichts") in emotionalen bis triebhaften Bereichen die intensivierende Wirkung von Mehrfachinformation und -aktion ignoriert oder abqualifiziert. Demgegenüber ist die Intensitätssteigerung durch Mehrfachinformation und -aktion sowohl im kulturellen als auch im Leistungsbereich fraglos akzeptiert. So wird z.B. nie bezweifelt, daß der Konzertbesucher, der selbst ein Instrument spielt, die Partitur lesen kann und sich in bezug auf die einzelnen Instrumente auskennt, mehr davon hat.

Fassen wir Intensität als dynamischen Veränderungsfaktor auf, so besagt das, daß Veränderungen im emotionalen Bereich ängstlich tabuisiert werden. Im kulturellen Bereich und in bezug auf Leistungen, wo die Richtung der Entwicklung vorhersehbar ist, gilt Intensitätssteigerung als wünschenswert. Mit der Aussage, daß Mehrfachinformation für hohe Intensitäten notwendig ist, sollen gleichzeitig ungefragte Wertprioritäten zur Diskussion gestellt werden, wie z.B.: Handeln ist besser als zu reden, zu denken besser als zu fühlen, zu entdecken besser als vermittelt zu bekommen und viele andere mehr. Richtig ist, daß es sich hierbei um unterschiedliche Bereiche mit unterschiedlichen Qualitäten handelt, aber nicht mit Möglichkeiten zur Bildung von Werthierarchien.

Streß wird gelegentlich mit Mehrfachinformation in Zusammenhang gebracht. Dabei zeigt die Streßforschung (vgl. dazu: J.E. McGrath (Hrsg.), Social and Psychological Factors in Stress; Holt, Rinehart and Winston, New York 1970; L. Levi (Hrsg.), Society, Stress and Disease, Vol. 1, Oxford University Press, London 1971), daß monotoner Streß sicher ebenso zu einem Belastungszusammenbruch führt wie Mehrfachbelastung.

Die Utopie des einfachen Lebens ohne Streß geht davon aus, daß Personen möglichst einfach, geschlossen und integriert sein sollen (klassisches Persönlichkeitsmodell). Hohe Erlebnisintensitäten sind in diesem Modell schwer umzusetzen, weil für Mehrfachinformation keine Sensibilität ausgebildet ist. Das komplexe, vielfältige, permanent bedrohte, unruhige, vitale Leben mit Mehrfachaktion und -information macht Angst, Angst vor Intensität und damit vor neuen, veränderten Erlebnisstrukturen.

11. Intensitätsbedingung Dichte

Eine weitere Bedingung für Intensität ist die Dichte des Informationsaustausches und des gefühlsbezogenen Erlebens und Handelns. Mit Dichte meinen wir Gedrängtheit von Information bzw. Aktion in einem bestimmten Bereich. Dichte, Gedrängtheit ist sowohl quantitativ als auch qualitativ relevant für Intensitätserleben, wobei der quantitative Aspekt Bedingung für den qualitativen ist.

Wir wollen das Gemeinte zunächst vom eher quantitativen Aspekt her an Beispielen verdeutlichen: Ein Kind, das nur alle 20 Minuten einen Hang herunterrodelt, entwickelt keine Rodelbegeisterung, kein Intensitätserleben. Die jeweils zwischengeschalteten Leerlaufzeiten, die mangelnde Dichte, verhindern ein "in Fahrt kommen". Die einzelnen Abfahrten bleiben zusammenhanglose Einzelerlebnisse.

Ähnliches gilt auch für die quälende Langeweile in überfüllten Schulklassen: kann für das einzelne Kind nur sporadisch sich etwas persönlich Wichtiges, wie z. B. aktives Beteiligtsein ereignen, so erlahmt die Aufmerksamkeit für das entsprechende Fachgebiet ganz, und auch bei den sporadischen Möglichkeiten findet keine intensive inhaltliche Auseinandersetzung mehr statt.

So schlafen auch noch so intensive Interessen ein, oder wandern in den Raum passiver Phantasien, wenn zu wenig Möglichkeiten für ihre Realisierung gegeben sind. Sie fallen allmählich aus dem persönlichen Bezugsrahmen heraus, so daß auch eine gelegentliche Aktivierung immer weniger intensiv verläuft.

Die Bedeutung der Dichte läßt sich auch im Bereich des Lernens und der Werbung aufzeigen: Eine Sprache z. B. wird intensiver - hier e. aktiver - gelernt, wenn in einem gedrängten Zeitraum größere Mengen bearbeitet werden, als wenn derselbe Zeitaufwand über Jahre in kleine Einzelschritte verteilt wird, da dann das jeweils neu Gelernte nicht mehr in einem erlebbaren, aufbauenden Zusammenhang steht. Im Bereich der Werbung kann eine intensivere Werbewirksamkeit erzielt werden, wenn beispielsweise 12 Anzeigen im Zeitraum von 4 Wochen gedrängt geschaltet werden, als wenn dieselben Anzeigen auf ein Jahr verteilt erscheinen.

Dichte der Informationsaufnahme, der Aktion und des Erlebens ist notwendig für Intensität. Das "am Ball bleiben" ist sowohl bereichsspezifisch wichtig, um die ständige Wiederholung intensitätsarmer Anlaufzeiten zu vermeiden, als auch übergreifender, um Intensität des Erlebens überhaupt in Fluß zu halten.

Auch zeitlich gedrängte, dichte Informationen, Aktionen führen nicht zu Intensität, wenn sie ohne Beziehung, d. h. als zusammenhangloses Neben- oder Hintereinander wahrgenommen werden. Ein strukturierendes Dichteraster ist Voraussetzung, um Erleben in persönlich relevanten Bezügen und damit intensives Erleben zu ermöglichen. Intensitätsarmes Unbeteiligtsein ist sozusagen identisch mit Erleben ohne

Beziehung, ohne persönlich bedeutsame Akzentuierung.

Eine gewisse Stetigkeit in Person/Person-Beziehungen und Person/Umwelt-Beziehungen ist notwendig, damit Dichte intensitätssteigernd wirken kann. Ohne Beziehungskonstanten läßt sich Intensität nur punktuell realisieren, was konkret bedeutet, daß die Strukturierungsfunktion von Intensität ebenfalls nur partiell einsetzt. Dichte bedeutet, daß Einwirkungen erst in Erlebniszusammenhängen zu Intensität führen. Bei Person/Person- oder Person/Umwelt-Beziehungsverarmung ist Dichte des Informationsaustausches und/oder gefühlsbezogenen Erlebens nicht mehr möglich. Nur Beziehungskonstanten gewährleisten Aufnahme großer Informationsmengen. Beziehungskonstante heißt, in diesem Zusammenhang, das Vorhandensein eines Erlebnis- und Verhaltensrepertoires, das Zugang zu Personen/Umweltsignalen beinhaltet. Dichte bei Informationsaufnahme setzt die Bereitschaft zur Informationsabgabe voraus. Informationsbereitschaft und Gefühlsbereitschaft aktivieren das Erleben und Verhalten in Richtung hoher Erlebnis/Verhaltensintensität.

12. Das Kontrastprinzip im Erleben und Verhalten

Als dritte Bedingung für Intensität führen wir das Kontrastprinzip des Erlebens/Verhaltens ein. Sowohl Mehrfachinformation als auch Informationsdichte können tendenziell zur Systemüberlastung führen. Um Adaptationsprozesse, die immer Intensitätsverluste darstellen, ohne Systemüberlastung zu verhindern, ist es nötig, Erlebnis- und Verhaltenskontraste einzuführen.

Dies ist z.B. ein zentrales Freizeit/Urlaubsprinzip (H.-J. Binder, Struttura di motivazione e tempo libero, in:Strutture ambientali n. 1., Verucchio 1970). Man verändert häufig nicht das Aktivitätsniveau, wohl aber die Aktivitätsinhalte: trotzdem findet Erholung statt. Kontrastprogramme aller Art leisten diese Form der Adaptationsvermeidung mit hoher Erlebnisintensität. Um hohe Intensitäten durch Kontrasteinzuleiten, ist es für viele Menschen sinnvoll, dies ziemlich radikal und extrem zu tun: extremer Umweltwechsel, extremer Beschäftigungswechsel, extremer Partnerwechsel u.a.

Im Unterschied zu den Prinzipien Mehrfachinformation und Dichte steht das Kontrastprinzip in diesem Sinne für eine eher vorsätzliche, wohlüberlegte Herstellung von Extrembedingungen. Offenbar schützt das geplante Kontrasterleben vor irreversiblem, nicht umkehrbarem Fehlverhalten. Anders ausgedrückt: Kontrastprogramme sind aus mehr oder weniger persönlich sicherer Position heraus eher durchzustehen als aus labiler, bedrohter Lage.

Kontrast bedeutet immer Aufnahme neuer Informationen und neuer Erlebnisse. Die Qualität "Frische des Erlebens" zeichnet Kontrasterlebnisse häufig aus. Die Intensitätsmerkmale, die Erleben etwa im Entwicklungsprozeß Pubertät kennzeichnen, sind als Kontraststrukturen verstehbar.

Inwieweit das hier formulierte Kontrastprinzip als Intensitätsbedingung mit dem Motivationskonzept "Sensation Seeking Motive" (Zusammenfassende Darstellung: M. Zuckerman, The Sensation Seeking Motive, in: B. A. Maher (Hrsg.), Progress in Experimental Personality Research, Vol.7, Academic Press, New York 1974) in Zusammenhang zu bringen ist, möchten wir nur kurz ansprechen. Unser Konzept setzt bei den Bedingungen für spezifische Erlebnisqualitäten an, das Konzept "Sensation Seeking Motive" geht von personspezifischen Motivationslagen aus.

D) Intensitätsstörungen

13. Bereiche hohen Intensitätserlebens

Intensität als dynamischer Veränderungsfaktor ist wesentlich bei Lebensstrategien im Sinne unserer Vorstellungen "veränderungsorientierte Person". Er ist in gewissen Bereichen eine durchgängige Qualität entwicklungsbestimmender Erlebnisse von Lebewesen überhaupt. Ebenso können aber Störungen, Verschiebungen, Mängel und auch orientierungslose Überhöhungen von Intensität Lebensmöglichkeiten dramatisch beeinträchtigen.

Wir wollen, um das Folgende klarer darstellen zu können, kurz auf einige Aspekte unserer Ausführungen über klassische Persönlichkeiten zurückgreifen.

Wir hatten dargestellt, daß die Einengung auf eher geschlossene Zielvorstellungen zu Erlebnisverarmungen führen kann und auch, wie manches gestörte Verhalten zum Teil erklärbar wird aus Konflikten zwischen Orientierungen an geschlossenen Zielvorstellungen und davon abweichenden persönlichen Erlebniswünschen.

Betrachten wir typische Bereiche/Situationen etc. für Intensitätserleben mit Veränderungswirkung, so zeigt sich in der Lebensgeschichte klassischer Persönlichkeiten mit zunehmendem Alter eine abnehmende Tendenz solcher Erlebnisse. Sie werden weitgehend beschränkt auf Erlebnisse, die den Lebenslauf markieren, auf seltene Höhepunktereignisse, auf realitätsferne Bereiche wie Träume und auf risikofreie wie spielerisch-sportliche Aktivitäten oder auch das Konsumieren fiktiver Intensität (Fernsehen etc.).

Zur Verdeutlichung wollen wir einige Beispiele, in denen Erleben nahezu durchgängig intensiv abläuft, in ihrer typischen Beziehung zu Altersstufen, Bereichen etc. ausführen und jeweils aufzeigen, wo über positive Erlebnisqualität hinausgehende Dynamik gegeben ist.

vorwiegend frühe Kindheit: Intensitätserlebnisse im Sinne von quasi Bioabläufen wie Bewegungsintensität, sowohl als intensiv lustvoll an sich als auch mit Kompetenz-Erfahrung und dynamischer Wirkung.

vorwiegend Pubertät: Intensitätserlebnisse mit eher dynamischer Veränderungsmöglichkeit:
- Gruppenzugehörigkeitserleben
- Findung eigener Wert-Orientierungen im Schöpferischen, im Intellektuellen und im Bereich neuer eigener Lebensstile
- Findung neuer Formen der Beziehungsintensität

(Verliebtheit, sexuelle Erfahrungen etc.)
- emotionale Identitätserfahrungen im Zusammenhang mit alterstypischer Stimmungslabilität

Intensitätserlebnisse mit eher geringer dynamischer Veränderungsmöglichkeit:
- sexuelle Wunschvorstellungen
- Lebenszielphantasien mit Erfolgsträumen etc.
- Lebenslaufmarkierungen wie Prüfungen, Konfirmation etc.

vorwiegend Randgruppen: Intensitätserlebnisse mit eher dynamischer Veränderungsmöglichkeit:
- bei Demonstrationen: Fertigwerden mit, das Richtige tun, Geborgenheitsgefühle in der Gruppe etc.
- Minoritätensolidarität

vorwiegend Erwachsenenalter: Intensitätserlebnisse mit eher geringer dynamischer Veränderungsmöglichkeit:
- Lebenslaufmarkierungen wie Heirat, Arbeitsplatzwechsel, neue Wohnung, Todesfälle, Prüfungen etc.
- institutionalisierte Ausnahmeerlebnisse wie z. B. Karneval
- im risikofreien Bereich:
  Urlaub, Sport, legalisierte Sexualität, im Konsum von spannenden Filmen, Romanen etc.
- im realitätsfernen Bereich:
  Träume mit idealen Landschaften, idealen Gerüchen, Bewegungsmöglichkeiten, Unbedingtheitswahrnehmungen etc.

Intensitätserlebnisse mit eher dynamischer Veränderungsmöglichkeit:
- persönlich bedeutsame Ausnahmeerlebnisse mit aktiver Kompetenz-Erfahrung
- persönlich bedeutsame neue Beziehungserfahrungen etc.

Diese Aufzählung läßt sich durch viele Beispiele fortsetzen, die sowohl undynamisch verlaufen können, als auch Kompetenz-Erfahrungen in unserem Sinne bewirken können. So können z. B. intensive Wahrnehmungserlebnisse undynamisch sein, aber sie können auch Selbsterfahrungsprozesse im Sinne einer Entdeckung eigener Interessen und Erlebnismöglichkeiten in Gang bringen, oder auch dahingehend wirksam werden, daß Intensitätserlebnisse gezielter gesucht werden.

Die in der Entwicklung der klassischen Persönlichkeit gegebene Zunahme der Orientierung an Überlebensstrategien, an Verfestigung in der Erwartung bestimmter Stimmigkeitsbedingungen für bestimmte Erlebnismöglichkeiten, des Wertes "Ausgeglichenheit", der Resignation in bezug auf Einwirkungsmöglichkeiten führt dazu, daß auch Intensitätserleben eher in Bereichen gesucht wird, wo es zwar wiederholbar ist, aber wenig verändernde Kraft besitzt.

14. Intensitätserleben und Zwangsneurosen

Betrachten wir verschiedene klinische Bilder im Hinblick auf Intensitätserleben, so zeigt sich oft, daß Intensitätserleben extrem in veränderungsirrelevanten Bereichen stattfindet. Wir wollen dies zunächst am Beispiel von Zwangsneurosen aufzeigen.

Zwang verhindert reale Intensitätserlebnisse, und er schützt vor unvorhersehbaren Veränderungen. Gleichzeitig wird der Zwang selber intensiv erlebt. Er liefert eine risikofreie, stets wiederholbare Ersatzintensität.

Das Erleben vollzieht sich immer weniger in Beziehung zur realen Umwelt und auch das Erleben eigener körperlicher Empfindungen und Gefühle friert mehr und mehr ein. Jedes Intensiverleben wird kanalisiert in den jeweiligen Zwang. Die Intensität des Zwangserlebens hat keine verändernde Kraft. Im Zwang wird zwar intensiv Spannung-Entspannung durchlebt, aber ohne einwirkungsorientierte Kompetenz-Erfahrung, sondern vielmehr beliebig wiederholbar und streng ritualisiert. Die Zwangshandlung hat keine verändernden Konsequenzen.

Zur Veranschaulichung wollen wir einige typische Äußerungen von Zwangsneurotikern zitieren:

"Wenn ich es nicht tue, dann fehlt irgendetwas, dann fühle ich mich unsicher, als ob irgendetwas passieren würde".

"Wenn ich nicht kommentiere, ist alles so leer, dann ist es, als hätte ich überhaupt nichts gemacht".

"Wenn ich nicht bei allem frage, warum?, wenn ich mich nicht beobachte, dann wäre alles so oberflächlich, dann würde ich nicht bewußt leben."

"Wenn ich Wut habe, kriege ich Zwang".

"Ich glaube, das ist nur gekommen, weil ich immer alleine war, weil einfach nichts los war bei mir."

"Es ist doch so eine Art Prickel dabei."

"Ich lebe nur noch durch meinen Kopf."

"Ich schäme mich so über den Zwang, aber ich kann es einfach nicht lassen."

"Wenn mein Mann was von mir will, stört mich das nur beim Kommentieren."

"Andere Leute verstehen das nicht, aber ich habe gerne Fieber, weil ich mich dann spüre."

"Wenn die Ideen mal nicht so da sind, läßt es mir auch keine Ruhe, und ich gucke so lange in mich hinein, bis sie wieder kommen."

"Wenn ich am Kommentieren bin, berührt es mich gar nicht, wenn mein Kind schreit, da ist alles andere weit weg."

Aus diesen Äußerungen wird deutlich:
Zwang ist quälend, wird aber suchtartig weitergetrieben. Er ist Gefühlsersatz und Gefühlsschutz in einem. Beängstigende Gefühle wie Aggressionen oder sexuelle Impulse werden im Zwang gebannt. Dennoch bleibt oft etwas von der ursprünglichen Bedeutung haften, und der Zwang wird als prickelnd, spannend, manchmal fast wie ein geheimer Exzeß erlebt, der aber gleichzeitig Schutz und Sicherheit vor realen Ausbrüchen, vor realer Veränderung bietet.

Er wird als intim, geheim und mit dem Reiz des Verbotenen behaftet empfunden (Zwangsneurotiker verbergen gelegentlich über viele Jahre hinweg auch ihren engsten Partnern ihre Störung), und er verhindert gleichzeitig reale partnerbezogene, auf wechselseitiger Kommunikation beruhende Interessen. Er absorbiert wie Intensitätserleben und er tötet jede aktive Gefühlsdynamik ab.

Zwangsneurotiker haben ein hohes Bedürfnis nach intensiven, besonderen, spannungsreichen Erlebnissen. Gleichzeitig ertragen sie - zumindest in bestimmten Bereichen - keine Überraschungen und Unsicherheiten und leben ständig in der Angst vor Kontrollverlust. Diese Angst besteht sowohl in bezug auf eigene Impulse und Bedürfnisse als auch in bezug auf das Ausgeliefertsein an andere Menschen oder äußere Situationen (L. Salzmann, The Obsessive Personality, Science House, New York 1968). D. h. im Zwang wird die gesamte Erlebensdynamik aus den Umweltbezügen ausgeklammert und in einen Bereich kanalisiert, in dem keine Entwicklung, keine Veränderung stattfindet, der weitgehend frei ist von Umwelteinflüssen, der zeitlos und beziehungslos ist.

Zwangsneurotiker wirken gelegentlich vor der Manifestation eines bestimmten Zwangsbereiches eher gestörter. Sie leiden häufig unter Depressionen und mannigfachen Ängsten (diese Symptomatik taucht bei akutem Zwang meist zwischenzeitlich wieder auf). Latent zwangsneurotische Menschen leiden unter überhöhten Ansprüchen an sich selber, quälen sich mit Selbstvorwürfen und sind extrem bemüht, allen Normen gerecht zu werden. Gleichzeitig kämpfen sie gegen Gefühle der Fremdbestimmung, des Ausgeliefertseins und der Abhängigkeit - so zeigt sich z. B. bei der Diagnostik mit dem MMPI bei Personen mit Zwangstendenzen meist ein vielfältiger und massiver Befund, Erhöhungen in den Skalen D, Hd und Hy sind häufig.

Demgegenüber können massiv Zwangskranke völlig ausgeglichene MMPI Profile zeigen. Man möchte fast sagen, alle gesunde neurotische Lebendigkeit ist im Zwang absorbiert.

Fortgeschrittene Zwangskranke sind nicht mehr in der Lage festzustellen, ob sie schwitzen oder frieren, ob sie Hunger haben oder satt sind. Sie kleiden sich nach der Jahreszeit und essen nach Plan und Uhr. Sie brauchen komplizierte Lichtschalterrituale, um festzustellen, ob sie das Licht gelöscht haben oder nicht, ihre eigene Hell-Dunkelwahrnehmung besagt ihnen nichts. Ihre Pläne und Rituale erleben sie mit höchster Intensität, eine Durchbrechung führt zur Verzweiflung und emotionalen Katastrophen.

Sie sind so gefangen in ihrem Zwangssystem, daß sie sowohl die eigenen Empfindungen als auch die Umwelt kaum mehr wahrnehmen. Das Gefangensein im Zwangssystem kann in ein direktes Sich-nicht-mehr-bewegen-können umschlagen. Gleichzeitig sind sie extrem beeindruckbar, erregbar und kaum in der Lage, sich Umwelteinflüssen zu entziehen.

Dieser scheinbare Widerspruch ist darauf zurückzuführen, daß emotionale Identität und eigene Gefühle als Bezugsrahmen fehlen. Da intensives Gefühlsleben außer im Zwang nicht mehr vorhanden ist, werden nicht mehr die sonst üblichen persönlichen Bedeutungen gesetzt. Erlebnisse und Erfahrungen werden nicht mehr selektiv nach persönlicher Bedeutung wahrgenommen, sondern stehen ohne Beziehung zur eigenen Person bedeutungsgleich nebeneinander. Von daher wird Erregung scheinbar willkürlich festgemacht oder wird willkürlich in verschiedene Zwangsrituale, die nur noch symbolisch am ursprünglich Gemeinten anknüpfen, kanalisiert.

Die reale Umwelt wird nicht mehr in zielgesicherte Beziehung zum eigenen Erleben oder Verhalten gesetzt. Irrelevante Nebengeräusche werden aufdringlich laut, irrelevante Ordnungsveränderung wird beängstigend. Der Verlust oder die ängstliche Verweigerung von persönlich bedeutsamen Beziehungen mit Intensitätserfahrungen führt zu totaler Wahrnehmungssperre oder zum Ausgeliefertsein an ungegliederte Außenreize oder auch zu irrationalen Bedeutungsverknüpfungen. Im Zwang werden andere, private Akzente für persönlich wichtig bzw. unwichtig gesetzt. (Beispiel: Solange niemand meine Brille berührt, bleiben die Naturgesetze zuverlässig unverändert.)

Diese Ersatzwichtigkeiten führen zu Spannung und Intensität ohne reale Veränderung, ohne Wirklichkeitsbezug.

Zwangsneurotiker leiden mit ihren überhöhten Ansprüchen an ihre moralischen und intellektuellen Leistungen an einem quälenden Gefühl des eigenen Unwertes. Die Diskrepanz zwischen ihrem Selbstwertgefühl und den überhöhten Anforderungen an sich selbst macht sie unfähig, sich selbst realistisch einzuschätzen. Sie spüren die Unmöglichkeit, allen denkbaren Forderungen gerecht zu werden und finden keine Möglichkeit zu tragfähigen Orientierungen. Diese Orientierungslosigkeit bedeutet Ausgeliefertsein an andere bzw. an eine nicht überschaubare, nicht beeinflußbare Zukunft.

Zwangsneurotiker fühlen sich für alles verantwortlich, glauben alles lösen, alles können, alles wissen zu müssen und fühlen sich gleichzeitig außer Stande, auf irgendetwas oder irgendjemand aktiv einwirken zu können. Im Zwang suchen sie Macht-, Selbstwert- und Intensitätsersatz (Zitat: "Ich bin herrschsüchtig, niederträchtig, rechthaberisch"). Indem sie private Ursache- und Wirkungsketten aufbauen, spielen sie Beherrschung der Umwelt, der Zukunft und der eigenen Gefühlslage. Die selbst gesetzten Ursache- und Wirkungsketten bieten zwar eine Ersatzintensität - es wird sich ohne reale Konsequenzen oder Beziehungen in vorherbestimmtem Ablauf "auf- und abgeregt" - sie setzen aber emotionale Spontanerlebnisse außer Kraft und verhindern dynamische Intensität. Es bleibt beim Dominanzanspruch bei erlebter Machtlosigkeit.

Zwangsneurotiker setzen sich eigene irrationale Normen. Zwang ist gleichsam selbstbestimmte Fremdbestimmung. In ihm wird ein Ersatz von emotionaler Identität erfahren, ohne daß emotionale Dynamik oder Veränderung riskiert wird, ohne daß Kontrollverlust über die eigenen Gefühle gefürchtet werden muß. Der wie auch immer quälende Zwang von innen ist gleichsam Gegenzauber gegen Zwang von außen.

Die zwanghaften Leistungen liegen außerhalb realer Maßstäbe, sie werden außer Konkurrenz vollzogen. Das private Wert- und Leistungssystem schützt vor einem schmerzlichen Vergleich.

Wir wollen das Gesagte kurz an einem Beispiel verdeutlichen: Ein 24-jähriger Mann ist sich total im unklaren über seine realen Fähigkeiten und "moralischen Werte", er ist gleichzeitig überzeugt davon, nur vor sich bestehen zu können, wenn er etwas Besonderes ist, wenn er unbegrenzte Möglichkeiten hat. Um sich nicht mit den eigenen Grenzen konfrontieren zu müssen, baut er zwanghaft Schwierigkeiten ein: vor einer für ihn wichtigen Prüfungssituation nicht ausreichend zu schlafen und soviel Kaffee zu trinken, daß er sich zittrig und verworren fühlt, so daß seine Leistung immer nur unter den gegebenen schlechten Bedingungen betrachtet werden kann und somit unklar bleibt, was er eigentlich hätte leisten können. Oder auch bei der Lösung einer Mathematikaufgabe künstlich Schwierigkeiten einzubauen, so daß seine Leistung mit der anderer nicht vergleichbar ist. Für ihn dient das manchmal bizarre Einbauen von Sonderbedingungen als Schutz vor der qualvollen Erkenntnis, nicht perfekt, d.h. für ihn schwach, machtlos und banal zu sein. Wie sehr es sich hier nur um die Erfüllung selbst gesetzter Normen handelt, zeigt sich darin, daß reales Versagen ihn aufgrund der eingebauten Alibis wenig berührt. Demgegenüber bedeutet ihm ein Versagen im Durchhalten eines selbstgesetzten Abhärtungsrituals ein furchtbares Problem, das nur durch massive Bestrafungszwänge wieder gut gemacht werden kann. Der nur um die Privatnormen kreisende Ablauf von: Versagen - Wiedergutmachen sorgt für eine intime "statische Dynamik" von Spannung - Entspannung, er bedeutet intensives Selbstwerterleben außerhalb aller Beziehungen und ohne alle Konsequenzen.

Zwangsneurotiker haben ein übersteigertes Bedürfnis nach Sicherheit, Überschaubarkeit und Kontrolle. Sie streben stets optimale, perfekte, endgültige Lösungen an. Von daher erscheint ihnen Erleben erst möglich, wenn alle Stimmigkeitsbedingungen 100 %ig erfüllt sind. Das führt dazu, daß sie alles, was sie tun, erleben und besitzen als Kompromiß, es als vorläufig oder als von außen aufgezwungen erleben (da sie keine Schwächen ertragen, darf nichts, was unwillkommen ist, ihre eigene Wahl, ihre eigene Entscheidung und Verantwortung gewesen sein). Sie können sich mit der Vergangenheit nicht abfinden und sind stets vorbeschäftigt mit der Zukunft. Zum gegenwärtigen Erleben besteht außer in der Zwangshandlung kaum eine intensive Beziehung.

Auch das Gefühl dafür, daß die Zeit abläuft, ist nur unklar gegeben (L. Salzmann 1968). Zwangsneurotiker sind chronisch beschäftigt, ihr Leben vorzubereiten, d. h. sie erschöpfen sich darin, immer optimalere Stimmigkeitsbedingungen herstellen zu wollen, um dann schließlich anzufangen zu leben. Hierzu ein Beispiel:
Als wirkliches Leben wird nur das Leben in einer festen Zweierbeziehung anerkannt. Um überhaupt zu versuchen, jemanden kennenzulernen, müssen zahlreiche Vorbedingungen erfüllt sein: die Wohnungseinrichtung muß perfekt sein, die Garderobe muß modisch und attraktiv sein, das Körpergewicht muß vorher reduziert werden, die Schüchternheit und die Verkrampftheit müssen behoben werden und vieles andere mehr.

Das gegenwärtige Erleben wird als ungültig, als Vorbereitungsphase für das eigentliche Leben gesehen. Diese erlebte Vorläufigkeit verhindert reales Engagement, reales sich-zuständig oder betroffen fühlen und bremst so dynamische Kompetenz-Erfahrung sowohl im Verhaltens- als auch im Gefühlsbereich.

Zwangserleben wird ähnlich wie Intensitätserleben bereichsspezifisch aufgebaut und nach unseren Beobachtungen in der Therapie bereichsspezifisch wieder abgebaut.

Obgleich wir nicht der Meinung sind, daß das Phänomen Zwang hinreichend als Reaktion auf akute Anlässe oder gelernte Verknüpfungen und Gewohnheiten erklärbar und behebbar ist, zeigt sich doch immer wieder, daß die jeweilige Manifestation eines bestimmten Zwanges in Zusammenhang mit spezifischen Konflikten oder akuten Zuständen steht.

Der Zwang kann als Abwehr gegen nicht akzeptable Gefühle oder als Mittel gegen Leere aufgrund monotoner Lebensführung oder Depression aufgebaut werden.

Oder er tritt auf bei Menschen, die sich aufgrund fehlender eigener Orientierung bei Kommunikationsmangel, bei fehlender Resonanz auf die eigene Person erlebnisunfähig fühlen.

Diese Zusammenhänge werden klarer, wenn wir uns zwangsverwandte "Spiele" in intensitätsarmen Situationen vor Augen halten: Kinder, die bei langweiligen Eisenbahnfahrten die Stationen oder gesehene Kühe oder ähnliches zählen; oder Rituale beim Aufschieben unangenehmer Tätigkeiten.

In diesem Zusammenhang ist es ganz interessant, daß nach Bleuler Zwang meist in höherem Alter abnimmt. Dies könnte bedeuten: je geringer die Erlebniserwartung ist, je mehr Intensitätslosigkeit zugunsten von Konstanz und Sicherheit resignativ akzeptiert wird, umso geringer wird auch das Bedürfnis nach Ersatzintensitäten (E. Bleuler, Lehrbuch der Psychiatrie, 11. Auflage, Springer, Berlin 1969).

Es gibt wesentliche Parallelen zwischen zwangsneurotischer Thematik und Intensitätserleben. Intensitätserlebnisse zeichnen sich durch Eindeutigkeit, Einmaligkeit, durch Typisches aus. Im zwangsneurotischen Erleben zeigt sich stets eine Tendenz zu Extremen:

in einem bestimmten Bereich überordentlich zu sein und in einem anderen extrem schlampig; private Höchstleistungen zu vollbringen und in Alltagsverrichtungen gleichgültig zu sein; ein unauffälliges "kleines" Leben zu führen und die überwertige Idee gefährlichster Kriminalität zu produzieren und anderes mehr.

Daß am Zwang so hartnäckig festgehalten wird, ist sicher auch darauf zurückzuführen, daß er für den Betroffenen die einzige vorstellbare Form von risikofreier Intensität und fiktiver Kompetenz bzw. Macht darstellt.

Zwanghaftes Verhalten in diesem Sinn kann als Intensitätsverschiebung aufgefaßt werden. Zwang bedeutet Intensität im statischen, isolierten Bereich. D. h. die Intensitätserlebnisse Zwangskranker bieten zwar einen Rest von emotionaler Dynamik, führen aber weder zu aktionsorientierten Kompetenz-Erfahrungen noch zur Wahrnehmung einer emotionalen Identität. In der Kompetenz-Erfahrung liegt ein Bewußtsein der eigenen aktiven Möglichkeiten. Im Zwang wird nur die Möglichkeit des Absicherns, Bewahrens oder Wiedergutmachens erfahren. Der Zwang ermöglicht es, Gefühle des Ausgeliefertseins und der Ohnmacht in Schach zu halten, aber nicht, sie zu verändern.

Emotionale Identität bedeutet, sich selbst als eigenen Mittelpunkt abgehoben von, aber in Beziehung zu anderen zu erfahren. Im Zwang wird "unabhängige, selbstgesetzte aber emotionale Bestimmung" erlebt. D. h. der Zwangskranke erlebt sich mit seinen wie auch immer privaten Neurosen und Symptomen als von sich selbst fremdbestimmt: Diese selbstbestimmte Fremdbestimmung zwingt in die statische Intensität, in die ruhelose, permanente Sicherung ohne Sicherheit.

15. Zwangsneurosen und die Intensitätsbedingungen Mehrfachinformation - Mehrfachaktion, Dichte und Kontrast

Untersuchen wir das Erleben von Zwangsneurotikern im Hinblick auf die Prinzipien Mehrfachinformation, -aktion, Dichte und Kontrast, so kommen wir zu folgenden Beobachtungen:

Kontrastprogramme sind dem Zwangskranken zwar im Prinzip möglich, können aber selten verwirklicht werden. Der Perfektionsanspruch, das ständige Vor-sich-her-schieben, das permanente Sich-in-der-Vorbereitungsphase-befinden verhindert meist die zur Verwirklichung erforderliche Entscheidungsfähigkeit und Aktivität.

Ebenfalls steht die Angst vor Unvorhersehbarem und Unsicherem, die jede Veränderung bremst und Überraschungen auszuklammern sucht, der Realisierung von Kontrasterlebnissen im Wege. Gelingt es Zwangskranken, sich auf Kontrastprogramme einzulassen, so hat dies meist eine therapeutische Wirkung. Bei radikalem Umgebungs- oder Tätigkeitswechsel können oft einige Zwänge abgebaut werden. Dies ist einmal darauf zurückzuführen,. daß bestimmte Zwangsrituale an ein bestimmtes Umfeld gebunden sind und von daher im veränderten Umfeld keinen Platz mehr haben. Darüber hinaus ist aber anzunehmen, daß die Funktion vieler Zwänge - Kampf gegen Monotonie und innere Leere, risikofreie Ersatzintensität - durch Kontrasterleben und der darin gelegenen Intensitätsmöglichkeit vorübergehend wirklich aufgehoben werden kann.

Obgleich wir nicht der Meinung sind, daß Zwangsneurotiker durch Kontrastprogramme geheilt werden können, sehen wir doch in der Möglichkeit, Zwänge durch Kontrast zu unterbrechen oder auch bereichsspezifisch aufzuheben, eine Bestätigung unseres Ansatzes.

Ähnliches gilt für Dichte. Auch Dichte ist im Prinzip möglich, aber selten als Intensitätsbedingung wirksam. Das gleichzeitige Gefühl von Reizüberforderung und Leere, von zu viel und zu wenig Erleben, da nur beängstigend totales Verwickeltsein oder totale Distanz denkbar ist, führt zur Abwehr umweltbezogener Intensitätserlebnisse und zum Aufbau der privaten statischen Spannungs-Entspannungsrituale. Die Abwehr, das Gefühl sich vor Informationen, Reizen, emotionalen Verwickelungen schützen zu müssen, führt zu einem Defizit der Person/Person- und Person/Umwelt-Beziehungen.

Auch das Defizit realer Person/Person- und Person/Umwelt-Beziehungen wird im Zwang kompensiert. Zwangskranke sind gewissermaßen stets ihr eigenes Publikum. So wird z. B. im Kommentieren ein Beobachter und Beurteiler gedacht, oder im zwangshaften Kontrollieren, ob sich etwas verändert habe, wird ein Eindringling phantasiert, zu dem man sich in Beziehung setzt. Bei Berührungszwängen werden Beziehungen hergestellt, neutralisiert, vermieden. Bei überwertigen Ideen geht häufig die vorgestellte Wirkung auf andere mit ein. Oder an ihnen wird festgemacht, nicht allein sein zu können, einen Aufpasser zu brauchen.

Die vorgestellten Beziehungen sind gekennzeichnet durch fehlende Wechselwirkung, durch Prozeßlosigkeit. Sie lassen sich ordnen in: Beobachter, Beurteiler, Eindringlinge bzw. Beschmutzer, Aufpasser, Beschützer.

Mehrfachinformation, -aktion ist bei Zwangskranken kaum gegeben. Der Zwangskranke versucht, die gesamte Wahrnehmung, Empfindung, Aktivität möglichst aus der Vielfalt seiner Sinnesbereiche herauszunehmen und auf eine einzige Auseinandersetzungsebene zu reduzieren. Er lebt nur noch durch den Kopf; statt z. B. Unordnung und Dreck zu akzeptieren, wird nach einem komplizierten, intellektuellen System geputzt. Das zwanghafte Verhaftetsein in Aktivitäten, Rituale und Systeme blockiert die Wahrnehmung für anders geartete Informationen, d. h. eine Veränderung, Vertiefung oder Differenzierung von Interessen, Aktionen ist nicht möglich. Das bedingt, daß Intensität nicht dynamisch spürbar ist; die Intensitätsebene bleibt insgesamt immer gleich niedrig.

Zwang ist in seiner mangelnden Dynamik einer monotonen Arbeitsbelastung vergleichbar. Zwangskranke stehen mit ihrer Unfähigkeit, Mehrfachinformationen, -aktionen zu realisieren, unter permanentem Streß.

16. Anorexia nervosa: Grundstrukturen

Wir wollen im folgenden noch eine andere Störung im Hinblick auf Intensität darstellen. Da es uns hier nicht um eine umfassende Darstellung bestimmter Krankheitsbilder geht, sondern um Zusammenhänge zwischen Intensitätserleben und psychischen Störungen, werden wir im folgenden nur bestimmte Aspekte der Anorexia herausgreifen. Das führt uns zwangsläufig zu einer in vieler Hinsicht einseitigen Darstellung, die der Vieldimensionalität von Eßstörungen nicht gerecht werden kann.

Anorexia nervosa wird sowohl mit Schwerpunkt auf Kontrolle, also auf zwangsneurotischer Basis, als auch eher wirkungsorientiert dem hysterischen Formenkreis angehörig sowie mit schizoiden Rückzugstendenzen beobachtet. (Victor Szyrynski, Anorexia nervosa and Psychotherapy, American Journal of Psychotherapy, Vol XVII, No 4, October 1973.)

Von anderen Autoren wird sie als eher psychosomatische Störung aufgefaßt (M. Fey, G. A. Hauser, die Postpubertäts-Magersucht, Huber, Bern 197o ; S. Minuchin, B. L. Rosman, L. Baker, Psychosomatic Families, Harvard University Press, Cambridge 1978).

Inhaltlich wird Anorexia nervosa meist dahingehend interpretiert, daß die betreffenden jungen Mädchen es ablehnen, eine erwachsene sexuelle Rolle zu übernehmen, oder auch, daß sie Essen mit oraler Empfängnis gleichsetzen und, indem sie die Schuldgefühle aus dem sexuellen Bereich in den oralen verschieben, Nahrungsaufnahme tabuisieren (Franz Alexander, Psychosomatische Medizin, de Gruyter, Berlin 1971; Victor Szyrynski 1973; H. Thomä, Anorexia Nervosa, Klett, Stuttgart 1961). Wir halten diesen Interpretationsansatz für die vielschichte Störung Anorexia nervosa für zu eng gefaßt. Unseres Erachtens kommt die Sichtweise von Hilde Bruch, die den tiefgreifenden Mangel an Selbstbewußtsein und self-awareness (sich seiner selbst gewahr sein) betont, einem Verständnis des Krankheitsbildes näher. (Hilde Bruch, Eating Disorders, Basic Books, New York 1973.)

Self-awareness bezieht sich hier zunächst auf die Wahrnehmung des eigenen Körpers, zu der Anorektiker nicht in adäquater Form in der Lage sind; sie fühlen sich oft auch dann noch aufgedunsen und fett, wenn sie bereits extrem untergewichtig sind. Oder auch: sie finden sich insgesamt viel zu dick, beklagen aber die Häßlichkeit ihrer dürren Arme. D.h. sie sind nicht im Stande, ihren Körper vom Gesamteindruck her wahrzunehmen (im Sinne von P. Schilder ein adäquates Körperschema aufzubauen, P. Schilder, Das Körperschema, Berlin 1923), sondern betrachten vereinzelt Lappigkeit, Wulstigkeit oder Knochigkeit. Das Grundgefühl dem eigenen Körper gegenüber ist, daß er in seinem Ist-Zustand unakzeptabel und veränderungsbedürftig ist.

Der Mangel an self-awareness ist auf die gesamte Person anwendbar. Hilde Bruch konnte zeigen, daß das Selbstbild von Personen mit Anorexia in hohem Maße fremdbestimmt ist. Sie fühlen sich stets unter dem Druck von Umwelterwartungen, die ihnen unerfüllbar erscheinen, und erleben sich von daher als unakzeptabel. Das Gefühl "nie richtig zu sein", nach welcher Richtung auch immer, manifestiert sich in der Wahrnehmung des Körpers als wechselweise zu dick und zu dünn, aber nie richtig.

Der präanorektische Zustand ist gekennzeichnet durch eine orientierungslose Unzufriedenheit mit sich selbst: man weiß, daß einen die anderen anders haben möchten, aber man weiß nicht genau wie. Hieraus entstehen permanente Unsicherheiten und Ängste in bezug auf die Umweltreaktionen auf das eigene Verhalten, die nie vorhersehbar zu sein scheinen. Die oft schiefgehenden Versuche, es einer Umwelt recht zu machen, von der man weiß, daß sie zwar immer Bestimmtes fordert, aber nicht weiß, was sie jeweils fordert, führen zu Orientierungslosigkeit und Zunahme persönlicher Ohnmachtsgefühle.

Personen mit Anorexie sind nicht nur unsicher in bezug auf das, was die anderen von ihnen wollen, sie wissen auch nicht, wie sie sind. Sie haben in diesem Sinne kein Selbstbild entwickeln können. Aus ihrer Entwicklung läßt sich meist aufzeigen, daß ihnen Rollen, Eigenschaften, Interessen, Fähigkeiten und Unfähigkeiten zugesprochen bis aufgezwungen wurden, nach denen sie sich weitgehend zu verhalten suchten. Sie sind sozusagen in eine für sie vorurteilsvolle Umwelt geboren und verhalten sich im Sinne der self-fulfilling prophecy (R. K. Merton, The self-fulfilling prophecy. The Antioch Review, 1948, 8, 193-210). Indem sie den zudiktierten Eigenschaftskatalog nicht anhand eigenständiger Erlebnisse und Erfahrungen verifizieren oder falsifizieren konnten, war es ihnen nicht möglich, eine adäquate Selbstwahrnehmung zu entwickeln.

Der Bereich des Körpergewichts wird stellvertretend für die gesamte unglückliche und hilflose Unzufriedenheit mit sich selbst. Das Körpergewicht erscheint änderbar, der Rest der Persönlichkeit nicht, und diese Veränderung wird fanatisch in Angriff genommen. Die Kontrolle über das Körpergewicht beinhaltet den Wunsch der Kontrolle über die eigene Persönlichkeit, speziell die eigene Gefühls- und Bedürfniswelt. Das aktive Bemühen, das Körpergewicht zu ändern, ist stellvertretend für die eigentlich gemeinte Änderung des Selbstwertgefühls. Der Wunsch, straff und mager ohne ein Gramm Fett zu sein, ist deutbar als Wunsch nach Struktur der Persönlichkeit.

Die weitgehende Einschränkung des Erlebens und Empfindens der Aktionen und Interessen auf den Bereich Nahrungsaufnahme/Körpergewicht ist zum Teil verstehbar als Versuch, sich selbst und das eigene Gefühlsleben überschaubar zu machen und in den Griff zu bekommen. Die weitgehende Reduzierung des Erlebens und Handelns auf Verweigerung ist verstehbar als einzig mögliche Gegenmaßnahme gegen Fremdbestimmung bei fehlendem Selbstbild, bei Unfähigkeit, aktiv Interessen, Meinungen, Verhalten entgegenzusetzen. Das Hungern ist, vergleichbar dem Aufbau von Zwängen, zum Teil begründbar als Aufbau massiver Kontrolle, als Mittel gegen aufgezwungene Fremdbestimmung.

In diesem Zusammenhang ist erklärbar, daß klassische interpretierende Psychotherapiemethoden insgesamt wenig erfolgreich bei Anorexia nervosa sind (Hilde Bruch 1973). Die klassischen Interpretationen von Anorexia - regressive Wünsche, Ablehnung der eigenen sexuellen Rolle, orale Empfängnis - konfrontiert den Hilfesuchenden nochmals mit Fremdbestimmung; der Therapeut gibt vor, kompetenter für das Erleben des Patienten zu sein als er selbst - mit einer für ihn nicht verifizierbaren oder falsifizierbaren Erklärung seiner selbst - und potenziert damit die erlebte Ohnmacht.

Da wir, wie oben gesagt, nur die Bedeutung von Intensitätsstörungen herausarbeiten wollen, bleiben die Genese der Anorexia, die Bedeutung von Familienkonstellationen, die Bedeutung der häufig vorher bestehenden Übergewichtigkeit sowie der Einfluß modischer und anderer normativer Orientierungen unberücksichtigt. Weiterhin verzichten wollen wir auf eine umfassende phänomenologische Beschreibung des oft bizarren Erlebens und Verhaltens im Bereich der Nahrungsaufnahme und Gewichtskontrolle sowie auf entwicklungspsychologische Bedeutungen der Triebversagung.

17. Anorexia nervosa und Intensität: Überblick

Zum Verständnis der Anorexia nervosa im Hinblick auf Intensität erscheinen uns folgende Gesichtspunkte wesentlich:

- Personen mit Anorexie streben nach extremer Selbstkontrolle, vergleichbar Zwangsneurotikern
- der Ist-Zustand ist immer ungültige Vorbereitungsphase
- sie sind im Gesamterleben kanalisiert auf den Bereich Nahrungsaufnahme/Körpergewicht
- sie suchen nach Selbstverwirklichung in der Verweigerung
- sie sind gestört in der Selbstwahrnehmung
- sie haben massive Selbstwertprobleme

18. Extreme Selbstkontrolle und Anorexia nervosa

Mit dem Streben nach extremer Selbstkontrolle reduzieren Anorektiker ihren Erlebnisbereich. Der Kampf um Kontrolle wird zwar intensiv erlebt, aber die gesamte Breite der Gefühlsmöglichkeiten bleibt unterdrückt. Diese Intensität im Durchhalten von Hungern, körperlichen Aktivitäten, intellektuellen Leistungen etc. gibt ihnen etwas auffällig Waches, Lebendiges. Sie scheinen im Hungern und bei den häufig noch bei extremer körperlicher Schwäche aufrechterhaltenen motorischen Aktivitäten eine Ersatzintensität zu erleben, die, vergleichbar den Intensitätserlebnissen bei Zwängen, statisch ist. Gleichzeitig verarmen Intensitätserlebnisse in anderen Bereichen zunehmend; so ist z.B. sexuelles Empfinden in fortgeschrittenen Stadien nicht mehr gegeben.

Im Kontrollstreben drücken sich Unabhängigkeits- und, als Reaktion auf die erlebten Gefühle persönlicher Ohnmacht, Machtwünsche aus.

Diese Unabhängigkeits- und Machtwünsche konzentrieren sich auf die eigene Person. Wir teilen nicht die Meinung, daß Anorektiker mit ihrem Eßverhalten primär die Umwelt respektive ihre Mütter tyrannisieren wollen (Philip Pinkerton, Childhood Disorder, Crosby Lockwood Staples, London 1974). Obgleich sie dies de facto häufig tun, konnten wir nicht bestätigt finden, daß hierin ihre Motivation liegt.

Wir konnten vielmehr beobachten, daß sie sich meist bemühen, den Anschein normalen Eßverhaltens aufrecht zu erhalten. Personen mit Anorexie wollen nicht Sklave ihrer eigenen Gefühle und Bedürfnisse sein; sie wollen sich nicht von ihrem Körper bestimmen und tyrannisieren lassen. Die Annahme, nur in extremer Selbstunterdrückung und -kontrolle Selbstbestimmung finden zu können, deutet auf die Unsicherheit und Angst gegenüber der eigenen unbekannten Gefühlswelt hin. Die erlebte Fremdbestimmung wird zwar abgelehnt, aber das Selbstbild "kontrollbedürftig zu sein" ist soweit internalisiert, daß es zur selbstbestimmten Fremdbestimmung kommt.

Sie wagen es nicht, darauflos zu fühlen oder zu erleben. Ihr Erleben bleibt undynamisch, einseitig und starr.

Starke Kontrollmechanismen haben eine Entweder-Oder-Wirkung. Vergleichbar Zwangsneurotikern, die Außenreize entweder überhaupt nicht aufnehmen oder extrem davon betroffen werden, fühlen Anorektiker "ganz oder gar nicht". Sie frieren entweder extrem oder scheinen völlig unempfindlich gegen Temperaturreize zu sein; sie pendeln zwischen Überaktivität und totaler Erschöpfung, sie sind übererregt oder völlig distanziert. D.h. das gegebene Erleben ist zwar stets intensiv, aber einseitig beschränkt und statisch. Es handelt sich hierbei um Intensitätserlebnisse ohne Neuerfahrung, ohne dynamischen Aspekt.

19. Der Ist-Zustand als ungültige Vorbereitungsphase

Für Personen mit Anorexie ist der Ist-Zustand immer ungültige Vorbereitungsphase. Anders als Zwangsneurotiker warten sie aber nicht auf das Erfülltsein bestimmter Stimmigkeitsbedingungen von außen, sondern vielmehr auf einen Zeitpunkt, zu dem sie selber eine bestimmte Veränderungsarbeit an sich geleistet haben. Der Zeitpunkt, an dem Leben beginnen soll, ist für sie nicht definiert durch eine Vielzahl von teils äußeren, teils inneren Bedingungen wie "wenn die Wohnung fertig ist" oder "wenn ich mehr Geld habe", sondern wird abhängig gemacht von Vorstellungen wie "wenn ich noch 5 kg heruntergehungert habe" oder "wenn ich wieder normal essen kann wie andere Leute". Mit anderen Worten: der Zeitpunkt ist abhängig von der Erreichung von Zielvorstellungen in bezug auf die eigene Person. Hierbei ist an den Bereich Nahrungsaufnahme/Körpergewicht die Zielvorstellung eines anderen Selbstwertgefühls geknüpft, die Vorstellung, daß im Zuge der körperlichen Veränderung nach eigenen selbstgesetzten Richtlinien auch eine eigenständige Selbstfindung möglich ist. Die Ungültigkeit des Ist-Zustandes ist Ausdruck für die Unzufriedenheit mit sich selbst. Obgleich das Hinleben auf einen zukünftigen Zeitpunkt bei Anorektikern inhaltlich anders gelagert ist als bei Zwangsneurotikern, hat es doch ähnlich vermindernde Wirkung in bezug auf Intensitätserlebnisse.

20. Anorektische Erlebniskanalisierung auf den Bereich Nahrungsaufnahme/Körpergewicht

Anorektiker sind im Gesamterleben kanalisiert auf den Bereich Nahrungsaufnahme/Körpergewicht. Dieser Bereich dient als Strukturierung, als Orientierung und als Stimmungsbarometer.

Der BereichEssen setzt die Akzente im Erleben. So ist z.B. bei einer Einladung nicht mehr wichtig, wen man kennenlernt, worüber gesprochen wird etc., sondern nur noch, wie man unauffällig wenig ißt, inwieweit man, um unentdeckt zu bleiben, den persönlichen Diätplan überschreiten muß, und wie man anschließend damit fertig wird "soviel gegessen zu haben".

Hieraus resultiert, daß das Erleben für andere Eindrücke und Aktionen weitgehend blockiert ist. Dieser Bereich bietet lediglich Intensität im Sinne eines beliebig wiederholbaren Spannungs-Entspannungsmodells. Vom Verhalten in bezug auf Essen her ist zwar vorhersehbar und machbar, wie man sich zu fühlen hat, und wie man sich fühlt, aber das Fühlen steht nicht mehr im Prozeß der Auseinandersetzung mit der Umwelt.

Bedenken wir, daß dieses überwertige Beschäftigtsein mit Essen gemeinhin weder mitteilbar noch einfühlbar ist, so wird klar, daß Anorexie-Kranke mit den für sie wesentlichsten Gefühlen und Empfindungen emotional schwer erreichbar sind und damit meist beziehungslos bleiben.

Mehrfachinformation und -aktion sind durch die Eingleisigkeit des Erlebens verunmöglicht, Dichte durch das Fehlen von Beziehungen.

21. Selbstverwirklichung durch Verweigerung

Anorektiker suchen nach Selbstverwirklichung in der Verweigerung. Sie funktionieren meist übergewissenhaft im Leistungsbereich. Hier versuchen sie, mangelndes Selbstwertgefühl zu kompensieren, kämpfen um Anerkennung und benutzen den Rückzug in den Leistungsbereich, um ihre quälende Isolation vor sich und anderen zu überspielen. Aber, da sie hier an der Orientierung an den Erwartungen anderer festhalten, ist wenig eigenständiges, neues Erleben, wenig Intensität gegeben. Ein Gefühl der Urheberschaft von Gefühlen und Verhalten ist nur in der Verweigerung erlebbar.

Personen mit Anorexie essen meist gern, oft wird Essen von ihnen als etwas Liebes, Freundliches beschrieben, als etwas, was man bekommt und sich geben läßt. Essensverweigerung kann stellvertretend für Beziehungsverweigerung stehen. Beziehungsverweigerung ist hier verständlich aus den Beziehungserfahrungen. Wurde Beziehung vornehmlich erfahren als Erwartungen erfüllen zu müssen, in bestimmte Rollen gezwungen zu werden, sich selbst verleugnen zu müssen, dominiert werden, nie so akzeptiert zu werden, wie man ist, so ist die Verweigerung als mehr oder weniger hilfloser Versuch der Abgrenzung oder Durchsetzung der eigenen Persönlichkeit zu verstehen.

Hierzu als Beispiel die Erzählung einer Patientin: "Als Kind habe ich immer darunter gelitten, daß meine Geschwister verschiedene Gerichte ablehnten und dann etwas extra bekamen. Von mir aber hat meine Mutter einfach gesagt: "Die ißt alles, der ist das ganz egal, die ist da so wie ich". Ich weiß gar nicht mehr, ob das stimmte, oder ob ich mich nur nie getraut habe, eben weil meine Mutter das immer gesagt hat. Und dann erinnere ich mich, kam ich plötzlich auf die Idee zu behaupten, ich äße keinen Blumenkohl. Das stimmte aber gar nicht, ich habe immer gerne Blumenkohl gegessen. Aber irgendwie hat mich das tief befriedigt. Auf einmal war ich selbst jemand, eben jemand, der keinen Blumenkohl ißt."

Aus der Vorgeschichte ergibt sich meist, daß sie ausgesprochen brave, unproblematische, leistungsorientierte Kinder waren (M. Fey, G. A. Hauser 1970).

Auch nach Ausbruch der Krankheit zeigen sie sich in vielen Bereichen bis zu einem gewissen Grade leicht lenkbar und machen keine Umstände.

Irgendwann stößt man jedoch auf hartnäckige Verweigerung, die oft überhaupt nicht aus persönlichen Interessen oder Vorteilen verständlich ist, sondern eher wie Selbstzweck erscheint. Diese oft inhaltlich unspezifische Verweigerung ist zu verstehen als Versuch, Eigenständigkeit und Identität zu bewahren oder aufzubauen. Von daher entspricht die Intensität, mit der sie erlebt und behauptet wird, durchaus der persönlichen Wichtigkeit.

22. Störungen von Selbstwahrnehmung beim Anorektiker

Personen mit Anorexie sind gestört in der Selbstwahrnehmung (self-awareness). Sie können ihre Gefühle, ihre Bedürfnisse, ihren Körper nicht adäquat wahrnehmen. Das hieraus resultierende Sich-selbst-fremd-Sein, sich nicht empfinden zu können, bedeutet einen Mangel an emotionalen Identitätserlebnissen und damit an Intensität.

Dieser Mangel wird quälend empfunden und äußert sich als diffuse Angst, Leere, Entfremdung, Ruhelosigkeit und richtungsloses Suchen; in Zuständen also, die bei anderen Persönlichkeitsstrukturen bzw. unter anderen Bedingungen Suchtverhalten einleiten. Ähnlich wie exzessives Suchtverhalten Intensitätserlebnisse vermittelt, wird auch im exzessiven Hungern oder auch exzessiven Essen Intensität erfahren. Jedoch handelt es sich hierbei um eine Intensität, die beliebig wiederholbar, vorhersehbar und nach immer gleichem Schema und mit immer gleichen Schuldgefühlen abläuft, d. h. um eine Intensität ohne verändernde Dynamik und ohne konstruktive Entwicklungsrichtung. Mangelnde Selbstwahrnehmung, Leere, Empfindungslosigkeit für sich selbst bei gleichzeitig dumpf drängender Ruhelosigkeit macht Extremerfahrungen notwendig.

Exzessives Hungern bzw. Essen stellt Extremerfahrung dar, durch die die Intensitätslosigkeit durchbrochen wird, durch die Selbstempfindung möglich wird. Sowohl quälender Hunger als auch das völlige Absorbiertsein bei gierigem Essen zentriert auf das eigene Erleben.

Das Eindeutige, Typische, Intensive des Hungergefühls oder der Eßaktivität vermittelt im Ansatz sich selbst zu spüren, eine emotionale Identitätserfahrung.

23. Selbstwertprobleme und Anorexia

Personen mit Anorexia haben massive Selbstwertprobleme. Ihr Selbstbewußtsein ist oberflächlich betrachtet intakt, sie bringen Leistungen, sie funktionieren, sie organisieren, sie sind immer für andere da, sie finden alles "gar nicht so schlimm". (Letzteres unter anderem hat dazu geführt, daß in der Literatur häufig mangelnde Krankheitseinsicht angegeben wird; B. Luban-Plozza und W. Pöldinger: Der psychosomatisch Kranke in der Praxis, Editiones Roche, Basel 1972; auch reagieren Psychotherapeuten und Ärzte gelegentlich mit offener destruktiver Feindseligkeit auf Menschen mit anorektischen Störungen: sie lasten die unterstellte Uneinsichtigkeit oder gar Ungehorsam den Patienten an.)

Dieses Erscheinungsbild deckt sich aber nicht mit dem erlebten Selbstkonzept. In ihm zeigt sich lediglich ein mehr oder weniger gekonntes Erfüllen von Erwartungen und moralischen Forderungen und Normen, das nicht als Bestandteil der eigenen Person empfunden wird. Das eigentliche Grundgefühl ist vielmehr Hilflosigkeit, Schwäche und persönlicher Unwert. Das ehrgeizige Leisten, Funktionieren und für andere da sein zu müssen ist zu verstehen als ständiger Versuch, sich und anderen zu beweisen, daß man so unwert doch nicht sei. Da sich diese Versuche jedoch stets an Fremdnormen orientieren, beinhalten sie wenig Selbsterfahrung, wenig Kompetenzerlebnisse, die zu einer Veränderung des Selbstbildes führen könnten.

Im Hungern bzw. im Dünnsein ist der Versuch einer eigenständigen Orientierung und Durchsetzung einer bestimmten Überzeugung jedenfalls in einem Bereich zu sehen.

Zumindest in schweren Fällen von Anorexia nervosa, die von der Umwelt nicht mehr als lediglich sehr schlank toleriert werden, kann das Hungern Eigenständigkeit im Sinne von Abgrenzung bedeuten, kann es als einzige selbstgewählte Norm gegenüber dem Normendruck der Umwelt empfunden und verteidigt werden. Es kann Gefühle vermitteln wie:

- Unabhängigkeit von Normen, Bedürfnissen und von dem eigenen Körper
- Konstanz und Sicherheit der eigenen Person

- Durchhaltenkönnen und stark sein
- Diszipliniertsein und sich im Griff haben
- nichts und niemanden zu brauchen.

24. Hungern und Dünnsein als Kompetenz-Erfahrung

Im Hungern bzw. Dünnerwerden kann eine Kompetenz-Erfahrung liegen, die intensives Erleben beinhaltet und Hochgefühle des Durchhaltenkönnens und der Unabhängigkeit vermittelt.

Hieraus erklärt sich auch, daß gelegentliches exzessives Essen oft wie ein psychischer Zusammenbruch erlebt wird, und die Betreffenden tief deprimiert. Oder auch, daß Ärzte und andere Personen, die die Nahrungsaufnahme erzwingen wollen, als Bedrohung für die Persönlichkeit wahrgenommen werden, und es in gewissem Sinne auch sind.

Obgleich im Hungern Kompetenzerfahrungen und Intensitätserlebnisse möglich sind, kommt die verändernde, lebenserweiternde Dynamik solcher Erfahrungen allenfalls nach einer Veränderung der Symptomatik zum Tragen.

Auch wenn sich im Hungern Identitäts- und Kompetenzerfahrungssuche äußert, so führt es doch gleichzeitig zu erlebter Einengung, Unfreiheit und Abhängigkeit. Das ständige Beschäftigtsein mit dem Thema Essen führt zu Scham und Schuldgefühlen und erhöht wiederum die Ohnmachts- und Unwertgefühle. Weiterhin wird die zunehmende Enge des Erlebens, das Absterben umweltbezogener Interessen und Beziehungen qualvoll erlebt. Was auf der einen Seite an Intensitätserfahrungen gewonnen wird, wird auf der anderen um ein Vielfaches aufgegeben.

Emotionale Identitätserfahrungen mit Intensität sind zwar gegeben, aber wenig vielfältig und damit wenig erlebniserweiternd. Etwas stärker ausgeprägt sind Kompetenzerfahrungen. Aber auch sie bieten nur in einer Dimension - Kontrolle des eigenen Eßverhaltens/Körpergewichts - das Gefühl von Einwirkungsmöglichkeiten. Die Erfahrung, einzuwirken, verändern zu können ist hierbei nicht nur auf einen Bereich beschränkt, sondern auch passiv: die "Leistung" ist etwas zu lassen, nicht etwas zu tun.

25. Kontrast-Dichte-Mehrfachinformation-Aktion und Intensitätsreduktion bei Anorexia-Nervosa

Bezogen auf die Prinzipien Kontrast, Dichte, Mehrfachinformation bzw. Mehrfachaktion ergibt sich eine erhebliche Intensitätsverringerung.

Kontrasterleben ist erschwert, da die Zentriertheit auf das Thema Essen in fast alle Lebensbereiche hineingetragen wird und das Erleben soweit bestimmt, daß die Wahrnehmung für neue Eindrücke, Tätigkeiten etc. weitgehend blockiert ist.

Auch Dichte im erlebniserweiternden Sinne ist reduziert. Sowohl im Hinblick auf Person/Person-Beziehung als auch in bezug auf Umweltinteressen kommt es zu zunehmender Isolation und Abgeschnittenheit. Wenn das eigene Eßverhalten zur emotional wichtigsten Konstante im Erleben wird, an der Stimmung und Selbstwertgefühl orientiert ist, werden Umwelt und Personbeziehungen flacher und emotional entfernter. Der rote Faden im Erleben ist das eigene Eßverhalten; andere Wahrnehmungen, Empfindungen, Erlebnisse zerfallen in Einzelerfahrungen, die sich nur wenig in persönliche Bedeutungszusammenhänge gliedern lassen und von daher nicht als persönlich wichtig, als intensiv erlebt werden. Dies trifft allerdings so hart nur auf sehr schwere Fälle zu.

Anorexia-Kranke haben oft ein ausgesprochen starkes Beziehungsinteresse und bemühen sich fast übertrieben um andere. Sie versuchen die Zuwendung, die sie sich für sich selber wünschen, anderen entgegenzubringen, ebenso wie sie häufig die Nahrung, die sie sich verweigern, anderen geben möchten. Aber auch hierbei handelt es sich meist zwar um emotional wichtige, aber nicht um angstfreie, konstruktive Beziehungen.

Auch Mehrfachinformation und -aktion ist aufgrund der eindimensionalen Thematik erschwert.

Dennoch glauben wir, daß die Intensitätserlebnisse des Sich-Empfindens und der Selbsterfahrung in der Verweigerung als verbliebene Quelle eigenständigen intensiven Erlebens eine potentiell positive Bedeutung für die Persönlichkeitsentwicklung haben, und daß nicht zuletzt deshalb so hartnäckig daran festgehalten wird.

26. Hysterische Reaktionsformen: Intensitätsdefizit und Intensitätssehnsucht

Im folgenden wollen wir weitere psychische Störungen in bezug auf Intensitätserleben kurz anreißen, ohne detaillierter auf die Krankheitsbilder einzugehen.

Personen mit hysterischen Reaktionen leiden unter einem Defizit an intensivem Erleben bei einer gleichzeitigen starken Sehnsucht nach Intensität. Sie sind meist in ihrem Selbstwerterleben aus Unsicherheit extrem abhängig von Umweltreaktionen; sie fühlen sich so, wie sie auf andere wirken. Hieraus resultiert eine Wirkungsorientiertheit im Umgang mit anderen, die in allen Beziehungen zu einem hohen Energieaufwand in bezug auf die Selbstdarstellung führt. Dieses Zentriertsein auf die Frage "Wie wirke ich?", "Wie stelle ich mich dar?", "Wie erreiche ich das Interesse, die Zuwendung, das Gefallen?" vereitelt ein eindeutiges, konzentriertes Erleben des Gegebenen. Sowohl die Gesamtsituation als auch andere Personen und die eigene Gefühlslage sind im Bewußtsein nur verschwommen repräsentiert.

Dadurch, daß man auf andere einwirken will, wird Selbsterfahrung gesucht und Selbsterfahrung vereitelt. Im Wirkenwollen, im Sich-Darstellen-Wollen ist der Aspekt des Sich-Erfahren-Wollens mit gegeben. Aber die gleichzeitig extreme Angst vor Ablehnung bzw. Abwendung, die dazu führt, daß als erfolgreich gelernte Rollen übernommen und gespielt werden, macht intensive Selbsterfahrung unmöglich, verhindert ein intensives emotionales Verwickeltsein.

Das In-Rollen-schlüpfen erfolgt nicht nur gegenüber anderen, sondern auch gegenüber sich selbst. Mit der Sehnsucht, intensiver, profilierter, prägnanter, interessanter zu sein, als man sich fühlt, werden Gefühle über die Identifikation mit typischen Rollen sozusagen geliehen. Mit diesem gewollten Sichhineinsteigern in spezifische Gefühle wird Intensität, wird emotionale Identitätserfahrung gesucht und gleichzeitig verhindert. Personen mit hysterischen Reaktionen haben meist das Bedürfnis nach optimalen Beziehungen, optimalen Gefühlen, optimaler bedingungsloser Zuwendung. Diese Ansprüche schränken intensives Erleben ein. Sie erlauben weder einen persönlich vorurteilsfreien Umgang mit den eigenen Gefühlen noch ein emotionales Sicheinlassen auf eine Realität, die diese Ansprüche nicht erfüllt.

Intensitätserleben wird durch den fehlenden Bezug zur eigenen Gefühlswelt, den fehlenden Bezug zur Gegenwart und den emotionalen Rückzug aus der Umweltsituation verringert.

Der Bezug zur eigenen Gefühlswelt ist erschwert aufgrund der Orientierung an der Wirkung auf andere und aufgrund vorgefaßter Vorstellungen, wie man fühlen möchte bzw. fühlen sollte, die eine akzeptierende, offene Auseinandersetzung erschweren. Personen mit hysterischen Reaktionen beschreiben, sich nie über ihre Gefühle wirklich klar zu sein, nie sicher zu sein, ob sie das, was sie zu fühlen glauben, auch wirklich fühlen. D. h. sie empfinden ihre Gefühle nicht als eindeutig, typisch, zu sich gehörig, sie erleben sie nicht intensiv.

Der Gegenwartsbezug ist erschwert durch das Vorbeschäftigtsein mit Vorstellungen, wie man wirklich möchte, wirken wird, wie es wäre, "wenn. . . . " (vgl. den Film: The secret life of Walter Mitty). Der Gegenwartsbezug ist gestört, indem sich das Erleben vorwiegend in der Phantasie abspielt, in der optimale Bedingungen gedacht werden. Das Verlagern in die Phantasie, in Tagträume, in denen die hohen Ansprüche an die eigene Person und ihre Wirkung erfüllt werden, bietet zwar Ersatz, bleibt aber gegenüber realen Intensitätserlebnissen dünn und vor allem undynamisch für die Entwicklung der Person.

Es geht einher mit einem emotionalen Aussteigen aus der Realität, von der zu viel Frustration und zu wenig Befriedigung erwartet wird. Was dazu führt, daß die Umwelt nicht mehr aktiv, nicht mehr klar erlebbar ist. Die Betreffenden beschreiben meist, alles wie durch einen Nebel zu sehen, verschleiert, verschwommen und ohne Bezug zu sich selbst. Dieser "hysterische Nebel", in dem die Betreffenden sich selbst als "dösig", "leer", "langweilig", "wie weggetreten", "schwimmend", "eingenebelt" empfinden, macht intensive Umweltwahrnehmung unmöglich. Er verhindert direktes Beteiligtsein, Sich-nicht-mehr-distanzieren-können, Betroffensein von Erlebnissen, Wahrnehmungen, Erfahrungen. Er verhindert Auseinandersetzung mit der Umwelt, er verhindert Intensitätserleben.

Direkt intensiv erlebt wird bei hysterischen Reaktionen in Extremfällen, im positiven wie im negativen Sinne. Intensiverlebnisse stellen sich bei überdurchschnittlichen Erfolgen im Auftreten ein, aber auch bei psychischen Zusammenbrüchen. Von daher ist der "hysterische Anfall", wenn auch in geringerem Maße als es den Anschein haben mag, eine Intensitätssteigerung. Im psychotherapeutischen Prozeß ablaufende geltungsbezogene, intensive Reaktionen erweisen sich im Ansatz meist als Beginn von Veränderungen.

So glauben wir, daß in der starken Sehnsucht nach Intensität bei Personen mit hysterischer Reaktion ein konstruktiver Ansatz liegt, denn der erlebte Mangel und die ständigen, wenn auch oft mißlingenden Versuche, Erleben zu intensivieren, deuten auf Veränderungs- und Entwicklungsmotivation hin.

27. Wahrnehmungsverläufe bei Intensitätsstörungen

Bei manchen schwerstbeeinträchtigten Klienten mit insgesamt unterschiedlicher Problematik konnten wir Veränderungen in der Wahrnehmung beobachten, die uns in bezug auf des Prinzips Dichte bei Intensitätserlebnissen als wesentlich erscheinen. Beschrieben oder im Verhalten gezeigt wird eine Veränderung in der Akzentuierung von Umweltreizen bzw. - informationen:

- irrelevante Nebengeräusche werden dröhnend laut
- alltägliche Haushaltsgeräusche lösen extremes Erschrecken aus
- bestimmte Formulierungen erzeugen diffuse Angst
- bestimmte Formulierungen werden plötzlich als sinnentleert, merkwürdig, fremd empfunden
- vertraute Gegenstände zerfallen in der Wahrnehmung in bizarre Einzelstrukturen.

Hier ist insofern ein Zusammenhang zu Intensitätserleben und dem Prinzip Dichte erkennbar, als diese Klienten alle in ihren Person/Umwelt- und Person/Person-Beziehungen erheblich beeinträchtigt waren. Unsere Hypothese ist, daß, wenn keine konstanten Bezüge erlebt werden, Wahrnehmungen und Erfahrungen nicht mehr nach persönlicher Relevanz in das Gesamterleben eingegliedert werden können, Intensitätserleben nicht mehr gerichtet, strukturiert ist.

Darüberhinaus schaffen sich Personen, die emotional abgeschnitten, unerreichbar sind, in diesen Wahrnehmungsverschiebungen eine Art Erlebnisventil.

Qualvoll, wie diese Erlebnisse auch immer sein mögen, bedeuten sie Intensität des Empfindens. Sie sind gekennzeichnet durch: sich nicht distanzieren zu können und durch Aktualität im Erleben. Und sie stellen eine Art Umweltkontakt, eine Art Beziehungsersatz dar. Geräusche laut und leise werden zu lassen, Gegenstände anders zu sehen, von Außenreizen betroffen zu sein ist tendenziell eine Wechselwirkung zwischen Selbst und Umwelt.

Diese Wahrnehmungserlebnisse weisen auch in Richtung Veränderung, wenn auch in einer Totalität, die Angst macht. Sie bedeuten eine Auflösung des Selbstverständlichen, ein neu und anders Wahrnehmen, wenn auch in einem Ausmaß, das Erlebniskontinuität und damit konstruktive, prozeßhafte, personbezogene Auseinandersetzung erschwert.

28. Unfähigkeit zum Intensitätserleben bei depressiven Zuständen

Am gravierendsten ist die Unfähigkeit zu Intensitätserleben wohl in schweren depressiven Zuständen. Der in der Literatur häufig beschriebene Verlust des vitalen Grundgefühls läßt sich übersetzen in den Verlust der Fähigkeit zum Intensitätserleben. In schweren Depressionen ist die Beziehung zu sich selbst, zu anderen und zur Umwelt abgerissen.

Dominierend im Erleben ist das Gefühl der Gefühllosigkeit, das beschrieben wird mit Worten wie: "Es ist nichts mehr da" oder "In mir ist alles tot" oder "Ich weiß genau, was ich wann fühlen würde oder müßte oder gefühlt habe, aber ich fühle es nicht mehr". Die Beziehung zur eigenen Gefühlswelt ist abgebrochen und damit die Möglichkeit zu emotionalem Identitätserleben. Depressive sind sich selbst insofern nicht mehr persönlicher Mittelpunkt, als sie sich nicht mehr als Urheber, als zuständig, als beteiligt an ihren Gefühlen erleben, sondern sich selbst teils angstvoll erregt, teils passiv dumpf beziehungslos ertragen. Das erlebte Ohnmachtsgefühl gegenüber sich selbst und der Umwelt führt zu einer generalisierten Hilflosigkeit, die sich in verzweifelter Angst oder totalem Blockiertsein äußert. Die erlebte Inkompetenz, das Fehlen jeglicher Einwirkungsmöglichkeit hängt zusammen mit dem Abbruch von Beziehung, der jedes Beteiligtsein, jedes mit der Umwelt etwas zu tun zu haben, jedes sich zu etwas zu verhalten oder etwas bewirken zu können, jeden Gegenwarts- bzw. Situationsbezug ausschließt.

Nach unserer Beobachtung sind in besonders schweren depressiven Zuständen auch keine gedanklichen Inhalte mehr gegeben. Wir glauben, daß depressive Thematiken wie Existenzängste, Schuldgefühle usw. bereits Konkretisierungen sind, die den Umweltbezug wieder näher rücken. Und, daß sie entlasten, indem sie im Ansatz Auseinandersetzung bedeuten, daß sie das Erleben tendenziell wieder dynamisch intensiver werden lassen. Thematisierung weist in Richtung Umgang mit dem Gefühl und stellt gegenüber dem inhaltslosen Gefühl der Gefühllosigkeit gewissermaßen Mehrfachinformation dar.

Obgleich bei depressiven Zuständen die Fähigkeit zu umwelt- oder personbezogenen Intensitätserlebnissen erlischt, sind im Nicht-Fühlen-Können, im Kern des depressiven Ausgelöscht-Seins wesentliche Merkmale von Intensität gegeben:

- die Unmöglichkeit, sich dem depressiven Erleben zu entziehen oder sich zu distanzieren
- die Unablenkbarkeit; für das depressive Erleben irrelevante Reize werden im Bewußtsein nicht aktuell

- die Einprägsamkeit; depressive Zustände werden nie vergessen oder in der Erinnerung abgemildert oder blaß
- die Eindeutigkeit des Erlebens; depressive Stimmungen sind nie gemischt oder mittelmäßig, sondern jeweils eindeutig stark und intensiv
- depressive Verstimmungen strukturieren im Nachhinein die Zeit. Sie werden ähnlich wie lebensbestimmende Einbrüche: Kriegs-, Katastrophen , Krankheitserfahrungen als Markierungen in der Lebensgeschichte erfahren,
- depressive Verstimmungen sind Nullpunkterlebnisse, auf die ein Neubeginn, eine Veränderung erfolgt.

Indem Depressionen den Betreffenden so total auf sich zurückwerfen und aus seinen Alltagsbezügen herausreißen, indem sie Nicht-Sein signalisieren, sind sie Grenzerfahrungen und als solche in sich Intensitätserlebnisse und damit potentiell konstruktiv (F.F. Flach 1974).

29. Intensität und Suchtverhalten

Um die Relevanz von Intensität von anderer Seite deutlich zu machen, verweisen wir auf ein Intensitätsmodell mit extrem destruktiven Qualitäten: das Suchtverhalten.

Das Suchterleben weist in maximaler Kanalisierung Informationsdichte, Kontrast, dagegen nicht Mehrfachinformation auf. D.h. das Suchterleben ist strukturell defekt durch maximalen Erlebnisdruck ohne Erlebnisbreite und Vielfalt.

Entsprechend noch am stärksten einwirkend auf Süchtige sind alle Einwirkungsvariablen, die die maximale Kanalisierung und den Erlebnisdruck durch ähnlich intensives aber strukturell anderes Erleben ersetzen.

Zusammenfassend läßt sich bei den von uns dargestellten Veränderungen des Intensitätserlebens bei psychischen Störungen feststellen, daß jede psychische Störung eigene Formen von spezifischem Intensitätserleben aufweist und von daher potentiell eine Markierung in der Persönlichkeitsentwicklung darstellt, die auch konstruktive Veränderungsmöglichkeiten beinhaltet.

Wir meinen, daß Angst vor Psychotherapie häufig Angst vor einer Veränderung im Sinne von Intensitätsverlust bedeutet, und daß Therapieformen dieser letztlich konstruktiven Angst Rechnung tragen müssen.

E) Die Bedeutung von Intensität für Psychotherapie

Um die dynamische Kraft des Veränderungsfaktors Intensität wirksam werden zu lassen, muß der Therapieprozeß in sich Intensitätserfahrung sein. Er muß in Kontrast zum Alltagsleben stehen, erlebbar anders sein; er muß im Sinne von Dichte eine intensive Beziehung, eine gewisse Kontinuität beinhalten, und er muß im Sinne von Mehrfachinformation bzw. -aktion vielschichtig Probleme angehen helfen. Er muß eine Intensitätserfahrung darstellen, die auf andere Bereiche übertragbar ist, die zu gezielter Aufsuche konstruktiver Intensität führt. Und er muß die gegebenen Intensitätsmöglichkeiten des jeweiligen Klienten als solche erkennen, verstehen und akzeptieren.

Begreifen wir die Therapiesituation als spezifische Möglichkeit für das Lernen von Neuerfahrungen, so erscheint uns wichtig, daß dynamische Intensitätserlebnisse als überdauernde Veränderungs- und Entwicklungsmöglichkeit hier erfahren werden. Das Erleben der Therapiesituation sollte paradigmatisch für intensives Erleben sein, eine Möglichkeit also, Intensität innerhalb einer psychisch relativ gesicherten Position direkt zu erfahren und so zu lernen.

Neben dieser übergreifenden Intensitätserfahrung wird Intensität therapeutisch themen- bzw. problemspezifisch verändernd wirksam. In der Therapiesituation werden spezifische emotionale Identitätserlebnisse und Kompetenzerfahrungen möglich. In der Therapiesituation wird Gegenwartsbezug sowohl themenspezifisch als auch übergreifend hergestellt.

30. Die Therapiesituation als Kontrasterfahrung

Der Entschluß der Klienten, sich in Therapie zu begeben, erfolgt aus einer erlebten Sondersituation heraus. Er erfolgt meist aus einem besonders intensiven Erleben der eigenen Störung oder einer Einstellungsänderung gegenüber der eigenen Störung heraus, wodurch bereits die Statik des Erlebens durchbrochen ist, indem Veränderungswunsch, Veränderungshoffnung und Veränderungsmotivation aktuell geworden sind.

Die Erwartung des Klienten an die Therapie ist, daß sie eine Sondersituation darstellt, in der er ganz andere Erfahrungen machen wird als in seinen sonstigen Beziehungen. So unklar die Erwartungen inhaltlich auch immer sein mögen, und so sehr sie gelegentlich vom Konzept des Therapeuten abweichen mögen, sie gehen immer in Richtung Sondererfahrung, Veränderung, zumindest im vorstellbaren Bereich des jeweiligen Klienten. Die Erwartungen des Klienten beinhalten immer, daß für ihn, an ihm, mit ihm oder in ihm etwas passiert, was sich von seinen Alltagserfahrungen abhebt.

Die Kontrasterwartung des Klienten sensibilisiert ihn hinsichtlich der Therapiesituation. Sie macht ihn erlebnisoffen, erlebnisbereit und erlebnisängstlich zugleich.

Die Untersuchungsbefunde, daß die Therapie eine Person in Richtung "for better or for worse" verändern kann (Ch. B. Truax and R. R. Carkhuff, Toward Effective Counseling and Psychotherapy: Training and Practice, Aldine, Chicago 1967), sind mit darauf zurückzuführen, daß der Klient die Situation als für ihn wichtig, ihn betreffend, intensiv erfahren möchte, und daß in dieser Intensitätserwartung sowohl Möglichkeiten als auch Gefahren für den therapeutischen Effekt gegeben sind.

Wird die Kontrasterwartung enttäuscht und die Therapiesituation als nichts besonderes, als nicht intensiver als andere Situationen erlebt, so kann die Veränderungsmotivation, die Intensitätsoffenheit wieder abflachen, es kann zur Bestätigung des Denkens: "Es ist doch immer alles dasselbe, mir kann man nicht helfen, Neuerfahrungen und Veränderung gibt es nicht" führen und damit Resignation in bezug auf das Aufsuchen dynamischer Intensitätserfahrungen bedeuten.

Wird die Therapiesituation als negativer Kontrast erlebt - z. B. kälter, beängstigender, distanzierter, abwertender, lenkender, desinteressierter, erlebniseinengender als andere Situationen -, so kann es zur Verstärkung neurotischer Symptomatik kommen. Betrachten wir dies nur unter dem Aspekt Intensität, so besagt es: intensive Erfahrungen mit destruktivem Inhalt können die Suche nach Intensitätserleben im eher statischen neurotischen Bereich verstärken. Die Dimension Intensität scheint aber auch bei negativer Gesamterfahrung in Richtung Veränderungsmotivation wirksam zu sein: Klienten mit negativer Erfahrung brechen die gegebene Therapie zwar meist ab, suchen aber erneut Therapie auf.

Darüberhinaus sind Therapiesituationen als intensitätssteigernde Kontrasterfahrungen am wirksamsten, wenn sie zwar erwartungsgemäß gänzlich anders als andere Situationen sind, aber in anderer Weise als ursprünglich erwartet. Die Kontrasterwartungen der Klienten bewegen sich innerhalb ihrer bekannten Denkmuster und sind von daher apriori weniger intensiv. D. h. unsere Forderung, dem Wunsch nach Therapie als Sondererfahrung Rechnung zu tragen, heißt nicht, Klientenerwartungen in dieser Hinsicht inhaltlich zu erfüllen, sondern vielmehr, Kontrast im Hinblick auf dynamische, konstruktive Intensität herzustellen.

Kontrasterfahrungen können therapeutisch intensitätssteigernd sein. Gehen wir davon aus, daß bestimmte für Veränderung hilfreiche therapeutische Einstellungen und Verhaltensweisen bestehen, so sind diese um so wirksamer, je intensiver sie erfahren werden. Die Intensität, mit der sie erfahren werden, ist mit abhängig davon, inwieweit sie im Kontrast zu sonstigen Erfahrungen stehen.

Hierzu einige Beispiele:

Ein jugendlicher Klient, der zu Hause die Erfahrung macht, daß niemand sich für seine Gedankenwelt interessiert, erlebt das therapeutische Bemühen um seine Gedanken als Neuerfahrung, als Kontrast. Er erlebt es intensiv als Zuwendung und wird so fähig, auch seine Gefühle zu äußern.

Klienten, die eher eine autoritäre Lenkung als eine akzeptierende, respektierende, partnerschaftliche Haltung des Therapeuten erwarten, empfinden nicht nur Akzeptanz intensiv, sondern erfahren auch insgesamt eine Intensitätssteigerung.

Eine depressive Klientin, die in ihrem häuslichen Milieu verwöhnende Tröstung, Ablenkungs- und Aufmunterungsversuche gewöhnt ist, erlebt das intensive Eingehen auf die gegebenen negativen Inhalte der depressiven Stimmung als Kontrast, der sie befähigt, sich in der Situation neu und intensiver mit sich selbst auseinanderzusetzen, und ihr das Gefühl gibt, ihre Stimmung intensiver durchleben zu dürfen und darin ernstgenommen und akzeptiert zu werden.

Ein psychotischer Klient, der gewohnt ist, daß seine Phantasien auch bei anderen Angst auslösen und zu einem Rückzug aus der Beziehung führen, macht eine Kontrasterfahrung, wenn der Therapeut rückhaltlos auf die Thematik eingeht, und er erlebt die entlastende Angstfreiheit des Therapeuten intensiv.

Therapiebezogenes Kontrasterleben zu Schädigungen fortführenden Alltagssituationen in unserem Sinne ist nicht nur intensitätssteigernd, indem das Erleben neuer, frischer, gegenwärtiger wird, sondern hilft, feste Erwartungs- und Einstellungsstrukturen aufzubrechen. Es vermittelt Erfahrungen wie "Es kann auch anders sein" und weist damit grundsätzlich in Richtung Veränderbarkeit.

Um den dynamischen Veränderungsfaktor nutzbar zu machen, muß Therapie eine Gegenerfahrung darstellen. Und zwar eine Gegenerfahrung im Bereich emotionalen Erlebens, in bezug auf Formen der Auseinandersetzung, des Beziehungserlebens, der Entscheidungsfindung und der Problemlösung.

Die inhaltlichen und dynamischen Aspekte der therapeutischen Gegenerfahrung sind bestimmt durch die Problemlage des Klienten und durch das emotionale-, kognitive- und Verhaltensangebot des Therapeuten. Das an den (wie verschlüsselt sie auch sein mögen) Kommunikationsabsichten des Klienten orientierte Verhalten des Therapeuten löst intensive Veränderungserfahrungen aus.

31. Dichte des Erlebens

Der therapeutische Prozeß ist umso intensiver und dynamischer, je dichter, je gedrängter sich die Selbsterfahrung des Klienten vollzieht. Diese Gedrängtheit ist nur möglich, wenn der Therapeut in seinen Äußerungen, in seinem spürbaren eigenen Erleben selbst intensiv, gedrängt ist, ohne aber bedrängend zu werden.

Dichte des Erlebens ist für den Klienten möglich, wenn die Beziehung zwischen dem Therapeuten und dem Klienten als zuverlässig, gesichert kontinuierlich spürbar ist. Diese spürbare zuverlässige Beziehung ist notwendig, damit der Klient einen festen Bezugsrahmen für sein

Erleben behält und auch, damit seine psychischen Energien frei sind für den eigenen Erlebensfluß. Um Dichte im therapeutischen Prozeß zu ermöglichen, muß der Therapeut Aktivität zeigen, ohne damit Unruhe in die Beziehung zu bringen. Er muß modellhaft selbst Dichte im Nachvollziehen, in der verstehenden Auseinandersetzung mit den Gefühlen des Klienten verwirklichen und gleichzeitig emotional sichernde Resonanz für das Erleben des Klienten sein.

Wir glauben, daß Therapiemethoden, die mit wenigen Therapeutenäußerungen arbeiten, zwar der jeweiligen Äußerung ein stärkeres Gewicht geben, aber auf das Prinzip Dichte als Steigerung des dynami schen Veränderungsfaktors Intensität verzichten.

Unsere Forderung nach Dichte heißt nicht, daß es nicht auch gelegentlich wichtig ist, einen Klienten, der mit großer Intensität beängstigende Gefühle durchlebt, sozusagen "ausruhen" zu lassen, indem z. B. die Therapeutenäußerungen vorsichtiger, tastender, ruhiger werden oder auch durch direktes Ansprechen des Intensitätserlebens. Destruktiv und das Intensitätserleben überdauernd verringernd ist ein solches Ausruhen unseres Erachtens dann, wenn es als Flacherwerden oder gar Abreißen der therapeutischen Beziehung erlebt wird.

32. Mehrfachinformation und strukturelle Komplexität im therapeutischen Prozeß

Mehrfachinformation ist von zentraler Bedeutung für den therapeutischen Prozeß. Durch therapeutische Mehrfachinformation werden sowohl Differenzierungs- wie auch Integrationsprozesse in Gang gebracht, die eine Reorganisation emotionaler Erfahrungen bewirken und die Basis für emotionale Neuerfahrungen schaffen. Mehrfachinformation beinhaltet im Therapieprozeß, von struktureller Komplexität des Therapeuten- und Klientenverhaltens auszugehen, ohne reduktionistische Prozeß- und Zielvorstellungen steuernd einzusetzen. In diese Richtung gehen die Überlegungen und Untersuchungen von David A. Wexler, der davon ausgeht "that self-actualisation may involve a hightened complexity in cognitive processing" (D. A. Wexler, Self-Actualisation and Cognitive Processes, Journal of Consulting and Clinical Psychology, Vol. 42, Nr. 1, 1974).

Im Zusammenhang mit Intensität setzt das Modell struktureller Komplexität bei der Notwendigkeit an, statische, sich selbst reproduzierende Erlebnismöglichkeiten durch erlebte dynamische Intensitäten im Therapieprozeß aufzulösen. Der Therapeut bewirkt durch seine komplexen, vielfältiges Suchverhalten auslösenden Verbalisierungen, daß der Klient dazu kommt, gestörte monostrukturelle Wert- und Bedeutungssysteme zu entkoppeln. Und zwar nicht, um neue vermeintlich wichtigere Wert- und Bedeutungssysteme nach Art steuernder Superstrukturen aufzubauen, sondern um intensitätsbestimmte Wachstums- und Entwicklungsprozesse zu ermöglichen.

Im folgenden wollen wir kurz auf einige Aspekte von Mehrfachinformation und Intensität im Therapieprozeß hinweisen:

Mehrfachinformation bewirkt, daß der Therapieprozeß immer neu intensiv erlebt und die verschiedenen Problembereiche unter neuen, anderen Aspekten gesehen werden können.

Erlebnisfrische für den Therapieprozeß selbst zu erhalten ist möglich, wenn der Klient die Erfahrung macht, eine Vielfalt von unterschiedlichen, persönlich wichtigen Problemen unterschiedlich, aber produktiv angehen zu können.

Das bedeutet für den Therapeuten:
Sprunghaftigkeit und Wechsel in der Problembearbeitung anzunehmen, "Umwege" im Denken ernst zu nehmen, die Grunderfahrung von Verständnis, Akzeptanz, Echtheit in verschiedenen Bereichen zu vermitteln. Mit verschiedenen Bereichen meinen wir sowohl unterschiedliche angesprochene Problembereiche als auch unterschiedliche Arten der Vermittlung. Unterschiedliche Arten von Vermittlung erhöhen als Mehrkanalinformation die Aufnahmefähigkeit und intensivieren so die jeweilige Information.

Mehrfachinformation ist auch bei der spezifischen Problembearbeitung wesentlich. Bedenken wir, daß Klienten sich einerseits häufig durch die Kanalisierung des Erlebens in einen Bereich weitgehend von Mehrfachinformation abschneiden und daß sie andererseits ihr Problem meist in immer gleicher Weise bereits endlos durchdacht haben, ohne damit weiterzukommen, so heißt das, daß Therapie eine neue Auseinandersetzung durch neue Aspekte anregen muß. Das Erleben des Klienten, sich im Kreise zu drehen, sich verrannt zu haben, besagt Adaptation in der Problemauseinandersetzung. Es führt zu Müdigkeit, Verlust an Kreativität, Spontaneität oder auch Blockiertsein.

Das Erleben des Klienten, sich im Kreise zu drehen, sollte nicht nur durch eine andere Sichtweise durchbrechbar gemacht werden. Wir glauben, daß die Erfahrung, grundsätzlich zu vielen Sichtweisen, zum Herstellen unterschiedlicher Zusammenhänge und Bezüge offen sein zu können, für die Gesamtentwicklung konstruktive Intensitätserfahrung bedeutet.

Um eine erlebnismäßig intensive aktuelle und überdauernde Form der Problembearbeitung und Auseinandersetzung zu bewirken, dürfen Therapeutenäußerungen nicht nur andere, möglicherweise als "richtige" gedachte Einfachinformationen sein.

Dies wird bei der therapeutisch notwendigen Herausarbeitung von Mehrfachbedeutungen emotionaler Abläufe deutlich. Reduziert der Therapeut seine Kommunikation etwa dadurch, daß er geschlossene Interpretations- und Verständnisschemata anlegt, werden intensive Lernprozesse beim Klienten blockiert. Mehrfachbedeutungen zu entwickeln, bietet die Möglichkeit, zirkuläres Festgeschriebensein in der Störung nicht nur aufzubrechen, sondern den Klienten neue Ebenen der Selbst-Auseinandersetzung finden zu lassen.

Hinweise auf die Bedeutung der flexiblen Verwendung eines komplexen Repertoires von Deutungscodes finden wir bei Ch. Rittelmeyer u.

G. Wartenberg (Verständigung und Interaktion, Juventa, München 1975): "Eine solche "komplexe Kognition" besteht offenbar darin, daß die Erfahrungen, die man machte, ein relativ großes Repertoire an Deutungsschemata und Erklärungsmustern (an interpersonalen Konstrukten) "zur Verfügung stellen" und daß die situativen Gegebenheiten so sind, daß eine Aktivierung dieses Potentials möglich ist: das entbindet von der Klammerung an "minimale Kriterien" und erlaubt ein differenziertes "Einlassen auf den anderen"."

Um Merkmale von Mehrfachinformationen zu verwirklichen, müssen sie den Klienten auf verschiedenen Ebenen erreichen - emotional, kognitiv, handlungsbezogen, Gegenwärtiges, Vergangenes und Zukünftiges beinhalten - sie müssen vielfältig sein, unterschiedliche Aspekte anbieten und angemessen komplex sein.

33. Emotionale Identitätserlebnisse und Kompetenz-Erfahrungen im Therapieprozeß

Die Intensitätserfahrungen des Therapieprozesses sollen auf andere Bereiche intensitätsmotivierend sein.

Um das zu ermöglichen, ist es wichtig, daß die in der Therapie erlebten Gegenerfahrungen "klientenzentriert" sind. Damit meinen wir, daß das Intensitätserleben der Gegenerfahrung als zu sich gehörig empfunden werden muß und nicht als eine vom Therapeuten ausgehende Variable. In diesem Sinne meint "klientenzentriert", daß der Klient Veränderungen als von sich selbst ausgehend erlebt und die erlebten Veränderungsprozesse bei sich selbst lokalisiert. (Vgl. dazu den Erlebnisbericht: J. D. Yalom and Ginny Elkin, Every Day Gets a Little Closer, Basic Books, New York 1974) Konkret heißt das:
die Erfahrung des Klienten sollte nicht sein: "Der Therapeut ist ganz anders als andere Menschen, in der Therapie gelten ganz andere Regeln als sonst", sondern vielmehr: "Ich kann auch ganz anders sein, ich kann Dinge anders erleben, anders sehen, als ich bisher gedacht habe, für mich kann man sich interessieren, mich kann man akzeptieren, ernst nehmen". Mit der Betonung der Lokalisierung der Veränderungsinstanz beim Klienten unterscheiden wir uns von Watzlawick u. a., die den Therapeuten zum bestimmenden Manager der Veränderung machen (P. Watzlawick, J. H. Weakland, R. Fisch, Lösungen, Huber, Bern 1974).

Die Intensität des Therapeuten muß sich am Klienten und seinen Möglichkeiten orientieren, und sie darf nicht dominanter im Erleben sein als seine eigene. Sonst besteht die Gefahr, daß die Intensität in der Therapie gewissermaßen konsumiert wird und damit nicht als eigenständige, verändernde Erlebnismöglichkeit erfahren und ausgebaut werden kann. Aus dem Intensitätsdefizit des Klienten ergeben sich dann ein risikoreiches entwicklungshemmendes Intensitätsgefälle und Unsicherheiten und Ängste. (M. Groß-Hardt, Neuere Ansätze der Gesprächspsychotherapie, unveröffentlichte Diplomarbeit, Würzburg 198o)

Die Wirkung auf andere Bereiche ist abhängig von der in der Therapie erlebten Intensität. Intensitätserleben ist an sich eine positive Erfahrung und hat von daher einen sich selbst verstärkenden Effekt.

Die Therapie muß intensive emotionale Identitätserlebnisse und Kompetenzerfahrungen ermöglichen. D. h. der Therapeut muß helfen, Selbstexploration in Gang zu bringen, bei der sich der Klient unmittelbar betroffen, aktuell und mit dem Gefühl der Zuständigkeit und Urheberschaft seinen Gefühlen zuwendet.

Hierbei sind die Variablen der klientenzentrierten Psychotherapie - Verbalisierung emotionaler Erlebnisgehalte, Akzeptanz, Echtheit - wichtig. Darin mitgegeben sind Aspekte von intensiver Kompetenzerfahrung wie: daß der Klient erfährt, daß er selber sich verändern kann, selber die Richtung bestimmt und nicht von außen verändert wird, daß der Klient sich seiner Gefühlswelt direkt, offen, vielseitig und vorurteilsfrei zuwenden kann, daß sich der Klient als selbstverantwortlich erlebt.

Wenn die Selbstexploration für den Klienten nicht nur auf ein spezifisches Problem bezogene Selbsterfahrung bedeuten soll, sondern auch Kompetenz im Sinne von Intensitätserleben mit Veränderungsdynamik, ist es wichtig, daß der Therapeut die Klientenaussagen nach ihrem Intensitätsgrad gewichtet aufnimmt. Eine Gleichgewichtigkeit des Eingehens auf Klientenäußerungen, im Sinne einer Reihenbildung aller Inhalte, bewirkt Monotonie und damit Intensitätsverlust.

Darüberhinaus meinen wir, daß die Vermittlung unterschiedlicher Wichtigkeit auf unterschiedliche Intensitätsgrade hinweist und damit für Intensitätserleben sensibilisiert und den Therapieprozeß in dieser Richtung strukturiert.

34. Konstruktive Intensitäten von Störungen

Wir konnten für einige psychische Störungen aufzeigen, daß sie mit einer Veränderung des Intensitätserlebens einhergehen. Dynamische Intensität ist in vieler Hinsicht zurückgenommen, und Intensitätserleben erscheint verlagert auf abgekapselte Bereiche. Wir glauben, daß das gegebene Intensitätserleben als solches konstruktiv ist und sich auf andere Bereiche verlagern bzw. ausweiten läßt. Von daher sehen wir im Intensitätsaspekt im Erleben psychischer Störungen eine Möglichkeit zu konstruktiven Ansätzen für Erlebnisveränderung. In der Intensität der Störung sind die dynamischen Veränderungsmöglichkeiten mitgegeben. Mit dem intensiven, komplexen mehrdimensionalen Eingehen auf die Struktur und Dynamik der Störung; mit dem permanenten Mitgehen im Wechsel der Erlebnisebenen; mit dem Schaffen von Erlebnistiefe durch Relativierung von Standorten, Bezugssystemen und Bewertungsmaßstäben und mit der Herausforderung emotionaler Risiken, die in den Störungen statisch konserviert sind, werden Entwicklungsprozesse hoher dynamischer Veränderungsintensität in Gang gebracht, die dem jeweiligen Klienten spezifisch entsprechen.

Für die Therapie ist es wichtig, wenn der Klient innerhalb der für ihn gegebenen Intensitätsmöglichkeiten Veränderung ohne Intensitätsverlust erleben kann. Die Angst vieler Klienten, durch Therapie angepaßter, banaler, flacher und im Erleben ärmer zu werden, ist auch auf Angst vor der Aufgabe verbliebener Intensitätsmöglichkeiten zurückzuführen.

Es wird beim therapeutischen Handeln oft selbstverständlich davon ausgegangen, daß psychische Störungen und ihre Symptome rundherum negativ sind. Positive Inhalte von Intensität, von Dynamik werden meist auch von den Betroffenen tabuiert. In den innerhalb der Störung gegebenen positiven Intensitätserlebnissen verstanden und akzeptiert zu werden, bedeutet eine entlastende Gegenerfahrung, die sowohl bereichsspezifisch, als auch übergreifend erlebnisintensivierend wirken kann.

Die positive Dynamik von Intensität wird von manchen Klienten auch in bezug auf die Störung angesprochen. Dieses Empfinden wird deutlich in Äußerungen wie: "Mir muß es noch schlechter gehen, damit ich wieder da heraus komme" oder "Wenn es mir so durchschnittlich geht, komme ich am wenigsten weiter" oder "Wenn ich so eine intensive Angst und Unruhe spüre, dann weiß ich, es geht entweder aufwärts oder abwärts, aber es tut sich etwas". Hier wird Intensität auch mit negativen Erlebnisinhalten als Voraussetzung für Bewegung erlebt.

Therapeutisch bedeutet das, daß die Intensität auch negativer Inhalte ausgelotet werden müssen. Dies ist möglich, indem die Intensität nicht reduziert, aber auf eine andere Auseinandersetzungsebene verlagert wird, und zwar durch Zentrierung auf die Gefühle und ihre Intensität, anstatt auf im Erleben zunächst meist dominante, von Symptomen ausgehende Entweder-oder-Entscheidungen, Verhaltensweisen, Handlungen.

Hierzu ein Beispiel:
Personen mit Potenzproblemen, Errötungsangst etc. sind intensiv beschäftigt mit Fragen wie: "Schaffe ich es diesmal oder schaffe ich es nicht?" "Werde ich rot oder geht es gut?" oder schon veränderungsorientierter: "Wie schaffe ich es?" "Wie kann ich mich der Situation entziehen?" Bei Problemen dieser Art ist es unseres Erachtens weder effektiver noch der gegebenen Intensität des Erlebens angemessener Entspannungstechniken anzubieten, sondern die Auseinandersetzungsebene zu ändern, indem die Gefühle des Klienten, sein Leiden und Erleben in der Situation, seine Ängste etc. intensiv bis provokativ oder überverstehend aufgenommen und verbalisiert werden, und so die Intensität des Erlebens auf einen Bereich zu verlagern, in dem der Klient sich über die Beschäftigung mit seinen Gefühlen in bezug auf das Problem intensiv mit sich als Person auseinandersetzt.

Bei psychosomatischen Störungen bietet sich bei nicht spürbarer sozial-bezogener Emotionalität, die die körperlichen Beschwerden begleitenden Ohnmachts- und Ausgeliefertseingefühle als Ausgangspunkt zur Emotionalisierung weiterer Bereiche an. Bei Klienten, die Suizidgedanken äußern, halten wir es für wesentlich, nicht in Richtung der Entscheidungsfindung für oder gegen Suizid Auseinandersetzung zu intensivieren, sondern vielmehr die Auseinandersetzung auf der Handlungsebene zu verlassen und die mit dem Thema Suizid zusammenhängenden Gefühle intensiv auszuloten und den Klienten damit auf eine andere Ebene der Auseinandersetzung zu bringen. Und zwar auf eine emotionale Ebene, in der intensives Erleben als vielschichtig, dynamisch und reversibel erfahren wird.

35. Therapeutische Erlebensaktualisierung

Im Therapieprozeß wird Erleben aktualisiert. Verminderter Gegenwartsbezug spielt bei psychischen Störungen eine entscheidende Rolle in bezug auf Intensitätsreduzierung. Die Verminderung des Gegenwartsbezuges und damit der Intensität erfolgt durch die Forderung nach Stimmigkeitsbedingungen, durch den Wegfall des Zeiterlebens als Erlebnisstrukturierung bei Rückzug in die Phantasie (hysterischer Nebel), bei Wegfall des Zeiterlebens mit psychischer Stillstanderfahrung bei depressivem Beziehungsverlust, bei Vergangenheits- und Zukunftsorientierung, als neurotische Absicherungstendenz im Sinne von Vorhersehbarmachen, Überschaubarmachen bei zwangshaften Strukturen, bei Erleben reduzierender Todesangst des Herzangstneurotikers.

Der dynamische Veränderungsfaktor Intensität ist für psychotherapeutische Prozesse im Hinblick auf die Erlebnisqualitäten des Gegenwärtigseins, der Aktualisierung von Gefühlen, des Bezugs auf Jetzt-Erlebnisse wichtig. Verwirklichung hoher Intensitätsgrade im Gefühlsbereich verhindert destruktives Verschieben von Gefühlen in die Zeitdimension. Sowohl an der Vergangenheit festgemachte Gefühlsbereiche wie auch Gefühlsprojektionen in die Zukunft nehmen vom Gefühlserleben Intensität weg. Intensität bindet Gefühle an die gegenwärtige Therapie-Stunde und gibt damit die Lernbasis für autonome, eigenständige Gefühlsstrukturierung. Intensität als Anti-Zeit-Konzept verbaut gewissermaßen Einfacnstgefühlsstrukturen anhand eines ablaufbezogenen Zeitgerüstes. Dieses Gegengewicht gegen das Bezugssystem Zeit ist therapeutisch wichtig, weil sowohl die historische Fixierung (weil es damals so und so war ...) als auch die projektive Labilisierung (weil es so und so kommen kann ...) spezifische neurotische Funktionsstörungen sind.

Die theoretische Grundsatzdiskussion der dynamischen Relevanz aktueller psychischer Prozesse ist von Kurt Lewin geführt worden (K. Lewin, Feldtheorie in den Sozialwissenschaften, Huber, Bern 1963). Er hat abgeleitet, daß vergangene psychische Prozesse nur vermittelt, d.h. im Kontext aktueller Prozesse dynamisch wirksam werden können. Die Ableitungen von Lewin machen darüber hinaus deutlich, daß das dynamische Primat gegenwärtiger Prozesse keine Aussage ist zur Genese neurotischer Funktionsstörungen.

Die Auflösung des Veränderungsparadoxes: "Ich ändere mich, weil ich mich nicht ändern kann" durch E. Gendlin folgt der Lewin'schen Analyse: (E.T. Gendlin, A Theory of Personality Change in: A.R. Mahrer und L. Pearson, Creative Developements in Psychotherapy, Vol. 1, The Press of Case Western Reserve University, Cleveland 1971). "Sich-nicht-ändern-können" stellt sich dar als strukturelle Qualität und ist als solche nicht veränderbar, weil in ihr die Bedingungen zur Unveränderbarkeit enthalten sind. Veränderung entwickelt sich durch aktuelle, aktive, intensive Erlebnisprozesse (Experiencing) in der therapeutischen Interaktion. Im Prozeß des Experiencing mit den darin entwickelten gefühlten Bedeutungen (felt meanings) werden strukturelle Unveränderbarkeiten erlebbar als unvollständige Prozesse und damit reorganisierbar und entwicklungsfähig. (D. A. Wexler, A Cognitive Theory of Experiencing, Selfactualization and Therapeutic Process, in: D. A. Wexler, L. N. Rice, Innovations in client-centered therapy, Wiley, New York 1974.)

Alle awareness-Therapien, am konsequentesten umgesetzt in machbare Technik durch die Gestalttherapie, sind Versuche, den Raum gegenwärtigen Erlebens auszuweiten (F. Perls, R. F. Hefferline, P. Goodman, Gestalt Therapy, Souvenir, London 1972; E. Polster and M. Polster, Gestalt Therapy Integrated, Brunner/Mazel, New York 1973). Dabei stellt sich die Frage, ob die Ausweitung des Raumes gegenwärtigen Erlebens via vermittelnden Medien (Material, Spiele, Malen etc.; Beispiele bei J. Rhyne, The Gestalt Art Experience, Brooks/Cole, Monterey 1973) nicht zu abgeleiteten Intensiverfahrungen führt. Abgeleitete Intensitätserfahrungen ohne die Realisierung internaler Intensitätsbedingungen verändern nur situativ gebundene Bedingungen von Unveränderbarkeit.

36. Intensität, Tiefe des Erlebens und der Veränderung

Die therapeutische Notwendigkeit, "tiefe" Personenbereiche zugänglich zu machen, ist unserer Auffassung nach nur durch Prozeßintensität zu leisten, nicht durch vorgegebene zeitbezogene Erlebnisbedingungsstrukturen. Im Therapieprozeß wird Gefühlsintensität im Prozeß selbst gelernt - d. h. im Vollzug der Therapie. Hohe Ausprägungsgrade von Experiencing - d. h. gegenwärtigen unvermittelten, körpernahen Erlebens - bedeutet, Gefühlen, wie rasch wandelbar, unbestimmt oder ungreifbar sie sein mögen, Raum d. h. Tiefe zu geben. (Vgl. dazu die Tonband-Protokolle in: M. H. Klein, P. L. Mathieu, E. T. Gendlin, D. J. Kiesler: The Experiencing Scale, A Research and Training Manual, 2 Volumes, Wisconsin Psychiatric Institute, Madison 1969) Im Prozeß werden Gefühle ausgedehnt erlebbar. Sie entwickeln Eigenstrukturen, ohne daß sie kognitiven Prozessen voreilig unterzuordnen sind. Empirische Hinweise für das Lernen von Gegenwart geben Untersuchungen von Tausch und Schmitz (R. Tausch, Gesprächspsychotherapie, Hogrefe, Göttingen 1973): im Therapieprozeß nehmen Verben in Gegenwartsform zu, gegenüber Verben in Vergangenheitsform.

Intensität wirkt, neben diesem Effekt der tiefenbezogenen Strukturierung des Erlebens, noch in anderer Richtung auf den Therapieprozeß ein. Intensitätsverwirklichung auf seiten des Therapeuten zeigt dem Klienten Nicht-Gleichgültigkeit gegenüber positiven Veränderungen des

Klienten an. Hohe Intensität ist eine erlebbare Wertdimension in der Therapeut/Klient-Beziehung. Damit ist etwas anderes gemeint, als durch die Variable "positive Wertschätzung (positive regard)" ausgedrückt ist. Intensität drückt aus, daß Gefühlserfahrungen hoher Intensität Bewegung, Umstrukturierungen, neue Erlebnisweisen in Gang bringen können, und zwar ohne daß der Therapeut Richtungs- und Verlaufserwartungen einbringt. Für den Therapieprozeß ist in der Anfangsphase der Therapie darauf zu achten, daß mögliche Intensitätsdifferenzen, beispielsweise ein häufiges Intensitätsdefizit von Klient zu Therapeut, nicht zu Intensitätsdruck führt, der den Klienten hilflos macht.

37. Therapeutische Intensitätsverarmung

Wir möchten Intensitätsverarmungen beim Therapeuten anführen, die unter dem "level of fascilitating conditions" (R. R. Carkhuff and B. G. Berenson, Beyond Counseling and Therapy, Holt, Rinehart, Winston, New York 1967) liegen: hier läuft der Klient völlig ins Leere, seine Gefühlsintensität findet nicht die entsprechende Reaktionswand, die Folge ist rasche Intensitätszurücknahme beim Klienten. Dies findet dann seinen Niederschlag in unreflektiertem Quasi-Erzählen, meist in distanziert-historischer Form.

Intensitätsdefizite auf seiten des Therapeuten können sich hinter der sogenannten Ruhe, die der Therapeut vermittelt, verbergen. Diese Ruhe des Unbeteiligtseins, die Distanz der Unverbindlichkeit ist Modell für Intensitätszurücknahme und produziert Gefühle von Ohnmacht, Hilflosigkeit, Ausgeliefertsein. Das Unbeteiligtsein verhindert die Prozesse, die für den Klienten Veränderung bringen. Orlinsky und Howard kommen auf der Basis einer empirischen Untersuchung von Klienten- und Therapeutenerfahrungen des therapeutischen Prozesses zu dem Schluß: "Unser wichtigster Eindruck ist, daß die Intensität des emotionalen Beteiligtseins an der Beziehung besonders, aber nicht ausschließlich, auf Seiten des Therapeuten therapeutische Bewegung schafft." (Übers. d. Verf.) (D. E. Orlinsky, K. J. Howard, Varieties of Psychotherapeutic Experience, New York 1975, S. 189)

Der Therapeut, der ohne Intensität arbeitet, entspricht nicht selten dem Klischee des Psychotherapeuten in Filmen: der sprach- und sprechverarmte Magier, der in Vorgänge nur durch den eigenen Zusammenbruch einzubeziehen ist (R. W. Fassbinder: Welt am Draht, TV-Film ARD, 9. 4. 1976). Der sprachverarmte Therapeut, der nichtsdestoweniger präzise Vorstellungen über menschliche Entwicklungsprozesse im Sinne der reduzierten Zielvorstellungen der reifen Persönlichkeit hat, ist hervorragend geeignet, Abhängigkeiten von Klient zu Therapeut zu erzwingen. Er spricht die deutliche Sprache des Kommunikationsdesinteresses. Dies schließt nicht aus, daß er sehr intensiv kommuniziert, nur an anderer Stelle: mehr über Klienten als mit Klienten.

Die Abhängigkeiten, die geschaffen werden, können je nach Ausgangslage des Klienten in verschiedene Richtungen gehen. Zwei Ablaufsstrukturen sind häufig: der Klient spürt im intensitätslosen Verhalten des Therapeuten Gleichgültigkeit gegenüber seiner Person und zieht sich resignierend zurück, oder er versucht vom gleichen Verständnis ausgehend, den Therapeuten für sich zu gewinnen, ihn einzubeziehen, ihn zu fordern. Beim intensitätslosen Therapeutenverhalten ist immer der Klient der Verlierer: sein Gefühlsangebot und seine Gefühlserwartungen laufen ins Leere.

Intensität dagegen drückt Lebendigkeit aus, hohe Intensität des therapeutischen Lernprozesses kann Grundlage und Modell für wachstumsorientiertes Veränderungslernen sein.

38. Kommunikative Merkmale von Therapie mit angemessener Intensitätsverwirklichung

Für das Verhalten des Therapeuten stellt sich die Frage nach den eher technischen Aspekten von Intensität. Wie wird Intensität kommuniziert, wie drückt sie sich aus, welche Sprachmuster, welche Inhalte bedeuten Intensität. Im folgenden werden wir einige Hinweise dazu geben, ohne das Thema detailliert zu diskutieren.

Aspekte von Intensität beinhaltet die Verhaltensdimension des sich Bemühens, sich Anstrengens des Therapeuten. Aktivität des Therapeuten ist ebenfalls verwandt mit Intensität, ebenso die Dimension "Konkretheit".

Hohe Intensität drückt sich in dem von L. Rice beschriebenen Therapeuten-Stil III aus: "The type III therapist style was charakterized by an expressive voice quality, the use of fresh, connotative language, and the frequent use of a functional level that focused on differentiation of the client's inner experience" (Laura N. Rice, Client behaviour as a function of therapist style and client resources, Journal of Counseling Psychology, 1973, Vol. 20, No 4.).

Im Sinne der Beschreibung von Intensität als einer Veränderungsvariablen drückt sich Intensität durch Orientierung an spezifischen Signalen aus wie: Unruhe, Wechsel, Umorientierung, Suchen, Unklarheiten, neue Perspektiven, Differenzierung emotionaler Prozesse, Integration emotionaler Prozesse, Entwicklung persönlicher Bedeutungen etc., aber nicht im Sinne der interpretativen Vorwegnahme angenommener modellbezogener Bedeutungen (die klassische Interpretation), sondern als Wahrnehmung der konkreten Kommunikationsabsichten des Klienten, deren emotional erfahrbaren Bedeutungen und des veränderungs-, entwicklungsorientierten Suchverhaltens.

Weiter ist der mehrfache, mehrdimensionale Zugang zu emotionalen Erlebnisinhalten spezifisch für Intensität. Reduktionistisches Kommunizieren des Therapeuten verhindert Intensität und führt zu emotionaler Verflachung im therapeutischen Gespräch. Die Technik der aufgenommenen und weitergegebenen Mehrfachinformation entspricht im hohen Maße dem produktiven Such- und Lernverhalten im emotionalen

Bereich. (Lit.: David A. Wexler, Self-actualisation and Cognitive Processes, in Journal of Consulting and Clinical Psychology, No. 1, 1974, Vol 42.) Reduktionistische Kommunikation (mit entsprechendem Erleben und Verhalten) ist die Form von Alltagskommunikation, die Lernen so erschwert: vom Ratschlag bis zur Anweisung, vom distanzierten laissez-faire bis zum anweisungsorientierten Besserwissen reicht die Skala reduktionistischer Kommunikation.

KAPITEL III

KAPITEL III

Power als Sicherheitskonzept

Thema dieses Kapitels ist Power als Sicherheitskonzept - bezogen auf den therapeutischen Prozeß.

Als Vorbemerkung hierzu soll kurz erläutert werden, was wir unter Power verstehen und, um Mißverständnissen vorzubeugen, kurz angerissen werden, wodurch sich Power in unserem Sinne von Macht, Machtansprüchen und Machtausübung über andere und damit von Aggression, Dominanz und Unterdrückung unterscheidet.

Ebenfalls einleitend und zur Verdeutlichung der Zusammenhänge von Power und Sicherheit sollen dann psychische Beeinträchtigungen bei erlebter Powerlosigkeit beschrieben werden.

In diesem wie auch dem nächsten Kapitel haben wir zur Benennung unserer Konzeption nicht übersetzte Worte verwandt: Power und Commitment. Der Grund dafür liegt in unserer Befürchtung, durch eine Übertragung die jeweiligen Bedeutungen nicht präzise erhalten zu können. Sinnentstellung durch Übersetzung hat in der Psychotherapie Tradition. So wurde client-centered psychotherapy von Tausch bedeutungsfalsch und überflüssigerweise als "Gesprächspsychotherapie" und empathy unrichtig als "Verbalisierung emotionaler Erlebnisinhalte" übertragen. Aus dem Buch:"On becoming a person"wurde "Werden der Persönlichkeit". Im Zuge von Übersetzungen ist aus einer Encounter-Gruppe, also einer Begegnungsgruppe, eine Selbsterfahrungsgruppe geworden. Übertragungen zu Lasten von Bedeutungsgenauigkeit haben wie bei "Gesprächspsychotherapie" nicht mehr zu korrigierende Konsequenzen. "Client-centered psychotherapy" ist nicht durch das Bestimmungsstück Sprache gekennzeichnet oder von anderen Therapieformen dadurch unterschieden. Gerade bei der Behandlung von Schwergestörten kann sprachfreies Verhalten von Klient und Therapeut von entscheidender Bedeutung für Veränderungsprozesse sein.

A) Vorbemerkungen: Bedeutungen von Power

1. Power als Grundgefühl von Unabhängigkeit

Gefühle, Situationen, Lebensbereiche, Personen, Personengruppen, Lebensbedingungen, die Merkmale von Stärke, Energie, Kraft haben, werden untersucht im Hinblick auf ihren psychodynamischen Stellenwert. Wir sprechen von Power als einem Konzept mit wichtigen Bezügen zu Lebensgefühl, Lebenserwartungen und Lebensstrategien von Personen.

Power ist zunächst einmal ein Grundgefühl, das verhältnismäßige psychische Unabhängigkeit von externalen Bedingungen signalisiert. Power ist in diesem Verständnis inhaltlich weit entfernt von den Bedeutungen von Power im Sinne von Macht und Machtausübung.

2. Power und Machtstrukturen

Wir wollen im folgenden Power als Sicherheitskonzept, das konstruktive Möglichkeiten für Personenentwicklung beinhaltet, betrachten und gegen Power im Sinne von Machtstrukturen absetzen. Hierbei ist es wesentlich herauszuarbeiten, daß Power als Sicherheitskonzept nicht einfach die Kehrseite von destruktiver Macht ist, also Macht mit positiven Inhalten bedeutet, sondern vielmehr eine andere Dimension darstellt, die anderen psychischen Bedingungen unterliegt, die andere Zielsetzungen hat. Power als Sicherheitskonzept in unserem Sinne hat eine wesentliche Funktion bei Personveränderungen in der Psychotherapie und bei der Verwirklichung veränderungsorientierter Freiräume.

Um diesen Denkansatz zu verdeutlichen, verweisen wir auf eine klassische psychologische Deskription und Interpretation von Macht.

Im Zentrum der Arbeit von Alfred Adler steht die Theorie vom Streben nach Macht - später nach Überlegenheit -, die Erklärungsmodell für die menschliche Natur und die Entwicklung der menschlichen Gesellschaft ist. Verschiedene Ausprägungen und Formen dieses Strebens werden zurückgeführt auf frühkindliche Erfahrungen mit Unter- bzw. Überlegenheit. In diesem Modell ist das Streben nach Macht stets eingebettet in die vergleichende Wahrnehmung von Unter- bzw. Überlegenheit anderer in verschiedenen Bereichen. Hierbei ist mitgedacht, daß Überlegenheit anderer eigene Unterdrückung zur Folge hat. Hier steht die Fremdwahrnehmung zunächst im Dienste der eigenen Positionierung.

Beispielhaft ausgedrückt:

Es wird wahrgenommen: Der andere ist mir in vieler Hinsicht überlegen, d.h. ich muß mich unterwerfen oder umgekehrt.

Oder: Der andere ist größer als ich, dafür kann ich mich besser ausdrücken, d.h. ich kann meine Unterlegenheit ausgleichen; oder: Der andere ist stärker als ich, aber ich bin sein Vorgesetzter etc.

Das bedeutet, Power wird hier verstanden im Sinne von Rollen-, Status- und Person-Power. Wir werden später noch auf die Risiken, die eine so vergleichende Wahrnehmung für Personveränderungen und Entwicklungen bedeutet, eingehen.

Power wird in diesem Ansatz als an dominierende Macht gebunden gesehen und entspricht dem hierarchischen Denken in überschaubaren, geschlossenen Systemen und einer auf Konkurrenz aufgebauten Gesellschaft.

In diesem Sinne stellt das Streben nach Macht, als Kampf gegen eigene Minderwertigkeit eine monothematische Überlebensstrategie mit den darin liegenden reduzierten Möglichkeiten persönlicher Entfaltung dar.

3. Power und Aggression

Ein anderer Interpretationsansatz, den wir ebenfalls auf dem Hintergrund eines geschlossenen Systems und dem Modell klassischer Persönlichkeit sehen, ergibt sich aus den Aggressionshypothesen von Konrad Lorenz (K. Lorenz: Das sogenannte Böse, Wien 1963). Hier wird von einem biologisch fundierten Aggressionstrieb mit Aggressionsappetenz und instinkthafter Aggressionshemmung bei spezifischen Auslösern (Tötungshemmung gegenüber Artgenossen) ausgegangen, wobei die arterhaltende Aggressionshemmung nur in der jeweils natürlichen Umwelt funktioniert. Der Mensch hat nach Lorenz zwar den Aggressionstrieb, aber er verfügt nicht über instinkthafte Aggressionshemmungen, da seine Umwelt nicht mehr seiner ursprünglichen biologischen Ausstattung entspricht.

Hieraus ergeben sich zwei Aspekte, die in unserem Zusammenhang wichtig erscheinen; die Forderung nach Kontrolle und die Annahme von Aggression als naturgegeben, quasi biologisch und damit an sich legitim.

Die Forderung nach Kontrolle entspricht dem resignativen Vorstellungsbild der klassischen Persönlichkeit mit Trieben und Impulsen, die sublimiert, unterdrückt, gesteuert werden müssen, um die Balance reifer Ausgeglichenheit zu halten. Power wird angestrebt - mit der Zielsetzung, Kontrolle sowohl über kontrollbedürftige eigene Impulse als auch über andere auszuüben. Begründet werden alle diese Theorien durch die Voraannahme unhistorischer, nicht auch sozial bedingter und uniformer menschlicher Funktionsstrukturen. Oder anders ausgedrückt: Konstanz-und Uniformitätshypothesen über psychische Strukturen werden zu Funktionsnotwendigkeiten des Menschen erklärt: Machtausübung und damit aggressives Verhalten werden als unabdingbare menschliche Verhaltensnotwendigkeit verstanden. Zu dem im Gewand von Psychologie wiederbelebten Sozialdarwinismus meint Ernst Fürntratt (E. Fürntratt, Angst und instrumentelle Aggression, Beltz, Weinheim 1974, S.

286, 287): "Die Annahme eines Aggressionsinstinktes oder -triebes, der allem oder doch dem meisten aggressiven Verhalten des Menschen zugrundeläge, geht vor allem in drei Varianten von "Aggressionstheorie" ein: in die der Seewiesener Ethologie (Lorenz, 1963; Eibl-Eibesfeldt, 1967, 1973), der Psychoanalyse (z.B. Freud, 1940 - erstmals 1923 -, 1948 - erstmals 1930 -; Mitscherlich,1957, 1959) und der christlichen Morallehre (z.B. Scherer, 1967; Otto, 1972, Art.18), aber auch in die naive Rede von den "Aggressionen", die einer "hat" und "aufstaut" und "loswerden will" und "abreagiert".

Diese Annahme ist einfach, umfassend und in sich fertig, dadurch attraktiv und beruhigend, aber sie ist nie in wissenschaftlicher Manier auf einer empirischen Basis begründet worden.

Sie läuft letztlich auf eine unkritische Rechtfertigung von Aggression, Herrschaft, Konkurrenz, Kampf aller gegen alle und/oder auf eine repressive Pädagogik und Gesellschaftsstruktur hinaus und hemmt damit alle Bemühungen um konstruktive pädagogische und politische Maßnahmen zur Verminderung aggressiver Kommunikationen. Bei den Theorien, die diese Annahme machen, handelt es sich offenbar um höchst politische Theorien ..." Triebdynamisch konzipierte Aggressionstheorien sind nach diesem Verständnis Legitimationsmodelle für Machtausübung.

4. Power ohne Machtansprüche

In unserer Darstellung des Konzepts Power wird versucht, eine völlig veränderte Bedeutung von Power deutlich werden zu lassen. Power als Sicherheitskonzept geht von einer radikalen Absage an Machtausübung aus. Wir verstehen unter Power: individuelle und gruppenbezogene Verwirklichung von Kraft, Stärke, Sicherheit, Unangreifbarkeit und Einwirkung. Das Gefühl, ohne Machtansprüche intensiv und sicher leben zu können, ist eine wesentliche Qualität von Power.

Das Konzept Power zu verwirklichen, heißt Vorgängen, die von der eigenen Person ausgehen, zuzutrauen, daß sie ohne Zwang wahrnehmbare Wirkung ausüben. Das Konzept Power als Einwirkung zu erleben, heißt die Erfahrung zu machen, daß andere Personen Effekte ohne Zwang ausüben können. Power ist direkt wachstumsgerichtet im Sinne von "in Gang bringen" von Einwirkungen, die von der eigenen Person ausgehen.

Power erleben ist die Erfahrung eines Gegengefühls zu Ausgeliefertsein, Hilflos-Sein, Abhängig-Sein. Dabei ist spezifisch für diese Form von Power, daß das produktive Gegengefühl erfahren werden kann, ob nun Power von der eigenen Person ausgeht oder ob andere Personen/Personengruppen mit Power agieren.

5. Entwicklungsorientierte Einwirkungsmotivationen

Motivationspsychologisch angegangen wurde das Konzept Power von

White in seinem "concept of competence" im Sinne einer "effectance motivation" (R.W.White, Motivation reconsidered: The Concept of Competence. Psychological Review, 1959, 66); von Berlyne in Richtung exploratorischen Orientierungs- und Umweltsbewältigungsverhaltens mit Aktivierungs- und Stabilisierungskonsequenzen für die Person (D.E.Berlyne, Novelty and Curiosity as determinants of exploratory behavior. British Journal of Psychology, 150, 41); von Calhoun als Lebensstrategie mit Entwicklungsaspekten für den "conceptual space" bei limitiertem physischen Raum (J.B.Calhoun, Space and the Strategy of Life in A.H.Esser (Hrsg.), Behavior and Environment, Plenum Press, New York 1971).

Gemeinsam ist diesen Auffassungen, daß auf Person/Umwelt gerichtetes Power-Verhalten strukturell und funktional nicht notwendigerweise an Aggressionsvariablen gebunden ist. Coping-Verhalten (Bewältigungsverhalten) als Auseinandersetzung mit der Umwelt kann zwar unter bestimmten Belastungsbedingungen in aggressives Verhalten umschlagen, aber selbst ein Prototyp aggressiven Verhaltens - das Beutemachen von Tieren - zeigt in den Verhaltensabläufen wenig aggressive Komponenten (P.Leyhausen, Verhaltensstudien bei Katzen, Zeitschrift für Tierpsychologie, Beiheft 2, 1956; M.W.Fox, Behaviour of Wolves, Dogs and related Canids, Cape, London 1971).

Unser Verständnis von Power als Funktionsbedingung von wachstumsorientierten Einwirkungsmotivationen geht davon aus, daß Aggression, Gewalttätigkeit, Unterdrückung, Macht und Herrschaft abgeleiteten, sekundären Motivationsbedingungen zuzuordnen sind und defizientes Funktionieren anzeigen.

Abschließend wollen wir einige wesentliche Aspekte von Power im traditionellen Sinne auf dem Hintergrund des Modells klassische Persönlichkeit und von Power in unserem Sinne als Sicherheitskonzept auf dem Hintergrund des Denkansatzes veränderungsorientierte Person stichwortartig gegenüberstellen.

6. Power und klassische Persönlichkeit, Power und veränderungsorientierte Person

Power auf dem Hintergrund des Modells klassische Persönlichkeit

- hat die Zielsetzung interner bzw. externer Kontrolle
- steht im Dienst von Rollen-, Status- und persönlicher Dominanz
- ist an aggressive Komponenten im Sinne von Macht über ... gebunden
- stützt überschaubare hierarchische Strukturen und ermöglicht rigide persönliche Positionierung
- hilft unerwünschte Entwicklungen zu vermeiden bzw. Fehlentwicklungen zu korrigieren
- postuliert, daß das Bedürfnis nach eigener Macht Vorrangigkeit hat (im politischen Bereich: "norm-oriented-movements" im Unterschied zu "value-oriented-movements". D.G.Winter, The Power Motive, The Free Press, New York 1973).

Power als Sicherheitskonzept auf dem Hintergrund des Denkansatzes veränderungsorientierte Person

- hat die Zielsetzung relativer Autonomie
- bedeutet Sicherheit, die Einwirkungsmotivationen freisetzt und ein Grundgefühl von Kompetenz vermittelt.
- ist nicht an Aggression oder Dominanzstreben gebunden
- macht unabhängig und ermöglicht nichtvergleichende Wahrnehmung und damit spezifische Person/Umwelt Bezüge
- vermittelt Sicherheit, die Entwicklungsmöglichkeiten im Sinne von Veränderungs- und Aktionsmotivationen beinhaltet
- führt zu Einwirkungs- und Aktionsmotivationen in Richtung Veränderung von Werten (value-oriented-movement, D. G. Winter 1973).

7. Veränderungssicherheit und Power

Power als Sicherheitskonzept ist Vorbedingung für Aktions-, Ein wirkungs- und Veränderungsmotivation. Diese Motivationsbereiche setzen relativ überdauernde Grundgefühle von Sicherheit, von Kompetenz, von Einwirkungsmöglichkeit voraus. (Vgl. dazu den Ansatz von Rotter: Internal vs. External Locus of Control. J. B. Rotter, Generalized expectancies for internal versus external locus of control. Psychological Monographs, 1966, 80 (1, Whole No. 609). Eine kurze Zusammenfassung therapierelevanter Untersuchungen dazu: M. J. Diamond and J. L. Shapiro: Changes in locus of control as a function of Encounter Group Experiences, Journal of Abnormal Psychology, Vol. 82, 1973).

Veränderungsmotivation setzt insofern Sicherheit voraus, als Vertrauen in die Selbstbestimmtheit und Nicht-Zufälligkeit der Veränderungsrichtung erforderlich ist.

Power ist ein Funktions- und Erlebniskonzept, das Personen stabilisiert und sie relativ unangreifbar macht. Damit wird eine wesentliche Voraussetzung für produktive Veränderung geschaffen. Veränderung ohne Power-Stabilisierung ist häufig destruktiv, führt zu Regression resp. zu permanenter Labilisierung ohne Strukturierungsmöglichkeiten.

Das heißt nicht, daß Power zeitlich vor Veränderung kommt, sondern daß konstruktive Veränderungsprozesse sich in einem zu schaffenden Klima von Power entwickeln können und daß Veränderung selbst als Power erfahren werden kann.

B) Psychische Beeinträchtigungen bei erlebter Powerlosigkeit

Um die Bedeutung von Power als Sicherheitskonzept im therapeutischen Prozeß anschaulich zu verdeutlichen, wollen wir verschiedene Beispiele von psychischen Beeinträchtigungen, die im Zusammenhang von spezifischen Erlebnisweisen von Power bzw. Powerlosigkeit stehen, kurz anführen.

Unser Interesse liegt nicht bei der Beschreibung oder Interpretation verschiedener klinischer Bilder, sondern wir wollen aufzeigen, daß Power im Erleben des Klienten eine wesentliche Thematik ist, der im Therapieprozeß Rechnung getragen werden muß.

8. Hilflosigkeit bei Veränderung von Außen

Zunächst ein Beispiel, mit dem wir unmittelbar an den Gedanken, daß Veränderung ohne Power-Stabilisierung häufig destruktiv ist, anschließen:

Eine Klientin mit depressiver Symptomatik wurde medikamentös mit stimmungsausgleichenden Lithiumpräparaten behandelt. Die Wirkung dieser Präparate wurde von ihr als Persönlichkeitsveränderung wahrgenommen und als ausgesprochen destruktiv erlebt. Sie reagierte teils mit Angst, teils mit passiver Resignation. Erlebnismäßig hatte nicht sie sich verändert, sondern war verändert worden. Sowohl die Angst als auch die Passivität erklärte sie aus ihrem Erleben des Verändertwordenseins:

"Ich habe mit meinen Stimmungen gar nichts mehr zu tun, alles was ich erlebe, ist Lithium.
Manchmal hasse ich Lithium und habe Angst, nie wieder ich selber zu werden, da wäre ich lieber wieder so depressiv.
Ich bin so verunsichert, ich kann mich überhaupt nicht mehr einschätzen, ich weiß nicht mehr, was ich bin und was ist Lithium."

Hier wird Ausgeliefertsein, also Powerlosigkeit, an eine Veränderung von außen ohne Sicherheit, ohne Einwirkungsmöglichkeit auf den Veränderungsprozeß erlebt.

Die "Wirkungspower" von Lithium ist im Erleben dieser Klientin eine destruktive fremde Macht, der sie unterworfen ist: Sie erfuhr Veränderung ohne sich für diese Veränderung zuständig oder kompetent zu erleben.

Im Gegensatz zu Power als Sicherheitsvariable mit der Zielsetzung relativer Autonomie und Unabhängigkeit wird die Wirkung des Medikamentes hier passiv erlebt und als totale Abhängigkeit erfahren. Das Gefühl, von außen verändert zu werden, macht hilflos und führt zu Angst vor Veränderung.

9. Persönliche Zentrierung auf Unterlegenheits-/Überlegenheitsthematiken und Beziehungsstörungen

Problematisch für psychische Entwicklungs- und Veränderungsmöglichkeiten ist die bei manchen Klienten gegebene ängstliche Überbetonung des Bedürfnisses nach eigener Positionierung und die damit einhergehende stets vergleichende Wahrnehmung.

Dieses ängstliche Sich-absichern-müssen durch die Konzentration darauf, wo man über- und wo man unterlegen ist, hat folgende zentrale Komponenten:

Die eigene Person wird als schwach, abhängig und unvollkommen erlebt.
Dieses Selbstwerterleben ist im Bewußtsein so aktuell, daß auch die Wahrnehmung anderer Personen auf die Polarität stark - schwach, vollkommen - unvollkommen etc. konzentriert ist und stets wertend abläuft. Die Orientierung erfolgt hierbei an als "stark" wahrgenommenen anderen Personen. Wahrgenommene Schwäche wird sowohl bei anderen als auch bei sich selbst als verachtenswert gesehen. Überlegenheit ist wünschenswert.

Die erlebte Unsicherheit und Schwäche macht die Feststellung der Positionen im Sinne einer Überlebensstrategie notwendig: Die Wahrnehmung des anderen steht unter dem Aspekt, mögliche Bedrohung, mögliche Übermacht frühzeitig zu erkennen und sich entsprechend zu verhalten. Dies führt zu einer absichernden, starren Einteilung in unter- bzw. überlegen.

Erlebte Unsicherheit und Schwäche bei gleichzeitig überhöhten Ansprüchen führt zu der Vorstellung: nur wenn ich am vollkommensten, am perfektesten bin, bin ich unantastbar genug, um mich sicher zu fühlen. Damit wird jeder andere zum Konkurrenten. Hierbei können sich Macht- und Größenphantasien ergeben, bedingt durch die quälend erlebte Diskrepanz zwischen den eigenen unerreichbaren Forderungen und ihrer Realisierung.

Unsicherheit in bezug auf den Wert der eigenen Person und Schwäche richtet die Wahrnehmung auf die Suche nach normativen Orientierungen. Mit anderen Worten: der andere ist nicht wichtig unter dem Aspekt "Wie finde ich den, wie findet der mich, wie ist der?" etc., sondern vielmehr unter dem Aspekt, "Was kann der, was ich nicht kann" bzw. "In welcher Hinsicht müßte ich so sein wie der"?

Die eigene Bewertung ist so problematisch und so quälend thematisiert, daß andere Personen vorwiegend bedeutsam sind unter dem Aspekt der Orientierungshilfe in bezug auf die eigene Person.

Dies äußert sich in Vorstellungen wie z. B. "Der andere ist sicherer, also bin ich unsicher" etc. Das Interesse am anderen erschöpft sich im Vergleich. (Vergleiche hierzu Alfred Adlers Unterscheidung vom neurotischen Streben nach Macht, "gesundem" Streben nach Überlegenheit, das durch soziale Interessen ausgeglichen ist).

Wesentlich für unser Thema "Power als Sicherheitskonzept" ist hierbei, daß die Problematisierung der Unterlegenheits-/Überlegenheitsthematik, wenn sie in dieser permanenten vergleichenden Wahrnehmung anderer zentriert bleibt, entwicklungs- und veränderungshemmend ist. Die vergleichende Betrachtung anderer und Kategorisierung nach mehr oder weniger starren Bewertungskriterien reduziert das Beziehungserleben und das Selbsterleben. Die eigene Identität reduziert sich auf Leeregefühle, Nicht-Vorhandensein, Unräumlichkeit, Zeitunsicherheit, Erlebnisverarmung, Bedeutungslosigkeit. Selbsterfahrung ist nicht möglich im Sinne von Selbstaktualisierung und -erweiterung, sondern beschränkt sich punktuell auf eine in jeder Situation und Beziehung ständig zu wiederholende beängstigende oder erleichternde relative Selbsteinstufung anhand eines vorgegebenen Bewertungskataloges.

Weiterhin destruktiv wirkt sich aus, daß das Vergleichen erlebtes Anderssein und damit emotional wie kognitiv nicht abzusichernde Außenseitergefühle zur Folge hat.

10. Dominanzansprüche als destruktive Lösung von Gefühlen der Powerlosigkeit

Ebenfalls entwicklungs- und veränderungshemmend wirkt sich die vorstellungsmäßige Verknüpfung von Power und Dominanz aus. Diese Verknüpfung ist von Whitehorn und Betz bei schizophrenen Patienten beobachtet und beschrieben worden (J.C. Whitehorn, J. Betz: Effektive Psychotherapy with the Schizophrenic Patient, Aronson, New York 1975).

"These patients respect and envy others who are strong in personality but they do not like or trust them. They despise weakness and reject as of no account anyone who, they feel, is weak. Lack of strength in the sense of wishy-washyness, being exploitable, yielding, turning the other cheek, is a pattern they hold in contempt. They are concerned that they themselves are weak and they evaluate themselves with low self-esteem because of this quality. Much of their fantasy life and many of their patterns of delusion are concerned with being other than what they feel they are, with being what they value highly - strong and powerful in some respect. These patients do not like being pushed around and they do not respect anyone else (including the physician) who can be pushed around by others, particularly by themselves. While they do not like people who push others around, they envy (value) the strength that enables them to do it and regard them as more significant people than the weaklings.

Whitehorn has stressed in a recent paper that it is not the strength of other people that these patients dislike but the domination that is, in fact, often associated with strength and which these patients consider to be inseparably so. This domination is expressed by a variety of coercive, superior attitudes and arbitrary efforts to control or influence, which do not take the receptivity or the sensitivities of the other person into account. Human nature is not invariable kind, as Myerson (1948) discusses in some detail, commenting on the surprising tendency even on the part (p. 405) "of children to follow someone who is sick, weak, ugly, and/or peculiar and to shout derisively at him, or even to hurl sticks and stones." The dilemma confronting these patients is that, when this resented domination is not prominent in another person with whom they come into contact, they tend automatically to regard him as a weakling. These patients are attracted only to strength, but they despise and fear domination. As long as these two qualities are seen as inseparable, these patients are psychologically incapable of establishing any sort of close comfortable relationship with another person. On the contrary, they are committed to a policy of deep antagonism and resistance against the actual and supposed inimical forces around them."(S.52f)

Diese Beobachtungen können wir voll bestätigen. Die vorstellungsmäßige Verknüpfung von Power und Dominanz besteht allerdings nicht nur bei Schizophrenen.

Diese Verknüpfung führt nicht nur zu Mißtrauen und Angst vor der Power anderer, sondern kann auch Konflikte in bezug auf Selbstverwirklichung und Selbstdarstellung hervorrufen.

Ein Konflikt dieser Art stellt sich im Erleben einer Klientin folgendermaßen dar:
Als Person, die es jedem recht machen will, die sich immer bescheiden zurücknimmt, die alle normativen Erwartungen erfüllt, die keine eigene Meinung riskiert, keine Initiative ergreift, keine Interessen entwickelt, findet sie sich schwach, harmlos, langweilig, verächtlich und gering, aber insofern beliebt, als sie nie als störend erlebt wird und überall wohl gelitten ist. In dieser Rolle glaubt sie die Zuneigung anderer gewinnen zu können und es zu vermeiden, schuldig zu werden. Gleichzeitig aber verachtet sie sich selbst für dieses Angepaßtsein, diese Erlebnislosigkeit und Schwäche und glaubt auch, keine Anerkennung und Achtung anderer zu gewinnen. Die einzige Alternative zu dieser Rolle sieht sie darin, eine Person zu sein, die ihre Meinung rücksichtslos durchsetzt, die macht, was sie will, die ihre Überzeugungen und Meinungen anderen aufzwingen will, die überheblich und arrogant ist und andere verachtet und kommandiert. Sie stellt sich eine Person vor, die mächtig und anerkannt ist, aber gleichzeitig so gefürchtet, beneidet und gehaßt, daß sie ständig bedroht ist, da alle Welt nur darauf wartet, sie zu Fall zu bringen. In dieser Rolle glaubt sie Anerkennung und auch Selbstachtung zu finden, aber ständig mit der Angst vor Schuldigwerden und Strafe leben zu müssen und menschlich isoliert und abgelehnt zu sein.

Als Ausweg aus diesem Dilemma bietet sich ihr sozialer Rückzug und Ausweichen in intensive Tagträume an, in denen sie geliebt wird und bedeutend ist.

Bei einer anderen Klientin führt dieses Verknüpfen von Power und Dominanz bzw. Aggression zu einem entwicklungshemmenden Festhalten an der Depression. Sie glaubt, in der Depression liebenswert zu sein, anderen die Möglichkeit zu bieten, sich an ihr aufzubauen und in ihrer hilflosen Schutzbedürftigkeit anhänglich, unterwürfig und aggressionsfrei zu sein.

Sie formuliert: "Mich kann man nur gerne haben, wenn es mir schlecht geht" oder "Ich habe Angst vor dem Gutgehen, dann bin ich so aggressiv, ich lasse andere meine Überlegenheit spüren, ich quäle Schwächere".

Hier ist der Kreislauf: schwach sein, d.h. ohne Power, sich anderen unterworfen fühlen, Angst, Bewunderung, Neid und Haß gegenüber den Überlegenen sammeln; - sich stärker fühlen, den Spieß rumdrehen wollen, aggressiv und dominant werden; - Angst vor Isolation und Schuldgefühle entwickeln, - in die Depression zurückfallen (um Mißverständnisse zu vermeiden: mit dieser Darstellung wollen wir kein Erklärungsmodell für sehr unterschiedlich begründete depressive Symptome erstellen).

Im Erleben dieser Frau ist die Angst vor der eigenen, vorstellungsmäßig unlösbar mit aggressiver Dominanz verbundenen Power, und damit die Angst vor eigenen unkontrollierten Aggressionen stärker als die Angst vor der Power anderer. Sie zieht sich in der Depression weniger von anderen zurück als gleichsam vor sich selbst.

11. Verweigerung bei ohnmächtiger Angst vor Fremdbestimmung

Verdeutlichen läßt sich die Power-Problematik auch am Beispiel von anorexia nervosa und anderen Störungen, bei denen Verweigerungshaltungen im Mittelpunkt stehen. Eßstörungen gehen einher mit massiver Selbstwertproblematik und Gefühlen persönlicher Ohnmacht und des Ausgeliefertseins an andere. Verweigerung wird defensiv gegen bedrohliche Fremdbestimmung eingesetzt, gegen Power von anderen. Verweigerung sowohl gegenüber den Ansprüchen anderer als auch gegen die eigenen körperlichen Bedürfnisse zielt auf Gefühle von Power im Sinne von Autonomie.

Hierzu Hilde Bruch (H. Bruch, Eating Disorders, Basic Books, New York 1973):

"In his essays on Spain, Kazantzakis reports his encounter with a young Spaniard (12).

"That's Manola", my Spanish friend laughed as he told me. "All day long he lies there stretched out in the sun. He doesn't want to work, even if it means he has to die of hunger."

I went up to him.

"Ah, Manola", I called to him. "They tell me you're hungry. Why don't you get up and work? Aren't you ashamed of yourself?"

Manola stirred sluggishly, then raised his hand with kinglike grandeur: "En la hambre mando yo," he answered me. "In hunger I am King!"

As though hunger were some boundless kingdom, and so long as Manola remained hungry, he kept the scepter of his kingdom in his own hands.

This line, "In hunger I am King", expresses the essence of the inner problem in genuine anorexia nervosa. Like Manola, the anorexics struggle against feeling enslaved, exploited, and not being permitted to lead a life of their own. They would rather starve than continue a life of accommodation. In this blind search for a sense of identity and selfhood they will not accept anything that their parents, or the world around them, has to offer. Just as Manola's hunger failed to solve the social and economic problems of his country, so will the anorexic fail to achieve his goal of becoming a respected member of his group, capable of mature interdependent relationships, through his angry isolation and food refusal."

12. Power-Bedürfnisse und Alkohol

Eine wesentliche Rolle spielt das Power-Thema bei Alkoholikern. In der Literatur - wobei primär männliche Alkoholiker untersucht wurden - wird Alkohol sowohl im Zusammenhang mit erhöhten Power-Bedürfnissen (D. C. Mc Clelland, W. N. Davis, R. Kalin, E. Wanner, The Drinking Man, The Free Press, New York 1972) als auch mit regressiven Bedürfnissen nach Verwöhnung und Passivität beschrieben (H. T. Blane, The Personality of the Alcoholic, Harper and Row, New York 1968). Weiterhin betont wird die Bedeutung von Abhängigkeits-Unabhängigkeitskonflikten bei Alkoholismus und die nebeneinander bestehenden Gefühle von Überlegenheit und Unterlegenheit (Blane 1968).

Die im nüchternen Zustand erlebte Selbstwertproblematik mit Gefühlen von Unterlegenheit und Abhängigkeit, mit einer Tendenz zur Verachtung von sich selbst und anderen, kippt unter bzw. durch Alkohol um in Gefühle von Omnipotenz, Männlichkeit, persönlicher Bedeutung und aggressiver Durchsetzungsfähigkeit. Ähnlich wie bei manchen Wahnvorstellungen Power und Powerlosigkeit jeweils total erlebt wird, so bewegt sich der Alkoholiker in Extremen erlebter Power bzw. Powerlosigkeit.

Häufig schwankt auch das Beziehungserleben gegenüber nächststehenden Personen zwischen Abhängigkeit und extremer Zuneigung einerseits und Haß und Aggression andererseits. Neben der Intensitätskomponente emotionalen Kontrasterlebens ist hierbei auch ein Powerkonflikt wesentlich. Aus der Sicht eines Klienten stellt sich das folgendermaßen dar:

"Ich liebe meine Frau über alles, ich würde mich nie trennen, schon weil ich sie brauche, ohne die würde ich total verkommen". "Ich komme mir schon vor wie ein Trottel, ich hab nichts mehr mit anderen Frauen, ich frag sie bei allem, ich mach, was sie sagt, wie ein alter Spießer". "Wenn ich dann heimkomme, dann beschimpfe ich die, dann erniedrige ich die ...".

Wesentlich hieran für unser Thema ist der Konflikt zwischen dem Bedürfnis nach Power anderer (hier der Ehefrau) unter dem Aspekt Sicherheit und Schutz für die eigene als powerlos erlebte Person und dem Bedürfnis nach eigener Power, wobei Power jeweils nur verknüpft mit persönlicher Dominanz vorgestellt wird. Hier wird das Bedürfnis nach Power im Sinne von Sicherheit auf eine andere Person verlagert und hat damit zwar situative Stabilisierungseffekte, wirkt aber ingesamt destruktiv. Die hiermit gegebene Bestätigung eigener Powerlosigkeit verstärkt das Bedürfnis nach persönlicher Power.

Powermotivation in bezug auf Alkohol ist ausführlich untersucht von McClelland, Davis, Kalin, Wanner 1972:

"Let us now try to recapitulate what we have found out and sketch a general picture of the relationship of unrestrained assertiveness to drinking. Clearly men with strong power concerns and low levels of restraints in fantasy are most likely to be heavy drinkers. That finding has been strongly confirmed in two independent studies. A more refined analysis of the first bar study shows that a special type of power imagery is likely to be associated with heavy drinking - a personalized power concern in which the world is seen as something of a competitive jungle wherein a man must seek to win out over opponents. Drinking tends to increase generalized power concerns, but particularly personal power concerns which are elevated even more than normal in men with heavy drinking histories. These men, who are already concerned about personal dominance before drinking, are even more concerned after drinking; the inference is that they are using drinking as a means of accentuating their desire to dominate others who would oppose them. They may get direct gratification from thinking about winning out over others in fantasy.

While concern with socialized power alos goes up after drinking, particularly with moderate amounts of drinking, it tends to decline in relative importance as drinking progresses. The heavy drinker's interest in personalized power is always greater both before and after drinking than his interest in socialized power, whereas the reverse is true of light drinkers. Thus it becomes more and more evident that the peculiarity of the heavy drinker or potential alcoholic is his tendency to see power relationships in terms of personal dominance."

13. Depressive Powerlosigkeit

Das Erleben von Powerlosigkeit und die damit gegebene Unfähigkeit zu Veränderung und Aktivität ist am deutlichsten bei depressiven Zuständen. Klienten schildern Gefühle von Ausgeliefertsein, körperlicher Schwäche, Unfähigkeit, Antriebslosigkeit,ängstlicher Unsicherheit, Entscheidungsunfähigkeit, hilfloser Unterlegenheit bis hin zu völliger psychischer Gelähmtheit oder automatenhaftem, schwerfälligem Funktionieren nach "Befehl" bzw. Erwartungen und Normen anderer.

Ein totales Fehlen von Power im Sinne von Sicherheit und Kompetenz reduziert Aktivität und Intensität und damit die Möglichkeit von Veränderung und Entwicklung. Eindrucksvoll dargestellt wird dies in der Horrorvorstellung eines Zombie (Film: I walked a Zombie), eines lebenden Toten oder toten Lebenden, der reduziert ist auf einen seelenlosen Körper, der automatenhaft Befehlen gehorcht. Wir glauben, daß sich in der starken Horrorwirkung solcher Vorstellungen die Aktualität und Breite der Angst vor Powerlosigkeit, Wirkungslosigkeit und Intensitätslosigkeit zeigt.

14. Wahnhafte Beeinflussungspower

Verdeutlichen läßt sich die Bedeutung der Powerproblematik bei psychischen Beeinträchtigungen auch am Beispiel von Wahnvorstellungen. Hier läßt sich sowohl das Erleben totaler Powerlosigkeit als auch das Erleben übermäßiger Power, das abwechselnd oder nebeneinander bestehen kann, beobachten.

Unter dem Power-Aspekt betrachtet sind Wahnvorstellungen von Fremdgesteuertsein erlebter extremer Powerlosigkeit zuzuordnen.

Beispiel: "Die Leute sind so gemein, die geben nur ordinäre Gefühle und Gedanken, die ich nicht haben will und die gar nicht zu mir passen;" oder "Ich werde von einem Italiener verfolgt, der macht daß ich ganz andere Dinge sage, als ich möchte".

Hier wird das eigene Verhalten, Fühlen und Denken als von anderen Mächten/Personen, denen man wehrlos ausgeliefert ist, bestimmt und gesteuert erlebt. Dem gegenüber stehen Vorstellungen von eigener Power über andere Personen und Dinge. Beispiel: "Ich habe immer gedacht, solange ich im Bett liege, kann meine Tante nicht aufstehen", oder "Wenn ich an eine Ampel kam, hatte ich immer das Gefühl, ich habe sie rot oder grün gemacht".

(Die Bedeutung des Beziehungserlebens ist bei psychischen Abläufen dieser Art insgesamt zentraler als die Power-Thematik, auf die es uns hier aber ankommt.)

Bei erlebter Powerlosigkeit und starkem Power-Bedürfnis wird in Wahnvorstellungen mit der Thematik "Beeinflussung" Power aktiv und passiv jeweils total erlebt.

Ähnlich wie hohe Intensität keine dynamische Kraft mehr hat bei intensiv erlebten Zwängen mit Loslösung aus einwirkungs- bzw. erlebnisorientierten Bezügen, so verliert das totale Powererleben im Wahn seine stabilisierende Wirkung. Die Betroffenen beschreiben zwar oft eine eher euphorische Grundstimmung, schildern aber auch Angst und Verworrenheit, sie beginnen sich vor sich selbst zu fürchten, werden sich unheimlich und fremd.

Powererleben im Wahn wird nicht als Sicherheit der eigenen Person, als stabilisierende Autonomie erfahren, sondern als Power über andere Personen, Gegenstände oder Ereignisse.

Im Wahn ist sowohl das Erleben von Power als auch das von Powerlosigkeit jeweils total und absolut, aber losgelöst von realen Einwirkungsmöglichkeiten. Damit ist es auch losgelöst von realen Erfahrungen von Kompetenz bzw. Inkompetenz und steht nicht mehr in einem erlebbaren Wirkungszusammenhang, in dem Veränderungen, Beziehungen, Alternativen, Problemlösungen möglich sind.

Die Totalität, das strenge Entweder-Oder, Macht-Ohnmachterleben steht im Widerspruch zu einem veränderungsorientierten Ansatz der Problemlösung. Hier wird eine destruktive, weil von der Realität abgelöste Struktur zur zentralen Steuerungsinstanz der Person. Diese zentrale Steuerungsinstanz bedeutet Geschlossenheit der Struktur. Damit sind Alternativen, Freiräume, neue Ansätze für Problemlösungen etc. abgeschnitten.

15. Beziehungsverhalten mit Powerproblematik

Im folgenden wollen wir noch stichwortartig einige Verhaltensweisen und Konflikte im Zusammenhang mit Power Problemen, die für die Bedeutung von Power als Sicherheitsvariable im Therapieprozeß wichtig werden, benennen:

Defensives Verhalten: z.B. aus Angst vor Power-Verlust keine Kritik, auch keine Selbstkritik ertragen zu können; extrapunitives Verhalten; erklärende Entschuldigungen, Leugnung von sogenannten Schwächen; gezielte Selbstbeschuldigung als Abwehr von Kritik.

Power durch Regression: z.B. Dominieren durch Hilflosigkeit, Erzwingen von Fürsorge; Identifikation mit der Krankenrolle im Sinne von "Von mir kann man nichts erwarten und verlangen" oder auch "Meiner Krankheit ist keiner gewachsen, ich bin ein besonders schwerer Fall, bei mir erfährt jeder seine Grenzen"; unrealistische Überschätzung der Power des anderen mit daraus resultierenden Übererwartungen.

Power durch Aggression: z.B. aggressives Abklären -Wollen der Positionen; Herabsetzung des anderen, den anderen emotional treffen bzw. beeindrucken zu wollen, aggressives Intellektualisieren; Bezug auf soziale Kontrollnormen.

Wunsch nach Wirkung: Angst vor Wirkungslosigkeit und Austauschbarkeit der eigenen Person und hohes Bedürfnis nach persönlicher Wirkung; Erzwingen von Aufmerksamkeit; Streit suchen; Clown spielen; Selbstdarstellung hat Priorität vor Selbstvermittlung; Beziehungen werden zur Demonstration eigener Power benutzt.

Powerkonflikte: Wunsch nach einem Therapeuten mit hohen Prestigesymbolen und gleichzeitiges Wissen darum, daß einen das verunsichert; Appellieren an autoritäre Lenkung und konkrete Ratschläge bei gleichzeitiger extremer Angst vor Fremdbestimmung, Beeinflussung und Verlust der Eigeninitiative: wer mich nicht lenkt, interessiert sich nicht für mich, wer mich lenkt, will mich dominieren; Konflikte zwischen Bedürfnis nach Personpower des anderen und Angst davor aufgrund der Vorstellung, daß Veränderung nur durch den anderen und bei totaler Auslieferung an ihn möglich ist: "Wie kann ich denn sicher sein, daß Sie mich nicht versauen?" "Erst muß ich Sie therapieren, damit ich dann sicher bin, daß Sie mich auch richtig therapieren".

16. Zusammenfassender Überblick

Abschließend wollen wir die oben beschriebenen entwicklungs- und veränderungshemmenden Auswirkungen von Powerproblemen bei psychischen Beeinträchtigungen stichwortartig zusammenfassen:

Power und Identitätsprobleme:
Powerlosigkeit in dem Sinne, nicht Zentrum des Bewirkens zu sein; erlebtes Ausgeliefertsein an psychische Prozesse, die so als außerhalb der persönlichen Einflußnahme erfahren werden, daß sie wie von außen erlebt und passiv ertragen werden.
Powerlosigkeit gegenüber sich selbst, erlebter Verlust von sich selbst als eigener Mittelpunkt.
Beispiele: verändert worden sein, überwertige Ideen, Entfremdungserlebnisse wie "sich selbst nicht mehr erkennen".

Powerlosigkeit und Bedürfnis nach eigener Positionierung:
Vergleichende Wahrnehmung; Einteilung anderer unter dem Aspekt Unter- bzw. Überlegenheit; Orientierungssuche in bezug auf die Wahrnehmung der eigenen Person.
Beispiele: Eifersucht- und Konkurrenzprobleme, Psychasthenische Strukturen, sich beobachtet fühlen, Außenseitergefühle, mangelnde Selbstwahrnehmung, Beeinträchtigung des Beziehungserlebens.

Vorstellungsmäßige Verknüpfung von Power und Dominanz bzw. Aggression:
Power bedeutet Personpower mit dem Ziel der Macht über andere, unausweichlicher Konflikt, Personpower ist bewundernswert und vertrauenerweckend - Personpower ist bedrohlich und erniedrigend; positive Besetzung von dominanten "männlichen" Powerstrebungen als Alternative zu verächtlicher Schwäche.
Beispiele: sozialer Rückzug bei Psychosen; Ambivalenz zwischen Streben nach Power und Powerlosigkeit mit psychisch blockierender Wirkung; Suche nach Befriedigung der Powermotivation in Alkohol.

Erlebte Powerlosigkeit gegenüber der Umwelt und gegenüber sich selbst:
Gefühle der Ohnmacht, des Ausgeliefertseins, der totalen Inkompetenz und Wirkungslosigkeit im Sinne von Unfähigkeit der Einflußnahme auf die Umwelt.
Beispiel: Depression.

Totalität von erlebter Power bzw. Powerlosigkeit:
Totalitätsanspruch von Powererleben führt zur Loslösung aus realen Bezügen; Personpower mit totalen Dominanzansprüchen hat keine stabilisierende Wirkung.
Beispiel: Wahnvorstellungen.

Power in der Verweigerung:
Streben nach Power im Sinne von Autonomie wird nicht als Stabilisierungsmoment wirksam, wenn es als Gegenreaktion auf dominierende Power anderer erfolgt; Power in der Verweigerung führt zu eher stillen

Machtkämpfen
Beispiel: Anorexia nervosa.

Aus dieser Zusammenstellung ergibt sich:

- Powerproblematik ist bei psychischen Beeinträchtigungen relevant
- Powerproblematik kann hemmend bis destruktiv für psychische Entwicklung und Veränderung sein
- Powerproblematik ist Sicherheitsproblematik.

Wenn wir in unseren therapeutischen Überlegungen zentriert auf Klientenerleben und -erfahrungen sind, und wenn wir in psychischen Beeinträchtigungen relevante Signale für Entwicklungsrichtungen sehen, bedeutet das, daß der Therapieprozeß der Powerproblematik Rechnung tragen muß, daß er Neuerfahrungen von Power ermöglichen muß, daß er Power in neuen konstruktiven Zusammenhängen mit neuen Zielsetzungen erlebbar machen muß.

C) Power im Psychotherapeutischen Prozeß: Power und Macht des Therapeuten

17. Powererwartungen an den Therapeuten

Klienten sind auf der Suche nach starken, wirkungsvollen Einwirkungen in ihre Personstruktur. Sie erwarten, daß der Therapieprozeß mit Kraft einwirkt, wobei die Vorstellungen, was kraftvolle Einwirkungen sind, bei Klienten sehr unterschiedlich sind.

Die Erwartungen ergeben sich teils aus der Situation und Motivation der Klienten, teils aus bei ihnen gegebenen Powerproblemen.

Die Situation und Motivation, der Leidens- und Veränderungsdruck, der persönliche Aufwand, der für Klienten mit der Therapie verbunden ist, führt berechtigterweise zu der Erwartung, daß Therapie spürbar und kraftvoll wirken sollte und daß man sich dieser Wirkung überlassen kann. Es wird sowohl Intensität als auch Power in unserem Sinne angestrebt.

In den Erwartungen sind zwei unterschiedliche Dimensionen wahrnehmbar: Power im Sinne von aktiver, kraftvoller Einwirkung und Power im Sinne von Sicherheit im Hinblick auf die Konstruktivität dieser Einwirkung.

Konkret sind diese Erwartungen oft geprägt von Powerproblemen, die sowohl zu passivem, nichtautonomen Sicherheitserleben als auch zu Unsicherheit und Angst führen können.

Zur Veranschaulichung wollen wir einige typische Erwartungshaltungen schildern:
Zunächst eine Erwartungshaltung, die zum Teil durch Kenntnisse aus der Psychoanalyse beeinflußt ist: Veränderung und Hilfe ist nur möglich durch gewaltige Einbrüche in die Person, durch Einreißen aller bisher bestehenden Strukturen; Veränderung setzt schmerzliche psychische Zusammenbrüche voraus, die einen vorübergehend in Angstzustände und totale Unsicherheit versetzen. Der Therapeut muß stark genug sein, um den Zusammenbruch gegen den Widerstand herbeizuführen, und er muß stark genug sein, um den Wiederaufbau der Person zu organisieren.

Betrachten wir diese Erwartung unter dem Gesichtspunkt Power als Sicherheitskonzept, so können wir folgendes ableiten:
Veränderung wird als Risiko, als Verunsicherung erlebt und bedarf deshalb einer stabilisierenden Sicherheitsvariablen. Bei erlebter Powerlosigkeit und dem Fehlen von Grundgefühlen wie Kompetenz und Autonomie wird Veränderung als qualvoll und bedrohlich erwartet, als etwas, das man nicht selber macht, sondern dem man preisgegeben ist. Um sich dem auszusetzen, bedarf es eines großen Vertrauens in die Stärke des Therapeuten oder in die Stärke dessen, was er macht, in die Stärke des Therapieprozesses.

Hier ist die Erwartung an die Powerverwirklichung des Therapeuten vergleichbar den Erwartungen an einen Chirurgen. Das Expertentum und die persönliche Sicherheit des Therapeuten wirken angstmindernd und ermöglichen ein vertrauenvolles Sich-ausliefern an einen notwendigen aber schmerzlichen Eingriff. Hier wird Sicherheit und Power nicht als eigene Erfahrung erwartet, sondern als ein Gefühl, daß an den Therapeuten, bei dem man sich in guten Händen weiß, gebunden ist.

Der Aspekt: der Therapeut muß meinen Widerstand brechen, er muß meine Veränderung erzwingen, setzt die Vorstellung voraus, daß der Therapeut in der Beziehung der persönlich mächtigere und stärkere ist. Weiterhin beinhaltet dieser Aspekt die Vorstellung von Therapie als Austreibung von Fehlverhalten und Fehlentwicklungen und damit auch eine Rollenverteilung, in der der Klient der "verkehrte" Unterlegene ist und der Therapeut apriori Überlegenheitsposition hat. Dieser Position liegt unangesprochen das Lernmodell zugrunde, daß Eigenentwicklung mit dem Ziel Autonomie durch Lernen an einem paradigmatischen Personenmachtmodell in Gang gebracht werden kann.

Hier werden drei verschiedene Powerdimensionen erwartet: Personpower und Expertenpower des Therapeuten und infolge davon Power des therapeutischen Geschehens. Nicht vorgestellt wird Power im Sinne von Autonomieerfahrungen des Klienten.

Eine andere Erwartungshaltung stellt sich folgendermaßen dar:

- Um mich bzw. meine Situation verändern zu können, brauche ich Experteninformationen, an denen ich mich orientieren kann. Der Therapeut, der das von Berufs wegen weiß, muß mir sagen, was ich falsch und was ich richtig mache. Auf seine Expertenmeinung kann und muß ich mich verlassen.

Dies beinhaltet die Vorstellung, daß Therapie eine Art Nachhilfeunterricht in Lebensbewältigung sei, wobei der Therapeut die zuverlässige Fachautorität darstellt, dessen Meinung mehr Gewicht hat als die eigene. Diese Haltung finden wir häufiger bei Klienten, bei denen Partner- oder Berufs- oder Erziehungskonflikte erlebnismäßig im Vordergrund stehen, deren Motivationen zunächst in Richtung Situationsveränderung gehen.

Darüberhinaus konnten wir Wünsche in dieser Richtung besonders häufig bei Angehörigen von Klienten beobachten, bei Personen also, deren Interesse zunächst auf konkrete Verhaltensänderungen zentriert ist und die für die Richtung der Änderungen feste Erwartungen und/oder Befürchtungen haben.

Eine weitere Erwartungshaltung läßt sich etwa folgendermaßen beschreiben:

- Der Therapeut kann mir helfen, weil er selber ein Mensch ist, der sein Leben bewältigt, der überlegen und durchsetzungsfähig ist. Die Hilfe erfolgt, indem ich mich an ihm orientiere. Hilfe und Veränderung ist möglich, wenn ich mich an die wirklich Starken anlehne, wenn ich ein richtiges Leitbild habe.

Diese Vorstellung zielt auf Personpower des Therapeuten, auf Sicherheit durch Abhängigkeit.

Aus diesen zentralen Erwartungshaltungen von Klienten wird deutlich, daß Power im Sinne von Sicherheit unabdingbare Voraussetzung für das Risiko von Personveränderungen ist. Gleichzeitig spiegeln die Erwartungen die vorstellungsmäßige Verknüpfung von Power und Dominanz, von Power und Überlegenheit, von Power und Rollenverteilungen und von Power und Abhängigkeit.

Eine unmittelbare Erfüllung der Sicherheitsbedürfnisse gemäß den Erwartungen würde eine Bestätigung und damit Verfestigung bestehender Powerproblematik bedeuten.

Die durchaus bedingt stabilisierende Wirkung von Personpower in der Expertenrolle bleibt beschränkt auf Erfahrungen wie: "Es gibt auch hilfreiche Macht, die ich weder zu fürchten noch zu bekämpfen brauche", vermittelt aber keine wirkliche Alternative zu Power im Sinne machtbetonter Dominanz und vermittelt keine Sicherheit in Richtung autonomer Personveränderung. Die getreue Erfüllung von Klientenerwartungen geht an entscheidenden Entwicklungsmöglichkeiten vorbei.

18. Power verlagert auf den Therapieprozeß: Veränderungssicherheit

Damit Power als Sicherheitsvariable konstruktiv in Richtung Autonomie wirksam wird, muß der Therapeut Power außerhalb der Polarität Power/Dominanz - Powerlosigkeit/Unterlegenheit verwirklichen; er muß eine Verlagerung von Power von der Person auf den Therapieprozeß anstreben.

Das Ziel "Sicherheit" als Möglichkeit für Personveränderung zu schaffen, ohne die Autonomie des Klienten zu relativieren, erfordert die Absage an eine dominante Personpower des Therapeuten.

Konkret heißt dies zuerst einmal, daß die Bedingungen, unter denen Therapie stattfindet, zusammen mit dem Klienten zu definieren sind und nicht dem Klienten vorgegeben werden. Symbole der Unterwerfung, wie etwa Vorschriften, was der Klient außerhalb der Therapie darf und nicht darf, wie er zu sitzen oder zu liegen hat, ob er wichtige Entscheidungen während der Therapie treffen darf oder nicht, daß er keine Fragen stellen darf, daß er nicht über den Therapieprozeß ausreichend informiert wird, daß er keine Angaben zur Person des Therapeuten erhält u.v.a.m. reduzieren Autonomie und schaffen Power für den Therapeuten, nicht aber notwendigerweise für den Therapieprozeß.

Die einseitige Stilisierung des Therapeuten zum Bestimmer entspricht dem Konzept der zentralen Koordinations- und Handlungsgewalt (D.A. Schon 1971) und führt zu Lernprozessen in einem relativ geschlossenen System mit monopersonaler Zentrierung mit einseitigen Abhängigkeiten. Strukturell ist dies der Lernraum Familie (David Cooper, The Death of the Family, Penguin Books, London 1971): In geschlossenen Systemen mit einseitigen Abhängigkeiten werden soziale Verhaltenstechniken gelernt, die das Überleben der Person garantieren, solange die persönlichen Hintergrundsbedingungen (sozio-ökonomische Bedingungen, ökologische Bedingungen, Wertsysteme etc.) invariabel bleiben.

Die einseitige Stilisierung des Therapeuten stellt keine neuen Lernbedingungen dar, sondern setzt zumindest formal Lernen in Abhängigkeit mit hierarchischen Strukturen und geschlossenen Systemen mit wenig Freiraummöglichkeit und wenig Autonomie fort. Diese Fortsetzung vertieft und bestätigt die gelernten Abhängigkeitsformen, die mit zu den jeweiligen Störungen geführt haben.

Wir meinen, daß Power primär ein Merkmal des Therapieprozesses sein sollte, und daß der Therapeut in diesem Prozeß einen zu bestimmenden Stellenwert hat. Der Therapeut stellt möglichst optimale Bedingungen für Personveränderungsprozesse her. Power des Therapeuten ist Power durch qualifiziertes Handeln und nicht durch Rollendefinition.

19. Destruktive therapeutische Machtpositionen

Wird Power als personbezogene Machtposition interpretiert und praktiziert, so reduziert sich Verhalten auf schablonenhafte Rituale, Demonstration von abweisender Überlegenheit mit Betonung der sozialen Schranken oder defensiven Techniken, die die eigene Position sichern.

Hierzu einige Beispiele:
Die Wärme, die Nähe, das Verständnis, die durch das Berühren eines Menschen in einer gleichwertigen Beziehung angezeigt werden kann, ist pervertiert, wenn das Berühren herabsetzend als Ausdruck von statusbezogener Macht verwendet wird. Daß dies häufig der Fall ist, zeigt sich an Beobachtungen wie: Lehrer berühren Schüler, Vorgesetzte Untergebene, Ärzte Patienten, Männer Frauen, Hotelgäste das Personal etc., wobei die Umkehrung als Unverschämtheit, Distanzlosigkeit, sexuelles Angebot gewertet wird. (Nancy N. Henley, The Politics of Touch, in Phil Brown, Radical Psychology, London 1973).

Dazu ein Erfahrungsbericht einer 16-jährigen Frau. Als sie in der Nervenklinik gelegen habe, habe sie sich tagelang furchtbar über die Art geärgert, wie sich der Arzt auf ihr Bett gesetzt und routinemäßig selbstverständlich ihre Hand ergriffen habe. Schließlich habe sie sich vorgenommen, diese Berührung einfach zu erwidern und mal zu sehen, was er dann macht. Es sei ihr sehr schwer gefallen, sie habe es sich mehrmals vorgenommen und dann doch einfach zu viel Angst gehabt. Aber schließlich habe sie sich doch getraut und die Hand des Arztes gestreichelt. Da sei er zusammengezuckt, habe seine Hand blitzartig zurückgezogen und sei sofort gegangen. Später habe er sie nie mehr angefaßt und auch nicht mehr auf dem Bett gesessen.

Daß Berührung trotz Machtstruktur bzw. bei Akzeptanz von Machtstrukturen dennoch als Ausdruck von Zuneigung, Wärme und Nähe positiv empfunden wird, ist lediglich ein Argument für Berührung, nicht aber für die oft damit ausgedrückte statusbezogene Macht. Die positiven Effekte von Berührung in gleichwertigen Beziehungen, in denen sie prinzipiell gegenseitig möglich sind, lassen sich sowohl in therapeutischen Beziehungen (C. Rogers, Hrsg. The Therapeutic Relationship and Its Impact, The University of Wisconsin Press, Madison 1967) als auch an Erfahrungen in Encounter-Gruppen (C. Rogers, Carl Rogers on Encounter Groups, Harper and Row, New York 1970) aufzeigen.

Die Sicherung der eigenen Position wird auch bei den häufigen Techniken des Fragens in psychotherapeutischen Beziehungen deutlich. Es ist bei vielen psychotherapeutischen Methoden als selbstverständlich akzeptiert, daß der Therapeut den Klienten Fragen stellt und auf diese konkrete, inhaltliche Antworten erwartet. Umgekehrt werden vitale Fragen des Klienten nur interpretierend und nicht auch am Inhalt der Frage orientiert beantwortet. Daß sich hier ähnlich wie bei manchen Formen von Berührung eine statusbezogene Macht abzeichnet wird deutlich, wenn wir uns die üblichen Fragepraktiken im Verhältnis von Erwachsenen und Kindern vergegenwärtigen. Erwachsene fragen Kinder selbstverständlich nach Namen, Alter, Schule usw. Umgekehrt wird es als frech oder komisch erlebt, wenn Kinder Erwachsene direkt ausfragen.

Die Statussicherung wird besonders dann offensichtlich, wenn der Therapeut Gegenstand der Frage wird. Deutlich wird der defensive Aspekt von Techniken, die bei Fragen, Angriffen etc. interpretierend auf die Person zurückweisen, statt sich mit Inhalten auseinanderzusetzen, oft auch bei dem Verhalten von Teilnehmern in Gruppentherapie und in Ausbildungssituationen, die dem eigenen Schutz dienendes Interpretieren schnell lernen und übernehmen, auch wenn es zu Lasten eines Gruppenmitgliedes geht.

Losgelöst aus helfenden Zusammenhängen bewähren sich diese Techniken als taktisch vorteilhafte Möglichkeit, jeden Angriff oder auch jede Annäherung so zurückzuspielen, daß die eigene Person überlegen und unantastbar bleibt (Nancy C., Psychotherapy as a Ripoff, in Phil Brown, Radical Psychology, London 1973).

Um die Bedeutung und die Gefahren von unreflektierten persönlichen Statussicherungstendenzen, Machtbedürfnissen und Machtmöglichkeiten von Therapeuten klarzustellen, weisen wir auf die Ergebnisse einer Studie von Braginsky und Braginsky hin (D. O. Braginsky und B. M. Braginsky: Psychologists: High Priests of the Middle Class, Psychology Today, Vol. 7, 1973 - die Ergebnisse werden in anderem Zusammenhang ausführlich berichtet: S. 143 f): Kritik von Patienten am mental-health Personal" increased their insanity ratings", Lob bedingte, daß ... "the very disturbed mental patient suddenly got well". Die Folgen solchen Sicherungsverhaltens reichen weit über das Problem von Fehldiagnosen hinaus.

Machtsichernde Verhaltensweisen von Psychotherapeuten werden in einer grundlegenden Einführung in Gesprächspsychotherapie einfach geleugnet, mit dem Argument, daß Psychotherapeuten darin besonders ausgebildet wären, sich "emotional zu kontrollieren" (W. R. Minsel,

Praxis der Gesprächspsychotherapie, Wien 1974). Dies spricht für den totalen Mangel an Bereitschaft, die eigene Machtposition auch nur gedanklich infrage zu stellen.

Hier werden Machtansprüche gleich zweifach und völlig unreflektiert angemeldet: einmal in der Leugnung von therapeutischen Machtbehauptungen, zum anderen in der Forderung nach emotionaler Unterwerfung des Klienten: der Therapeut kontrolliert seine Emotionen, vom Klienten wird das Gegenteil erwartet. Der Therapeut ist stark aufgrund von Selbstkontrolle, der Klient schwach, weil er emotionaler dem Therapeuten gegenüber z.B. Gefühle äußert.

Welche Arrangements zur realen Machtbehauptung offenbar bei dieser weitverbreiteten Haltung nötig sind, zeigen Minsels Ausführungen zum Thema "schwierige" Situationen: Als schwierig wird eine Situation definiert, wenn der Klient von einer Reihe von Verhaltenskriterien abweicht, die den Therapieprozeß kennzeichnen. Eines dieser Kriterien für den Therapieprozeß ist: "der Klient ist gefühlsmäßig unmittelbar engagiert".

Ein Beispiel für eine "schwierige" Situation: "Kl. droht G.P. mit Selbstmord etc." (Minsel 1974) Kl. steht für Klient, G.P. für Gesprächspsychotherapeut.

Machtbehauptung: Die Selbsttötungsthematik wird als eine Bedrohung des Therapeuten erfahren (desselben Therapeuten, der postuliert, Therapeuten würden aufgrund ihres Trainings nicht feindselig-abweisend reagieren).

Die Selbsttötungsthematik wird als Abweichung von dem Kriterium des gefühlsmäßig unmittelbaren Engagements des Klienten dargestellt. Es ist damit eine "schwierige", nicht therapiegemäße Situation in einer Reihe "schwieriger" Situationen wie z.B. "Telephon läutet in der Stunde".

In diesem Zusammenhang von einer "schwierigen", nicht therapiegemäßen Situation für den Therapeuten zu sprechen, mutet geradezu zynisch an. Wir meinen, zunächst ist dies eine existentiell bedrohliche Situation für den Klienten, der sich mit der Frage auseinandersetzt, ob er sich töten soll oder eventuell schon mehrere Versuche in diese Richtung gemacht hat. Jeder Klient mit Selbsttötungsthematik weiß von der Ablehnung, die er überall bei Personen, die von Berufs wegen helfen, damit erfährt.

Diese Auffassungen von "schwierigen", nicht therapiegemäßen Situationen sind sehr einseitig therapeutenzentriert.

Als nicht "schwierig", als wünschenswertes Klientenverhalten bezeichnet er: "der Klient ist unmittelbar gefühlsmäßig engagiert" und "der Klient versucht eigenverantwortlich zu handeln".

Beide Kriterien sind häufig bei der Äußerung von Selbsttötungsthematiken gegeben. Hierzu der Bericht einer Klientin: "Als ich auf dem Fensterbrett stand, hatte ich ein richtiges Glücksgefühl, ich hatte zum ersten Mal im Leben eine eigene Entscheidung getroffen, ich hatte zum ersten Mal das Gefühl: Ich kann was ändern". Oder eine andere Äußerung: "Mich erschreckt das gar nicht, wenn ich überlege, ob ich mich umbringen soll, das ist irgendwie direkt befreiend, daß es diesen Ausweg immer noch gibt".

Äußerungen von Selbsttötungsüberlegungen bzw. -absichten sind sicher eine wichtige und damit kritische Situation im therapeutischen Prozeß. Aber die Formulierung, der Klient "droht" dem Therapeuten und die Einreihung unter "schwierige", nicht therapiegemäße Situationen deutet auf Powerproblematik des Therapeuten, nicht auf Power als Sicherheitskonzept hin. Der so empfindende Therapeut vermittelt, wenn er seine Gefühle echt zeigt, Angst; Angst nicht helfen zu können, Angst, Macht zu verlieren, Angst zu versagen und Angst, persönliche Schwierigkeiten zu bekommen.

Daß es beim Fertigwerden mit "schwierigen" Situationen um Statussicherung und Machtbehauptung des Therapeuten geht, zeigen auch weitere Beispiele: "Weinen" ist laut Minsel eine "schwierige", nicht therapiegemäße Situation und fällt nicht etwa unter die Rubrik "der Klient ist unmittelbar gefühlsmäßig engagiert". Weinen ist "schwierig", wenn der Therapeut Angst vor Gefühlen hat; oder auch "Klient wünscht persönlichen Kontakt mit G.P." ist "schwierig", wenn der Therapeut Angst vor engen Beziehungen ohne Statussicherung hat. Weitere Beispiele weisen in dieselbe Richtung:

"Abbruch der Behandlung"
"Mitbringen von Notizen"
"Bitten um Rat, Information"
"Aggressionen gegen GP"
"Sprechen über Vergangenheit"
"Kl. reagiert nicht auf Formulierungen des GP!"

(Minsel 1974)

Jedes Beispiel beinhaltet, daß der Klient etwas tut, was ihm der "klientenzentrierte" Therapeut verboten hat oder verbieten möchte, und die Beispiele beinhalten stark gefühlsmäßiges Engagement.

Ergänzend möchten wir noch auf einen Prototyp von Person-power hinweisen, der für die Psychotherapie eine extrem destruktive Bedingung darstellt: die aus einem unkritischen Selbstverständnis und unreflektierten Klientenerwartungen sich rekrutierende Prognostic- und Diagnostic-Power. Nicht ohne Grund sind in Untersuchungen, wie Winter berichtet, die "need-power"-Werte für die Berufsrichtungen Psychologie und Psychiatrie signifikant höher als die Durchschnittswerte für alle erfaßten Berufsrichtungen (David G. Winter, The power motive, The Free Press, New York 1973), ein Grund mehr, sich als Psychotherapeut mit diesem Thema auseinanderzusetzen.

Wir hoffen, daß wir hiermit die Notwendigkeit einer radikalen Absage an Personpower des Therapeuten und Techniken, die im Dienste seiner Statussicherung und Machtdemonstration stehen, und gleichzeitig die Notwendigkeit der sorgfältigen Überprüfung von Powerverwirklichung im Therapieprozeß veranschaulichen konnten.

20. Prozeßpower und therapeutische Kommunikationssysteme

Die destruktiven Wirkungen von defensiver und aggressiver Personpower des Therapeuten führen nicht zu dem Schluß, daß der Therapeut - auch als Person - ohne Power sein sollte. Power als Sicherheitskonzept und Power des Therapeuten in unserem Sinne liegen auf einer anderen Ebene. Die Power des Therapeuten liegt in dem, was er tut, was er in Gang bringt, was er bewirkt. Sie liegt in seiner Qualifikation, Bedingungen für Veränderung zu schaffen, wobei die Veränderung über einen kommunikativ-emotionalen Prozeß läuft.

Wir beschreiben im folgenden mehrere Qualifikationen des Therapeuten, die im engen Zusammenhang mit Power im Therapieprozeß stehen und die bei Sicherung der Klientenautonomie ein großes Ausmaß an Wirkung in den Therapieprozeß bringen können.

D) Power im psychotherapeutischen Prozeß: Power offener Systeme

21. Aushalten von Offenheit

Das Kommunikationssystem Klient/Therapeut wird tendenziell als offenes System strukturiert ohne einseitige Abhängigkeit.

Inhaltlich und funktional werden vom Therapeuten keine Entwicklungsstrukturen vorgegeben.

Der Therapieprozeß wird darüber hinaus auch nicht als diagnostischer Prozeß verstanden. Der Therapieprozeß dient nicht der Verifikation resp. Falsifikation von Hypothesen des Therapeuten.

Die Selbstexploration des Klienten dient nicht der Hypothesenbildung des Therapeuten.

Klinisches Wissen des Therapeuten hat im Therapieprozeß nicht die Funktion, Strukturen und Abläufe zu erklären und damit zu schließen, sondern dient einem differenzierten, präzisen Verständnis der aktuellen Gefühlslage des Klienten und deren Bedeutung für den Klienten.

Power offener Strukturen besteht darin, Offenheit auszuhalten, geschlossene Erklärungssysteme festumrissene Entwicklungsinhalte, -ziele und -prognosen nicht zu Bestandteilen des therapeutischen Prozesses selbst werden zu lassen.

Zur Illustration ein Fallbeispiel:
Die Behandlung einer 25-jährigen, von mehreren Gutachtern als schizophren diagnostizierten Frau mit "ungünstiger Prognose" verlief äußerst konstruktiv. Die Klientin gab über lange Zeit keinerlei Informationen über ihre Lebensdaten, Entwicklung, Krankengeschichte, jetzigen Alltag, wie z.B. Adresse, Alter, familiäre Beziehungen; auch ihre Gefühle brachte sie fast ausschließlich nonverbal zum Ausdruck. Aktive Kommunikation ging einseitig vom Therapeuten aus. Power offener Systeme wurde hier wirksam durch das Ertragen dieser Informationslosigkeit ohne Unsicherheit, durch die permanente emotionale Vermittlung prinzipiellen Vertrauens in die Beziehung und in die Entwicklungsfähigkeit der Klientin. Sie erzählte später, in der Zeit ihres Schweigens von ca. eineinhalb Jahren sowohl extreme Unsicherheit als auch Sicherheit, totale Hoffnungslosigkeit und diffuse Hoffnung erlebt zu haben.

Verstummen tritt nach unserer Erfahrung bei manchen Personen als Reaktion auf Tendenzen beim Therapeuten in Richtung geschlossener Systeme auf und ist gewissermaßen als Verteidigung eigener Erlebnismöglichkeiten zu verstehen. Das Schweigen der Klienten wird oft in Zusammenhang mit Personpower in der Therapie gebracht. Es wird als Trotz und Widerstand und mangelnde Bereitschaft zur Mitarbeit oder auch regressive Erwartungshaltung interpretiert und als Machtkampf zwischen Therapeut und Klient aufgefaßt und ausgetragen; z.B. indem der Therapeut auch hartnäckig schweigt, und es dabei länger aushält oder auch provokativ bis aggressiv reagiert. Wir halten eine solche Machtprobe, die darauf angelegt ist, daß der Klient verliert und sich als powerlos erlebt, nicht für geeignet, Sicherheit als Voraussetzung für Veränderung zu vermitteln. Wir meinen mit Power offener Systeme das Aushalten von Informationslosigkeit, Schweigen, Ambiguität im Sinne von Angstfreiheit in bezug auf Offenheit und nicht im Sinne von "länger durchhalten" als der Klient mit dem Ziel, über ihn resp. über sein "unerwünschtes" Verhalten zu siegen.

Die oben genannte Frau setzte das Schweigen solange fort, bis sie Vertrauen in die Offenheit hatte. Sie erzählte, daß sie lange darauf gewartet hätte, daß auch hier, wie in ihren bisherigen etwa zehnjährigen Therapieerfahrungen, die Offenheit nicht durchgehalten würde bzw. die Behandlung aufgrund ihres Verhaltens als hoffnungslos abgebrochen würde. Die Offenheit, die sie sich wünschte, wirkte einerseits verunsichernd, weil sie als neu, nicht-einordenbar, nicht überblickbar erlebt wurde, andererseits gab sie Sicherheit, weil durch sie Angstfreiheit, Power des Therapeuten in bezug auf die Entwicklung der Klientin und auf den gemeinsam erlebten Therapieprozeß vermittelt wurde.

22. Entwicklungsanreize und Veränderungsprozesse

Dieser entschiedene Anspruch an Entwicklungsoffenheit geht aus von prinzipiellen Erfahrungen und empirischen Daten im Hinblick auf das grundsätzlich bei jedem Menschen gegebene konstruktive Entwicklungspotential (C.R. Rogers: On becoming a person, Houghton Mifflin, Boston 1961).

Die Arbeit von Carl R. Rogers gründet auf dem Prinzip: "the individual has within himself the potential for growth if the helping person can provide a suitable climate" (Brief an die Verfasser 1972).

Begründet ist das Entwicklungspotential in dem Struktur- und Funktionscharakteristikum des Organismus, minimale, quantitativ definierte, veränderte Bedingungen (Anregungsbedingungen, Reize) in qualitativ neue Möglichkeiten umzusetzen, d.h. in Möglichkeiten, die weder in der Genese (Psychogenese und/oder Biogenese) noch in der aktuellen Reizkonstellation enthalten sind.

Die therapeutische Herausforderung zielt auf Veränderungsprozesse, die mehr als nur die Aufarbeitung unbewältigter resp. unbewältigbarer Vergangenheiten leisten. Die offene Struktur gibt Entwicklungsanreize, aus dem geschlossenen Kreislauf permanenter Krisenbilanzierung herauszukommen.

Mit permanenter Krisenbilanzierung meinen wir ein rückschauendes Festhalten an früheren Erfahrungen, die als Erklärungsprinzip jetzigen Verhaltens dienen. Dies führt zu geschlossenen Systemen, zum Eingrenzen von Entwicklungsmöglichkeiten und erschwert die Heilung im Sinne eines veränderungsorientierten Ansatzes.

Die Interpretation des eigenen aktuellen Verhaltens und Erlebens oder Zustandes über Erkenntnisse aus der persönlichen Entwicklung kann, wenn sie unter dem Aspekt: absichernde Schließung des Systems

erfolgt, zu einem resignativen Sich-damit-Abfinden, zu einer beschwichtigenden Entschuldigung
- ich bin so, weil ... ich mußte so werden, weil ...
- oder auch zu einem Damit-Umgehen-Können führen.

Sie kann die undynamische Fortschreibung eines einmal beschrittenen Entwicklungsweges beinhalten. Absolute Zustandserklärungen schließen das System. Hiermit wenden wir uns nicht gegen die notwendige verstehende und aufarbeitende Auseinandersetzung mit der eigenen Vergangenheit. Für systemschließend und damit entwicklungsbegrenzend halten wir die Orientierung an der Aufarbeitung der Vergangenheit nur dann, wenn sie als Zielsetzung betont: Zusammenhänge erklären, kategorisieren, überschaubar machen zu können.

Darüberhinaus: Die Problematik von Klienten und ihre Auseinandersetzung mit Problemen kann sich dramatisch in nicht vorhersehbarer Weise im Therapieprozeß, sofern die Struktur offen gehalten wird, ändern.

Klienten haben aber diese Chance nicht, wenn der Therapeut Erwartungen ausdrückt, an denen der Klient sich aufgrund seiner Problemlagen nur zu gerne orientiert.

Auf das konstruktive Potential offener Systeme vertrauen Psychologen im Bereich produktiven Denkens, beim Problemlösungsverhalten und für kreative Prozesse spätestens seit den Untersuchungen von Max Wertheimer zum produktiven Denken (M. Wertheimer, Productive thinking, Harper, New York 1945). Die Annahme der Möglichkeit von Neuentwicklungen, von Innovation wird für das Denken selbstverständlich akzeptiert, ohne daß ständig darauf hingewiesen wird, daß das Neue vorher nicht erkennbar war - sich also auch nicht entwickeln dürfte. Das Herstellen von Kreativitätsbedingungen anstelle des Handhabens von Lösungsschemata erweist sich - unabhängig vom Anwendungs- und Populationsbereich - als lösungs-, produktivitäts- und kreativitätsfördernd (G. A. Davis and J. A. Scott, Training Creative Thinking, Holt, Rinehart and Winston, New York 1971; G. A. Davis, Psychology of Problem Solving, Basic Books, New York 1973; L. Halprin and J. Burns, Taking Part. A Workshop Approach to Collective Creativity. The M. J. T.-Press, Cambridge 1974).

Im Bereich der Psychotherapie wird paradoxerweise mit großer Entschiedenheit dargelegt, was gegen Konzepte, die auf Selbstaktualisierungsprozessen basieren, spricht. Argumenten gegen Möglichkeiten innovativer, konstruktiver, emotional relevanter, heilender Entwicklungen wird tendenziell Priorität zugesprochen und auch sehr viel mehr Engagement entgegengebracht (Gleiss, Seidel, Abholz 1973). Die subjektive Orientierung an dem, was nicht geht, verweist zumindest auf defensive Haltungen der Art, daß eigendynamische Entwicklungen bei Anderen bedrohlich erlebt werden.

Die Schwierigkeiten, Power offener Systeme anstelle von Lösungsschemata in Gang zu bringen und auszuhalten, werden an dem Kampf von Therapeuten aller Orientierungen bei Zwangsentwicklungen beispielhaft sichtbar. Die therapeutischen Erwartungen bei Zwangsneurosen stehen den Selbstkonzepten der Klienten in bezug auf Zwanghaftigkeit wenig nach.

23. Entwicklungserwartungen als Funktion politischer Orientierungen und Wertungen des Therapeuten.

Die Schwierigkeiten, die sich aus Erwartungen des Therapeuten für den Veränderungsprozeß ergeben, liegen noch auf einer anderen Problemebene.

Hypothesenbildungen im Hinblick auf Klienten sind nicht nur orientiert am Entwicklungsstand des Fachbereichs, sondern nachweisbar auch an den politischen Grundorientierungen und politischen Wertungen des Diagnostikers (Th. S. Szasz, The manufacture of madness: A comparative study of the inquisition and the mental health movement, New York, Harper 1970).

Ein Experiment von D. D. Braginsky and B. M. Braginsky zeigt dies deutlich (Psychology today, Vol. 7, December 1973):

"... Next, we set up a test to determine what relationship, if any, exists between political dissidence and diagnostic labels. We videotaped two interviews between a doctor and a bogus mental patient. Both interviews comprised four segments: presenting complaints; expression of political philosophy; expression of political strategy; and evaluative comments about mental-health professionals.

The first segment of both interviews was the same, consisting of the patient's response to the question, "How are you feeling?" The patient complained of listlessness and fatigue, poor appetite, restless sleep patterns, irritability with friends, all the symptoms typical of mildly neurotic persons.

In the second segment, the patient expressed either a new left political philosophy or a middle-of-the-road political philosophy. In the third segment the patient with the new-left attitudes endorsed the use of radical tactics to bring about social change. The moderate patient decried the use of such tactics."

... "Both patients in the final segment criticized mental-health professionals, but did so from very different perspectives. The new-left radical accused mental-health professionals of being handmaidens of a repressive society, labeling, drugging and locking up anyone who disagreed with mainstream values. The middle-of-the-road patient charged that mental-health professionals had destroyed traditional values, encouraged permissiveness, and were in general too radical."

Diese Anordnung mit einer Person sichert die Identität im Bereich der Beschwerden und schließt aus, daß averbale Verhaltens- und Ausdruckssignale das Ergebnis beeinflussen könnten.

"A different audience of mental-health professionals looked at each interview, then diagnosed the patient and rated the severity of his illness after each of the four segments. Thus, after segment one, we stopped the videorecorder and asked the observers to complete their ratings. Then we did the same after segment two, and so on through segment four.

The results show that the more politically deviant the patient was, the more the diagnosticians said he was mentally disturbed. As our new-left radical patient's complaints shifted from himself to society, the diagnosticians saw him as increasingly crazy. When the patient suggested radical action to correct what is wrong with society, he was perceived as still more pathological. The moderate counterpart's craziness rating stayed the same as he vocalized anti-new left sentiments, and somewhat decreased when he criticized those who would radically change our social institutions. Both the new-left and middle-of-the-road patients dramatically increased their insanity ratings when they criticized mental-health professionals. Even the politically "rational" young man (seen as moderately disturbed despite being presented as a hospitalized mental patient) became quite psychotic following his "irrational" attack on those who want to help him."...

Da es die Kritik war, die "krank" machte, wurde die Frage gestellt, ob Lob den gegenteiligen Effekt erzielen würde.

..."Indeed, the most spectacular change in the diagnosticians perception of the patient occurred when the patient directed his insults at mental health personnel. What would happen then, we wondered, if a patient flattered mental health personnel instead of attacking them. If diagnosticians judge a patient's insults as a function of his "paranoid" mind, could they conceivably view a patient's compliments as the function of a "normal" mind?

Returning to the videorecorder, we constructed a new fourth segment that accentuated the positive and eliminated the negative concerning mental-health professionals. We used this new segment four as a replacement on the new-left radical patient interview, then we convened a new hospital-staff audience, and followed the same procedure as before.

The results for the first three segments of the interview paralleled those we obtained before. On segment four, however, the very disturbed mental patient suddenly got well. Mysteriously there was a complete remission of his symptoms, and a new-found normality. Very simply, the cure consisted of telling the doctors, social workers, nurses and aides, that they are kind, helpful, competent, and in general, terrific human beings."

Mit ähnlicher Versuchsanordnung wie Braginsky und Braginsky (Vorstellung eines Klienten mit identischer Symptomatik anhand klinischer Protokolle, Austausch von Geschlecht und politischer Orientierung - Involvement in links-orientierten politischen Aktivitäten vs. Involvement in rechts-orientierten politischen Aktivitäten) und zwei Gruppen von professionellen Beratern (mehr liberal - weniger liberal) ermittelten S. J. Abramowitz, Ch. V. Abramowitz und C. Jackson, B. Gomes (The Politics of Clinical Psychology, Oktober 1973, Vol. 41, No. 3), daß die weniger liberalen Counselors dem weiblichen, links - orientierten Klienten die stärkeren Grade psychischer Störung zumaßen.

Orientiert an der Politik von Institutionen beschreibt Thomas S. Szasz das professionelle Verhalten in Institutionen:

"The institutional psychiatrist's role in society is comparable to that of the classification officer in the army. In the public mental hospital, it is his task to classify the people brought there. Such a psychiatrist has a practical problem: he needs to know how different "patients" will behave in the hospital; also, how they should be "treated", to effect certain kinds of behavior change in them. What he cannot tolerate - and let us keep this clearly in mind - is uncertainty" (Th. S. Szasz, Ideology and Insanity, Doubleday, Garden City 1970, S. 209).

Daß mit geschlossenen Reaktionsmustern dieser Art konstruktive Veränderungen in Gang gebracht werden können, ist schwer vorstellbar.

"The psychotherapist must choose between controlling his patient and sharing information with him. If he chooses control, he will have little need for understanding (although he may wish to clothe his coercive tactics in pseudoscientific rationalizations) ... Finally, the inverse relation between power and understanding accounts for the fact that, the more intimately we understand a person, the more difficult it is to control him; our very understanding inhibits us from influencing forcefully. Indeed, we can understand another person only in proportion to our willingness to restrain ourselves from dominating him or submitting to him". (Th. S. Szasz, The Ethics of Psychoanalysis. The Theory and Method of Autonomous Psychotherapy, Basic Books, New York 1965, S. 149).

24. Emotionale Strukturöffnung, psychische Labilisierung und Entwicklungssicherheit

Veränderung bedeutet Unvorhersehbarkeit, Unsicherheit. Geschlossene Systeme bieten Sicherheit, indem sie überschaubar sind, aber sie bieten nur wenig Raum für unvorhersehbare Veränderung. Von daher muß die Gefahr, daß die anzustrebende offene Struktur Instabilität, Unsicherheit und Angst hervorruft, aufgefangen werden.

Sowohl bei analytischer als auch bei klientenzentrierter Psychotherapie können die Veränderungsprozesse zu einer vorübergehenden psychischen Labilisierung des Klienten führen. Unseres Erachtens ist die für die psychoanalytische Therapie typische Forderung: der Klient muß eine ausreichende emotionale Stabilität mitbringen, um therapiefähig zu sein, keine Lösung, da hiermit oft eben gerade die therapiebedürftigsten Personen ohne Hilfe bleiben. Auch den Ausweg, dann sogenannte zudeckende Verfahren anzuwenden und damit diesen Klienten von vornherein wenig Entwicklungsmöglichkeiten anzubieten, halten wir für weder zwingend notwendig noch für gerechtfertigt. Der Therapeut kann durch Bezug auf das Entwicklungspotential des Klienten permanent stabilisieren: so entfaltet sich die Erfahrung von Power und von -Sicherheit im Prozeß selbst. Die Aufgabe des Therapeuten besteht in emotionaler, kognitiver Strukturöffnung bei gleichzeitiger Sicherung durch dieses Offenhalten selbst.

Kennzeichnend für das therapeutische Kommunikationsrepertoire in dieser Hinsicht ist, daß offene Strukturen nicht durch Passivität des Therapeuten entstehen, sondern daß aktives, präzises Wahrnehmen und informationserweiterndes Kommunizieren der aktuellen Klientenerfahrung notwendig ist, um den ständigen Tendenzen zur Herstellung geschlossener Verständnissysteme entgegenwirken zu können. Klient wie Therapeut nutzen die Dynamik der Selbstexploration, um geschlossene Wahrnehmungs- und Gefühlssysteme in Richtung auf unmittelbares Erleben aufzulösen. In der Möglichkeit zum unmittelbaren Sich-selbst-Erfahren verändert und organisiert sich die Person in Richtung Entwicklungssicherheit. (Vgl. dazu das Konzept "Openess to Experience", in dem ähnlich unserem Ansatz "Power offener Systeme" von der bedingten Gleichzeitigkeit von mehrdimensionaler Informationserweiterung und Identitätssicherung ausgegangen wird. P. H. Pearson, Conceptualizing and measuring openness to experience in the context of psychotherapy in D. A. Wexler and L. N. Rice, Innovations in Client-Centered Therapy. Wiley, New York 1974.)

E) Power im psychotherapeutischen Prozeß: Cooperative Power

25. Destruktive Nichtgleichrangigkeit Klient-Therapeut

Rollo May hat den Begriff "cooperative power" eingeführt (Power and Innocenee, Norton, New York 1972). Für unseren Zusammenhang ist wichtig, daß cooperative Power die Gleichrangigkeit von Klient und Therapeut voraussetzt. Erst wenn Gleichrangigkeit für den Klienten erlebbar ist, ist es möglich und legitim, Power im Therapieprozeß entwickeln zu lassen. Es genügt nicht, dem Patienten formal Gleichrangigkeit einzuräumen (diese Stunde haben sie bezahlt, sie gehört ihnen), das Verhalten des Therapeuten muß die Gleichrangigkeit sichtbar machen. Ist dies nicht sichergestellt, ist der Klient der Situation ausgeliefert und wird total abhängig von den leisesten Signalen des Therapeuten. Power des Therapieprozesses schlägt um in Machtausübung.

Was cooperative Power meint, ist durch negative Formulierungen anschaulicher zu machen.

Cooperative Power ist nicht gegeben, wenn der Therapeut Entwicklungsziele festsetzt wie z.B. "Sie müssen sich von ihrer Mutter lösen", oder sich anmaßt, Vorschläge zu machen wie "Es wäre besser, wenn Sie sich scheiden lassen".

Sie ist nicht gegeben, wenn der Therapeut für die gemeinsame Arbeit irrelevante Informationen verlangt wie z.B. Beruf des Vaters, Einkommen, Ausbildungsstand (sofern diese Informationen nicht im Zusammenhang mit statistischen Erhebungen zu Forschungszwecken stehen und als solche dem Klienten deutlich gemacht werden).

Cooperative Power ist nicht gegeben, wenn der Therapeut in seiner Grundhaltung wertend ist. Daß wertende Grundhaltungen nicht nur aus Versehen unterlaufen, sondern zum erlernten Verhaltensstandard gehören, läßt sich an Beispielen aus Beschreibungen zeigen.

Es gibt Äußerungen über Klienten, die wertende Beurteilungen des Therapeuten sind und reine Zufriedenheit bzw. Unzufriedenheit mit dem Klienten spiegeln, aber keine ersichtliche Relevanz für die Therapie haben.

Wertende Beschreibungen des Äußeren: Es wird davon gesprochen, ob Klienten gut oder schlecht aussehen, die Kleidung wird kritisiert oder gelobt, der Ausdruck wird als angenehm oder unangenehm bezeichnet u.a.

Wertende Beschreibungen des Verhaltens: das Auftreten gilt als unangenehm laut, der Klient wird als klug und differenziert bezeichnet, ein Klient ist männlich im Ausdruck, ein anderer grinst weihnachtsmannartig, der Klient ist schwierig, weil er dem Therapeuten widerspricht u.a.

Statusbewertung: der Vater des Klienten ist Akademiker, der Vater eines anderen Klienten hat kein Abitur, obwohl er bei Akademikern geachtet ist, u.a.

Der Inhalt dieser Äußerungen erinnert teilweise an die Auffassungen von Thomas S. Szasz, daß die Kategorien der Psychopathologie bewertende Urteile über die gesellschaftliche Brauchbarkeit der Patienten enthalten.

26. Erlebte Gleichrangigkeit Klient - Therapeut

Cooperative Power meint Gleichrangigkeit im Sinne von prinzipieller Gleichwertigkeit der Person. Der Therapeut ist lediglich für das gemeinsame Unternehmen Therapie der Experte. Und zwar Experte im Sinne seiner Qualifikation für das In-Gang-bringen konstruktiver Veränderungsprozesse, wie sie mit der Selbstexploration des Klienten einhergehen. Er ist nicht etwa Experte für Lebensführung, berufliche oder private Entscheidungen, Beziehungen, Aufmachung oder gar Bewertung der Person des Klienten. Hierfür ist er weder durch seine Ausbildung noch durch seine Erfahrung in irgendeiner Weise besonders qualifiziert.

Gleichrangigkeit zu vermitteln ist identisch mit "sich gleichrangig fühlen". Statussicherndes bzw. betonendes Verhalten läuft meist wenig reflektiert, automatisch ab. Es äußert sich z.B. in Ritualen wie: wer wem zuerst die Hand gibt, wer wen anruft, wer wem eine Zigarette anbietet, wer wen anfaßt usw.

Gleichrangigkeit ist gebunden an reziproke Kommunikation. Gleichrangigkeit zu vermitteln ist kaum eine in Regeln faßbare Technik. Es ist allerdings wichtig, daß sich der Therapeut der Problematik bewußt ist.

Die gelernte Erwartung des Klienten kann sein, daß die therapeutische Beziehung nicht gleichrangig sei. Von daher ist es sinnvoll, daß der Therapeut für Vermittlungsangelegenheiten sensibel ist und Gefühle der Nichtgleichrangigkeit des Klienten aufgreift, verbalisiert und thematisiert.

Hierzu ein Beispiel aus Tilman Mosers Buch "Lehrjahre auf der Couch" (Suhrkamp, Frankfurt 1974), das erhellt, daß Sensibilität für Powerproblematik weder auf Klienten- noch auf Therapeutenseite vorausgesetzt werden kann. Tilman Moser beschreibt, wie er den Terminkalender seines Analytikers liegen gesehen und schnell und heimlich einen Blick darauf geworfen habe, um festzustellen, "wieviele Dreckhäufchen er am Tage umgelegt (auf die Couch) hatte, und ich nach einigem Stocken meine Neugier laut gestand, sagte er (Analytiker): "he, he, das mag der Alte aber nicht so gern, wenn die Söhne nachprüfen, wieviel Nummern er am Tag macht." Weder von Tilman Moser, hier der Patient, noch von seinem Analytiker wird die hier gegebene Powerstruktur thematisiert. Die Übertragungsbeziehung wird in diesem Buch in aller Breite besprochen, aber was es für die Beziehung bedeutet, daß der Patient sich kaum traut, nach etwas zu fragen, was er wissen will, bleibt unerwähnt, die hier ausgedrückte Nichtgleichrangigkeit scheint selbstverständlich. Auch in der Antwort des Analytikers wird der Aspekt nicht aufgegriffen; im Gegenteil, er schließt an die Interpretation des Interesses ein Verbot an, ein Verbot, das noch nicht einmal begründet wird.

Wichtig für unser Thema ist an diesem Beispiel, daß Probleme der Nicht-Gleichrangigkeit, so deutlich sie auch immer sein mögen, hier nicht thematisiert werden, sondern selbstverständlich akzeptiert sind.

Aufgabe des Therapeuten nach unserem Konzept wäre es, den Klienten für diese Problematik zu sensibilisieren und die Powerstruktur aufzulösen. Cooperative Power, Gleichrangigkeit, kann eine Erfahrung sein, die nicht nur Sicherheit im Therapieprozeß fördert, sondern darüber hinaus konstruktiv Autonomiestreben bestätigt und aktualisiert.

F) Power im psychotherapeutischen Prozeß: Selbst-Öffnung (Self-Disclosure) als Signal für zweiseitigen Informationsfluß

27. Transparenz des Therapeuten

Die Bereitschaft, Gleichrangigkeit zu praktizieren, wird für den Klienten deutlich, wenn der Therapeut Selbstexploration im Hinblick auf seine eigenen Gefühle, Wünsche, Erwartungen macht. Damit zeigt er an, daß es für ihn keine personbezogenen Einschränkungen in der wechselseitigen Kommunikation gibt. Selbstexploration des Therapeuten bedeutet für den Klienten größere Transparenz des Therapeuten und damit die Möglichkeit, die Distanz Klient-Therapeut zu reduzieren. Dies wird nicht zur Folge haben, daß Selbstexploration des Therapeuten den Prozeß bestimmt. Dies ist nach unseren Erfahrungen für Klienten nur unter sehr spezifischen Bedingungen wichtig (siehe weiter unten). Möglich ist, daß eine umgekehrte U-Funktion das adäquate Ausmaß von Selbst-Öffnung des Therapeuten beschreibt (O. May und Ch. L. Thompson, Perceived Levels of Self-disclosure, Mental health and helpfullness of group leaders, Journal of Counseling Psychology, Vol. 20, No. 4, 1973).

Selbst-Öffnung des Therapeuten ist nicht gebunden an Informationen über seinen Lebensstil, Lebensdaten etc.. Offenheit und hohe wechselseitige Selbst-Öffnung ist in Encounter-Gruppen auch gegeben, wenn die Teilnehmer keinerlei Informationen über einander besitzen. Es zeigt sich, daß in solchen Gruppen, wenn die Intensität von emotionaler Selbst-Öffnung hoch ist, die Teilnehmer sich nicht die Zeit nehmen, sich für formale Informationen über einander zu interessieren (C. R. Rogers: Carl Rogers on encounter groups, Harper and Row, New York 1970, Eigene Erfahrungen in Encounter Gruppen, Würzburger GwG Kongreß 1974). D. h. nicht, daß die Frage danach tabuiert wäre. Konkret sagt das für den Therapieprozeß, daß Selbst-Öffnung im Sinne eines Erzählens über sich allein nicht relevant ist.

Goodstein und Reinecker weisen darauf hin, daß Selbst-Öffnung nicht jede Art Mitteilung über sich selbst meint, sondern daß für Selbst-Öffnung zentrale und nicht-öffentliche Aspekte des Selbst wesentlich sind. (L. D. Goodstein and V. M. Reinecker, Factors Affecting Self-disclosure: A Review of the Literature in: B. A. Maher, Hrsg. Progress im Experimental Personality Research. Academic Press, New York 1974). Wir meinen, daß es für den psychotherapeutischen Prozeß vor allem auf die emotionale Gewichtigkeit der Selbst-Öffnung ankommt.

Wesentlich ist, daß der Therapeut grundsätzlich bereit ist, sich zu vermitteln, daß er nicht auf Anonymität besteht, daß die Beziehung und die Kommunikation wechselseitig sind.

Die prinzipielle Zugänglichkeit des Therapeuten, die Bereitschaft sich zu öffnen macht den Klienten in der Beziehung sicher und stark und erhöht bei ihm die Bereitschaft, sich selbst zu explorieren (K. A. Bundza und N. R. Simonson, Therapist self-disclosure: It's effect on impressions of therapist and willingness to disclose, Psychotherapy, Theory, Research and Practice, Vol. 10, No. 3, 1973).

Der Zusammenhang von Selbst-Öffnung des Therapeuten und Selbst-Exploration des Klienten wurde von Goldstein (Arnold P. Goldstein, Structured learning Therapy, Pergamon Press, New York 1973) im Hinblick auf Unterschicht-Patienten spezifisch weiterverfolgt und konnte bestätigt werden. Via Modellernen konnte das Ausmaß von Selbstexploration der Klienten signifikant erhöht werden.

Wir glauben, daß neben dem Aspekt Modellernen hier auch Sicherheit wesentlich ist. Der Klient ist durch Selbst-Öffnung des Therapeuten als Gesprächspartner ernst genommen und gewinnt hierdurch mehr Sicherheit und Bereitschaft für Offenheit.

Eine sehr spezifische Form von Selbst-Öffnung besteht in der Bereitschaft des Therapeuten, wenn der Klient es wünscht, seine Einstellungen, Haltungen, Meinungen zu Konflikt-Themen mitzuteilen und zu begründen (Beispiel: Diskussion Abtreibung; Politische Wertorientierungen, Religion etc.). Dies geschieht mit dem Ziel, dem Klienten Sicherheit anstelle von Vermutungen, Befürchtungen, Ängsten zu vermitteln (C. J. Barrett, P. J. Berg, E. M. Eaton, E. L. Pomeroy, Implications of Women's Liberation for the Future of Psychotherapy; Psychotherapy: Theory Research and Practice, 1974, Vo. 11, Nr. 1).

Dies sollte verbunden sein mit gleichzeitiger Exploration der emotionalen und kognitiven Bedeutungen für den Klienten, die in der Frage und in deren Beantwortung liegen, entsprechend dem Ansatz der mehrdimensionalen Kommunikation.

Der Klient beschäftigt sich mit Fragen wie: Was denkt der Therapeut darüber wirklich? Ist er meiner Meinung bzw. komme ich mit meiner Meinung bei ihm an, oder stellt er sich nur freundlich und hält das, was ich sage für Blödsinn, usw.? Ihn mit diesen Fragen in der Luft hängen zu lassen, bewirkt bei ihm die Unsicherheit, ob er als Gesprächspartner überhaupt ernst genommen wird, Unsicherheit, ob der Therapeut "echt" ist, ob er ihn nicht auflaufen läßt.

Abgesehen davon, daß solche Unsicherheiten insgesamt labilisieren, lenken sie den Klienten ab von konstruktiver Selbstexploration, da sich der Klient auf die Beobachtung des Therapeuten konzentriert und versucht, dessen Verhalten zu interpretieren. Darüber hinaus vermittelt das Gefühl: der läßt sich nicht herab, mir zu sagen, was er denkt, destruktive Personpower.

Die Selbstexploration des Klienten ist permanente Selbst-Öffnung. Je mehr sie sich um wesentliche Inhalte dreht, je echter, je emotional engagierter, je unmittelbarer sie ist, um so konstruktiver ist sie. Für Selbst-Öffnung des Therapeuten gelten dieselben Kriterien.

28. Fassadenhafte Selbst-Öffnung als Power-Taktik

Die Wirkung von Transparenz, Gleichrangigkeit, reduzierter Distanz, Ernst-nehmen der Beziehung ist nicht gegeben bei Selbst-Öffnung, die fassadenhaft bleibt, die sich auf marginale Inhalte beschränkt, klischeehaft oder defensiv taktisch ist. Selbst-Öffnung bietet sich zu defensiver Meta-Kommunikation an.

Ein Beispiel für eine derartige Pseudo-Selbst-Öffnung - mit Einschränkungen - sehen wir in Tilman Mosers Buch: Lehrjahre auf der Couch, Frankfurt 1974 . Hier wird extreme Offenheit angezeigt, ohne daß die Person Tilman Mosers jemals transparent würde; die beschriebenen Gefühle bleiben klischeehaft unpersönlich, sie werden verbal dramatisch aber inhaltlich distanziert als Phasen, nicht als zur Person gehörige Erlebnisse geschildert. Hinter der Schilderung wissenschaftlich objektivierbaren phasenspezifischen Erlebens distanziert sich die Person. Wir sind uns darüber im klaren, daß der Autor nicht die Absicht hatte, Selbst-Öffnung zu betreiben, sondern vielmehr die, einen analytischen Prozeß zu beschreiben. Dennoch scheint uns das Buch geeignet, um aufzuzeigen, daß Sprechen über sich selbst und über - nach allgemeinem Konsensus - intime Erlebnisse allein noch nicht Selbst-Öffnung ausmacht.

Interessant für unser Thema Power und Selbst-Öffnung sind auch die Reaktionen auf Mosers Veröffentlichung seines Berichtes. Hierbei meinen wir weniger rein theoretische Überlegungen. Eine Methode, die zentral darauf ausgerichtet ist, daß der Analytiker Projektionsfläche sein soll, steht selbstverständlich und begründet im Widerspruch zu einem Konzept persönlicher Transparenz. Für direkt Power bezogen halten wir vielmehr Stellungnahmen wie:

"Dieser Bericht, so wurde mir gesagt, ist ein aggressiver Akt gegen alle gegenwärtigen und zukünftigen Patienten; ihre Therapie wird erschwert, wenn nicht gar unmöglich gemacht, wenn sie sich über deine eigene Neurose nach Belieben informieren können. Sie werden dir in schwierigen Übertragungssituationen das Buch unter die Nase halten und sagen: Du bist ja nicht anders, oder: Wie willst du mir helfen? Du hast ja die gleichen Schwierigkeiten gehabt. Freunde rieten mir, wenigstens die "heikelsten" Stellen zu streichen, weil sie einer Fixierung der Phantasie der Patienten Vorschub leisten müßten." (Moser 1974, S. 23.)

In diesen Reaktionen wird Personpower des Therapeuten unhinterfragt für notwendig gehalten. Hier wird Wissen über den Therapeuten als schwierig dargestellt, weil es bedeutet, der Klient ist nicht unterlegen genug, der Klient kennt Schwächen des Therapeuten, die er als Widerstand benutzen kann. Obgleich die Personpower hier im Dienste der analytischen Therapie, die mit dem Konzept Regression arbeitet, steht, halten wir diese Powerstruktur für fragwürdig. Unserer Meinung nach ist zumindest partielle Regression auch ohne die destruktiven

Aspekte von Personpower möglich.

Selbst-Öffnung ist dann nicht wirksam im Sinne einer reziproken Beziehung, eines Modells für Offenheit, und vermittelt keine Sicherheit, wenn sie defensive Züge hat, wenn sie Taktik ist, um Kritik zu vermeiden.

29. Der stumme Klient: Therapie als Selbst-Exploration des Therapeuten

Unter bestimmten Bedingungen besteht die Notwendigkeit, daß der Therapieprozeß weitgehend in der Selbstexploration des Therapeuten besteht. (C.R.Rogers: A Silent Young Man, in C.R.Rogers (Hrsg.) The Psychotherapeutic Relationship and Its Impact. The University of Wiscounsin Press,Madison 1967).

Zur Verdeutlichung übernehmen wir eine Therapiestunde von Rogers, die dies anschaulich macht. Diese und noch eine Stunde kann als Tonband bezogen werden von der Tape Library of the American Academy of Psychotherapists.

The Interviews

Tuesday

T: I see there are some cigarettes here in the drawer. Hm? Yeah, it is hot out
(Silence of 25 seconds)

T: Do you look kind of angry this morning, or is that my imagination? (Client shakes his head slightly.) Not angry, huh?
(Silence of 1 minute, 26 seconds)

T: Feel like letting me in on whatever is going on?
(Silence of 12 minutes, 52 seconds)

T: (softly) I kind of feel like saying that "If it would be of any help at all I'd like to come in." On the other hand if it's something you'd rather - if you just feel more like being within yourself, feeling whatever you're feeling within yourself, why that's. O.K. too - I guess another thing I'm saying, really, in saying that is, "I do care, I'm not just sitting here like a stick."
(Silence of 1 minute, 11 seconds)

T: And I guess your silence is saying to me that either you don't want to or can't come out right now and that's O.K. So I won't pester you but I just want you to know, I'm here.
(Silence of 17 minutes, 41 seconds)

T: I see I'm going to have to stop in a few minutes. (2)
(Silence of 20 seconds)

T: It's hard for me to know how you've been feeling, but it looks as though part of the time maybe you'd rather I didn't know how you were feeling. Anyway it looks as though part of the time it just feels very good to let down and - relax the tension. But as I dont't really know - how you feel. It's just the way it looks to me. Have things

been pretty bad lately?
(Silence of 45 seconds)
T: Maybe this morning you just wish I'd shut up - and maybe I should, but I just keep feeling I'd like to - I don't know, be in touch with you in some way.
(Silence of 2 minutes, 21 seconds) (Jim yawns.)
T: Sounds discouraged or tired.
(Silence of 41 seconds)
C: No. Just lousy.
T: Everything's lousy, huh? You feel lousy?
(Silence of 39 seconds)
T: Want to come in Friday at 12 at the usual time?
C: (Yawns and mutters something unintelligible.)
(Silence of 48 seconds)
T: Just kind of feel sunk way down deep in these lousy, lousy feelings, hm? - Is that something like it?
C: No.
T: No?
(Silence of 20 seconds)
C: No. I just ain't no good to nobody, never was, and never will be.
T: Feeling that now, hm? That you're just no good to yourself, no good to anybody. Never will be any good to anybody. Just that you're no good at all, hm?
C: Yeah. (muttering in low, discouraged voice) That's what this guy I went to town with just the other day told me.
T: This guy that you went to town with really told you that you were no good? Is that what you're saying? Did I get that right?
C: M-hm.
T: I guess the meaning of that if I get it right is that here's somebody that - meant something to you and what does he think of you? Why, he's told you that he thinks you're no good at all. And that just really knocks the props out from under you. (Jim weeps quietly.) It just brings the tears.
(Silence of 20 seconds)
C: (rather defiantly) I don't care though
T: You tell yourself you don't care at all, but somehow I guess some part of you cares because some part of you weeps over it.
(Silence of 19 seconds)
T: I guess some part of you just feels, "Here I am hit with another blow, as if I hadn't had enough blows like this during my life when I feel that people don't like me. Here's someone I've begun to feel attached to and now he doesn't like me. And I'll say I don't care. I won't let it make any difference to me - But just the same the tears run down my cheeks."
C: (muttering) I guess I always knew it.
T: Hm?
C: I guess I always knew it.

T: If I'm getting that right, it is that what makes it hurt worst of all is that when he tells you you're no good, well shucks, that's what you've always felt about yourself. Is that - the meaning of what you're saying? (Jim nods slightly, indicating agreement.) - M-hm. So you feel as though he's just confirming what - you've already known. He's confirming what you've already felt in some way. (Silence of 23 seconds)

T: So that between his saying so and your perhaps feeling it underneath, you just feel about as no good as anybody could feel. (Silence of 2 minutes, 1 second)

T: (thoughtfully) As I sort of let it soak in and try to feel what you must be feeling - It comes up sorta this way in me and I don't know - but as though here was someone you'd made a contact with, someone you'd really done things for and done things with. Somebody that had some meaning to you. Now, wow! He slaps you in the face by telling you you're just no good. And this really cuts so deep, you can hardly stand it.
(Silence of 30 seconds)

T: I've got to call it quits for today, Jim.
(Silence of 1 minutes, 18 seconds)

T: It really hurts, doesn't it? (This is in response to his quiet tears.)
(Silence of 26 seconds)

T: I guess if the feelings came out you'd just weep and weep and weep.
(Silence of 1 minute, 3 seconds)

T: Help yourself to some Kleenex if you'd like - Can you go now?
(Silence of 23 seconds)

T: I guess you really hate to, but I've got to see somebody else.
(Silence of 20 seconds)

T: It's really bad, isn't it?
(Silence of 22 seconds)

T: Let me ask you one question and say one thing. Do you still have that piece of paper with my phone numbers on it and instructions, and so on? (Jim nods.) O.K. And if things get bad, so that you feel real down, you have them call me. 'Cause that's what I'm here for, to try to be of some help when you need it. If you need it, you have them call me. (3)

C: I think I'm beyond help.

T: Huh? Feel as though you're beyond help. I know. You feel just completely hopeless about yourself. I can understand that. I don't feel hopeless, but I can realize that you do. (4) Just feel as though nobody can help you and you're really beyond help.
(Silence of 2 minutes, 1 second)

T: I guess you just feel so, so down that - it's awful.
(Silence of 2 minutes)

T: I guess there's one other thing too. I, I'm going to be busy here this afternoon 'til four o'clock and maybe a little after. But if you should want to see me again this afternoon, you can drop around about four o' clock. O.K.? - Otherwise, I'll see you Friday noon. Unless I get a call from you. If you - If you're kind of concerned for fear anybody would see that you've been weeping a little, you can go out and sit for a while where you waited for me. Do just as you wish on that. Or go down and sit in the waiting room there and read magazines - I guess you'll really have to go.

C: Don't want to go back to work.

T: You don't want to go back to work, hm?

(2) Long experience had shown me that it was very difficult for Jim to leave. Hence I had gradually adopted the practice of letting him know, ten or twelfe minutes before the conclusion of the hour, that "our time is nearly up." This enabled us to work through the leaving process without my feeling hurried.

(3) Two words of explanation are needed here. He seemed so depressed that I was concerned that he might be feeling suicidal. I wanted to be available to him if he felt desperate. Since no patient was allowed to phone without permission, I had given him a note which would permit a staff member or Jim himself to phone me at any time he wished to contact me, and with both my office and home phone numbers.

This is the end of the interview. Later in the day the therapist saw Mr. Brown on the hospital grounds. He seemed much more cheerful and said that he thought he could get a ride into town that afternoon.

Hier äußert der Therapeut seine Gefühle, die er in bezug auf den Klienten hat. Er zeigt fortwährend - und dies über lange Zeiträume -, daß er intensive emotionale Prozesse erlebt.

Welche Kraft in dieser Bereitschaft und Fähigkeit, die eigenen Gefühle dem Klienten mitzuteilen, liegt, geht aus einer Beschreibung der auf S. 140 erwähnten Klientin hervor, die sich ca. 1 1/2 Jahre nicht vermitteln konnte.

Sie berichtet: Sonst, wenn sie so blockiert gewesen sei und nicht sprechen konnte, habe sie sich immer hilfloser gefühlt, als Versager, als Zumutung für den anderen, als jemand, mit dem man nichts anfangen kann, der nur als Zeitverschwendung erlebt werden kann. Indem die Therapeutin sich aber trotzdem auf sie bezogen habe, sich laut mit ihr beschäftigt habe, sei dieses Ohnmachtsgefühl und die qualvolle Peinlichkeit verschwunden. Anfangs habe sie das manchmal gleichzeitig irritiert und angezogen. Es sei ihr komisch gewesen, so wichtig zu sein, und sie habe sich fast beobachtet gefühlt, aber, weil nie irgendwelche Bewertungen gekommen seien, habe sie es doch als echtes Interesse empfunden. Sie wundere sich, daß, obgleich sie doch gar nichts gebracht hätte, und konkret also auch kein Problem besprochen wurde, die Therapie ihr immer wichtiger geworden wäre und daß gefühlsmäßig soviel in ihr vorgegangen sei. Eine Zeitlang sei sie richtig abhängig von dieser Stunde gewesen, habe sie die unheimlich gebraucht, aber ohne sich persönlich so furchtbar unterlegen zu fühlen wie sonst. Sicherheit habe ihr dieses Reden auch gegeben, weil sie so sich nicht damit habe quälen müssen, was in anderen vorgeht.

Diese Form von Selbstexploration des Therapeuten meint nicht, daß der Therapeut seine Gedanken und Gefühle über den Klienten im Sinne von "was ist das für ein Mensch" äußert, sondern daß er sich selbst exploriert in bezug auf das, was im Klienten vorgehen könnte, was dieser aktuell fühlen könnte. Er vermittelt damit sein Interesse, den Klienten in seinem augenblicklichen emotionalen Erleben zu verstehen und daran teilzunehmen.

Über diese empathische Wirkung hinaus gibt diese Form von Selbstexploration dem Klienten Sicherheit, indem sie ihn über die Vorgänge im Therapeuten informiert, und ihm die Angst vor Beurteilungen und Bewertungen nimmt.

Die experimentellen Analysen von S. M. Jourard (S. M. Jourard, Self Disclosure, an experimental analysis of the transparent self, Wiley, New York 1971) enthalten Hinweise, daß die Bereitschaft, für andere zugänglich und offen zu sein, zusammenhängt mit der Grundhaltung, sich selbst und andere Menschen akzeptieren zu können. (Eine Darstellung empirischer Befunde zum Konzept Selbst-Öffnung findet sich bei: L. D. Goodstein and V. M. Reinecker 1974.)

Nach Experimenten von Sharon Graham (S. Graham, Level of self disclosure, as a variable of death attitudes. Unpublished master's thesis. University of Florida 1970. Die Ergebnisse sind bei S. Jourard, 1971 berichtet) ermöglicht diese Haltung, sich Fragen wie dem eigenen Tod zu stellen ohne religiöse oder quasi-religiöse Systeme als Ausweichkonstruktion zu benötigen.

Die Power von Selbst-Öffnung wurde durch diese Beispiele veranschaulicht. Selbst-Öffnung macht aus einer einseitigen Kommunikationsstruktur eine mögliche zweiseitige und schafft dadurch Bedingungen für Personveränderung, ohne notwendigerweise einseitige Abhängigkeiten zu bewirken. Selbst-Öffnung des Therapeuten wird bei unterschiedlichen therapeutischen Orientierungen wahrscheinlich sehr unterschiedlich bewertet und verwirklicht. In einem Experiment von Robert R. Dies ergaben sich in einer experimentellen Anordnung mit Rollenspiel hochsignifikante Unterschiede für die 3 Orientierungen: Analytische Therapie, Behaviour Therapie und Existential Therapie mit den höchsten Selbst-Öffnungs-Werten in der letzten Orientierung und den niedrigsten bei der analytischen Orientierung (Robert R. Dies, Group Therapist Self-disclosure: Development and Validation of a Scale, Journal of Consulting and Clinical Psychology, Vol. 41, No 1, 1973).

30. Selbst-Öffnung des Therapeuten: Tonbandaufzeichnungen und empirische Kontrolle des Therapieprozesses

Dieser Haltung, sich selbst transparent zu machen, entspricht das Engagement des klientenzentrierten Psychotherapeuten, den Therapieprozeß unmittelbar den Kontrollinstrumenten der empirischen Forschung zugänglich zu machen (Shlien, M. und Zimring, F.M.: Research directives and methods in client-centered therapy, In: Hart J.T. and Tomlinson T.M. (Eds), New directions in client centered therapy, Houghton Mifflin, Boston, . 1970).

Die Aufzeichnung von Therapiegesprächen ist gegen massiven fachlichen Widerstand in die Therapieforschung eingeführt worden. Hugh T. Carmichael informiert in einem Bericht über die Schwierigkeiten, Therapeuten für Unternehmungen, bei denen Tonbildaufnahmen gemacht wurden, zu gewinnen (H.T. Carmichael, Sound - film recording of psychoanalytic therapy: a therapist's experiences and reactions. In: L.A. Gottschalk und A.H. Auerbach, Methods of Research in Psychotherapy Appelton, Century Crofts, New York 1966):

"Difficulties in getting Therapists to participate. I feel inclined at this point to make some remarks about the difficulties we encountered in getting therapists to submit themselves to being filmed and recorded. The majority of those approached expressed interest in the project, but preferred to remain at a distance from it, expressing doubts about the validity with which the therapeutic process could be represented under such conditions. They hesitated or evaded, and failed to answer when asked if they would act as therapists with their patients in actual filming. They expressed a strong preference for being observers and evaluators, rather than exposing their own work to the criticism of others.

When we finally got to the point of needing a therapist and a patient for the purpose of testing the setting and equipment, we first approached members of the staff of the Department of Psychiatry. All were friendly and interested, but some begged off on the plea that they were too busy just then. Others said they would be willing to be filmed as soon as they could find suitable patients, but none of them ever seemed, simultaneously, to find the requisite time and a suitable patient."

"As has been reported in the literature, patients usually do not show resistance to being sound-recorded on tape or sound-film, whereas therapists almost all show great resistance and reluctance to having their methods and technics of psychotherapy made available for others to hear and observe. The danger of damage of their self-esteem seems to give them considerable anxiety." (S. 56 f)

Unbestritten ist, daß Tonbandmaterial und Filme überprüfbar und vermittelbar machen, was in der Therapiestunde wirklich geschieht.

Dies hat unmittelbare Konsequenzen für die Ausbildung von Psychotherapeuten. Das Lernen durch Partizipation am therapeutischen Geschehen und die direkte, konstruktive Rückmeldung zum eigenen therapeutischen Verhalten sind dann effektiv möglich, wenn Tonbandaufnahmen, Videoaufnahmen u. a. gemacht werden (R. R. Carkhuff, Helping and Human Relations, Vol. 1, Holt, Rinehart and Winston, New York 1969; Ruth G. Matarazzo, Research on the teaching and learning of Psychotherapeutic Skills, In: A. E. Bergin and S. L. Garfield, Handbook of Psychotherapy and Behavior Change. John Wiley and Sons, New York 1971; A. E. Ivey, Microcounseling. Innovations in Interviewing Training, Thomas, Springfield 1971).

Selbst-Öffnung in diesem Sinn bedeutet, den Prozeß der Therapie, der Klient wie Therapeut einschließt, transparent zu machen. Nur so kann von der Voraussetzung her versucht werden, Power und damit Sicherheit im Prozeß der Psychotherapie zu entfalten, ohne daß therapeutenbezogene Personpower zu einseitiger Abhängigkeit führt.

G) Power im psychotherapeutischen Prozeß: Konstruktive Konfrontation

Konfrontation zielt darauf, Einsichten zu vermitteln, aktive Lernimpulse zu setzen, Widersprüche aufzudecken, Auseinandersetzung mit Widersprüchen in Gang zu bringen. Damit ist Konfrontation ein Verhalten, um zu verdeutlichen, zu aktivieren oder auch zu thematisieren und aufmerksam zu machen.

31. Rationale bewertende Konfrontation in der rational-emotiven Therapie von Ellis

Eine Methode, die fast ausschließlich auf der Konfrontation und ähnlichen Techniken aufbaut, ist die rational-emotive Therapie von Albert Ellis (A. Ellis, Rational-Emotive Therapy, in R. Corsini (Hrsg.), Current Psychotherapies, Peacock, Itasca 1973). Diese Therapieform geht davon aus, daß psychische Störungen auf kognitive Fehlhaltungen zurückzuführen sind, die dem Betreffenden aufgezeigt werden müssen. Die Methode arbeitet mit: Erklären, Überzeugen, Umformulieren, Lehren. Der Therapeut ist dabei ausgesprochen aktiv und direktiv, er bewertet Verhalten, Einstellungen, Meinungen und philosophische Grundhaltungen, bewahrt dabei aber eine bedingungslose Akzeptanz für die Person des Klienten. Diese zugrundeliegende Akzeptanz verhindert unseres Erachtens direkt destruktive Auswirkungen dieser Konfrontation, obgleich auch dies wohl nur bedingt der Fall ist.

Albert Ellis meint dazu, daß das Unterscheiden zwischen Angriffen auf das Verhalten und Denken und Angriffen auf die Person eine gewisse Intelligenz voraussetzt.

Für grundsätzlich problematisch halten wir die hier gegebene Powerposition des Therapeuten. Auch wenn die Personpower hier nicht als dominierende Rangposition definiert ist, sondern eher als die Veränderungshoffnung motivierend - der Klient bekommt vermittelt, daß es ihm nur so schlecht geht, weil er irgendwelchen "falschen", "unsinnigen" Meinungen über die menschliche Psyche aufgesessen ist, d.h. sein Schlechtgehen ist reversibel -, geht das Erleben von Personpower wesentlich in die Gesamtlernerfahrung ein.

Kritisch betrachtet werden muß in unserem Zusammenhang auch die meist gegebene Bindung an Personpower des Konfrontierenden.

Wenn Albert Ellis sagt, daß er das Individuum von seiner ursprünglichen Gehirnwäsche gehirnwäscht, so heißt das, er will den Teufel mit dem Belzebub austreiben. Er ändert die Inhalte und das in einer durchaus akzeptablen Form, aber er ändert nicht den Inhalt, der auch in der Form liegt.

32. Nicht-Neutralität von Lernbedingungen

Es ist ein Grundmißverständnis im Bereich des Lernens, Umlernens und Neulernens von Gefühlsstrukturen, Reaktionsformen, Aktionsmustern von der Annahme auszugehen, daß für ein Lernziel gleich effektive Lernwege auch strukturell gleich zu bewerten seien.

Diese Annahme besagt, daß für ein Lernziel der Weg, wie es erreicht wird, im Prinzip irrelevant sei (einen Überblick über Lerntheorien geben: E.R. Hilgard and G.H. Bower, Theories of learning, Meredith, New York 1966; Anwendungstechnologie: Franks C.M., Behavior therapy: Appraisal and Status, McGraw Hill, New York 1969; A.E. Bergin and S.L. Garfield, Handbook of Psychotherapy and Behavior Change, Wiley, New York 1971. Grundannahmen: B.F. Skinner, Beyond Freedom and Dignity, Alfred A. Knopf, New York 1971. Kritik: Noam Chomsky, For Reasons of State, Vintage Books, New York 1973.)

Kriterium für die Qualifikation eines Lernweges ist die Geschwindigkeit der Erreichung des Lernziels. Also: wenn sich Lob als effektiver d.h. schneller zum Erfolg führend in der Reinlichkeitserziehung von Kindern erweisen sollte, hat sich die Technik des Lobens qualifiziert, wenn sich Tadel etwa beim Entzugstraining von Süchtigen als der schnellere Weg qualifizieren sollte, wird der Strafreiz zur angemesseneren Methode erklärt.

Die Auffassung, daß die therapeutische Effektivität primär an der Geschwindigkeit der Erreichung eines Lernziels meßbar sei, wird insbesondere von der Verhaltenstherapie vertreten. So z.B. ist einziger Maßstab für die Effektivität der Therapie, wie schnell und gut ein Klient ein Lernziel wie flüssige, nicht stockende Sprechweise erreicht; nicht berücksichtigt wird, was er bei der Erreichung dieses Zieles sonst noch lernen könnte, wie z.B. daß er in der Abhängigkeit von der Anerkennung durch Autoritäten bestätigt wird, oder daß er lernt, sogenannte Schwäche grundsätzlich für schlechte Angewohnheiten zu halten, oder daß er lernt, daß seine Gefühle relativ uninteressant seien usw. Oder ein erfolgreich gegenkonditionierter Homosexueller mag auch gelernt haben, daß nicht konformes Verhalten bestrafenswert ist, daß man auch gehorchen kann, wenn das Verlangte nicht dem eigenen Empfinden entspricht usw.

U. Plog und K. Grawe sind dieser Frage bei einer vergleichenden empirischen Studie von Verhaltenstherapie und klientenzentrierter Therapie bei Klienten mit schweren Phobien eingehend nachgegangen. Sie formulieren zusammenfassend:

"Die Effekte verschiedener therapeutischer Techniken unterscheiden sich qualitativ voneinander." (Zur differentiellen Indikation von Gesprächspsychotherapie und Verhaltenstherapie bei psychiatrischen Patienten mit schweren Phobien, in: Jankowski u.a., Hogrefe, Göttingen 1976, S. 233.)

Und weiter Ursula Plog: "Therapie ist in jedem Fall ein Eingriff in das Leben eines Menschen, bei dem mehr berücksichtigt werden muß als nur die Frage, ob bestimmtes störendes Verhalten erfolgreich vermindert wird .... Es konnte durch die vorliegende Untersuchung gezeigt werden, daß es nicht ausreicht, psychotherapeutische Verfahren lediglich nach ihrer symptom-reduzierenden Wirksamkeit zu bewerten. Vielmehr wird durch den Nachweis der nachhaltigen Beeinflussung der Ökosysteme von Individuen erforderlich, neue Kriterien zu berücksichtigen. Ein sehr wesentliches Kriterium - dem in der vorliegenden Arbeit mehr die Gesprächspsychotherapie als die Verhaltenstherapie genügt - ist die Ausweitung der Möglichkeiten der Wahl." (U. Plog, Differentielle Psychotherapie II, Huber, Bern 1976, S. 135 f)

Die Nicht-Neutralität von Lernbedingungen ist auch wichtig unter dem Aspekt des Modells klassischer Persönlichkeit: es wird postuliert, Lernen, Kreativität, Produktivität, kulturelle Entwicklungen seien gebunden an erschwerende Bedingungen. Wir wollen hierbei nicht auf Probleme der Unter- bzw. Überforderung im Zusammenhang mit Lernbedingungen eingehen - die Wirkungen von Unter- bzw. Überforderung auf die Lernmotivation sind empirisch vielfach untersucht. Interessant ist uns hier vielmehr die Grundhaltung, die mehr oder weniger unausgesprochen hinter der Behauptung von der Notwendigkeit erschwerter Bedingungen steht.

Da Lernen de facto häufiger unter erschwerten Bedingungen stattfindet, wird es tendenziell zurückgeführt auf angeblich notwendige erschwerende Bedingungen. Prominentester Vertreter dieser Theorie ist Freud (Sublimierung und Kreativität), prototypisch für moderne Formulierungen sind der Nobelpreisgewinner für Physik 1971, Dennis Gabor, in seinem Buch: The Mature Society (D. Gabor, The Mature Society, London 1972) und der Psychologe R. B. Cattel (R. B. Cattel, A new Morality from Science: Beyondism, Pergamon Press, New York 1972).

Gabor und Cattel begründen ihre Position mit der Behauptung, daß wissenschaftliche Befunde nur diese eine Schlußfolgerung zulassen.

Diese Theorien gehen selektiv von Lernen unter erschwerten Bedingungen aus und erklären die negativen Lernbedingungen als notwendig. Dennis Gabor stellt 2 Thesen auf:

1. "Man is wonderful in adversity, weak in comfort, affluence and security"
2. "Man does not appreciate what he gets without an effort".

Untermauert werden diese Thesen an Beispielen von intellektuellen Höchstleistungen unter extrem schweren Bedingungen, wie z. B. in der Kriegsgefangenschaft, und fehlender Leistungsbereitschaft verwöhnter Kinder. Harte Bedingungen können zwar aktivierend wirken, aber sie aktivieren wohl eher in Richtung auf Überlebensstrategien und Sicherheit, d. h. tendenziell in Richtung auf Geschlossenheit.

Es ist sicher kein Zufall, daß diese Autoren Lernen definieren als Erlernen von geschlossenen Denk-, Gefühls- und Verhaltenssystemen, die als Endziele vorgegeben werden (Freud: Der erwachsene genitale Mensch: D. Gabor: Die reife Gesellschaft, R. B. Cattel: Der wissenschaftlich kontrollierte Weltbürger).

Uns kommt es auf folgendes an: hat man eine starke Lernbedingung gefunden, so ist die inhaltliche und formale Qualität der mit dieser Lernbedingung in Gang gebrachten Lernprozesse Kriterium für die Beurteilung der Lernbedingung. Jede Lernbedingung ist nicht nur Anstoß sondern auch Richtung.

Im politischen Raum ist die Nicht-Gleichgültigkeit gegenüber Lernbedingungen ein grundlegendes Essential. "Eine Qualität kann nur mit Mitteln und Methoden verteidigt werden, die dieser Qualität entsprechen." (Joachim Steffen, Strukturelle Revolution, Rowohlt, Hamburg 1974).

33. Merkmale konstruktiver und destruktiver therapeutischer Konfrontation

Therapierelevant ist diese Überlegung für die Lernbedingung Konfrontation. Konfrontation bedeutet das Eingehen auf Diskrepanzen im Bereich von Selbstwahrnehmung und Selbstdarstellung von Klienten. In der klientenzentrierten und Encounter Forschung wurden dabei folgende Erfahrungen gemacht:
Konfrontation bringt Prozesse in Gang, diese können sowohl destruktiv wie konstruktiv sein. Konstruktive Prozesse sind eher wahrscheinlich, wenn:

a) Das Klima, in dem die Konfrontation erfolgt, emotionale Sicherheit gewährt.
b) Diskrepanzen vom Klienten selbst gefühlsmäßig erfahren werden resp. erfahrbar sind. Der Gefühlsinhalt der Konfrontation muß zugänglich, d.h. erlebbar sein. Die prinzipielle Möglichkeit, daß Inhalte kognitiv fast immer zugänglich sind, erschwert eher konstruktive Prozesse, als daß sie sie erleichtert.
c) Der Inhalt konfrontierender Kommunikation muß spezifisch auf die aktuelle Gefühlslage bezogen sein.
d) Die Sprache des Therapeuten muß hier besonders einen Ansatz zur Intensivierung des Prozesses der Selbstexploration geben:

"The purpose of the evocative response is to stimulate the client to get deeper and more accurately into his own experience. The therapist tries to register the fragments and synthesize them, not to label the experience, but to open it up. The language that he uses is an important determinant of his stimulus value for the client. Some language serves a denotative function, that of pointing, of marking out. On the other hand, connotative language suggests various associated impressions and possibilities beyond the explicit meaning. It is not a matter of vagueness, but of richness of associations. Language based on sensory imagery (auditory, kinesthetic etc., as well as visual) is especially connotative in its impact. Metaphorical language seems particularly suited to the task of accurately evoking an experience while leaving open all sorts of possibilities that are not yet clear. Metaphors can be both concrete and open." (S. 309) (Laura N. Rice, The evocative function of the therapist. In: Rice and Wexler, 1974.)

f) Der Klient muß in der Lage sein, Konfrontationsinhalte ablehnen zu können. Diese Bedingung hat der Therapeut zu erfüllen. Dabei geht es nicht darum, daß dies formal natürlich immer möglich ist. Wirklich gegeben ist diese Möglichkeit für den Klienten nur, wenn die Beziehungen gleichrangig sind, d.h. wenn die Personpower des Therapeuten nicht den Prozeß bestimmt, und wenn der Inhalt der Konfrontation weder durch Fachsprache noch Fachwissen für ihn unzugänglich ist.

Destruktive Prozesse sind zu befürchten, wenn:

a) Der Klient Konfrontation als zentrale Technik des Therapeuten erlebt und nicht als Kommunikationsform, die er akzeptiert und selbst entwickelt.
b) Dem Klienten nicht die Möglichkeit gewährt wird, Konfrontationsinhalte abzulehnen, d.h. daß er sich selbst eher trauen darf als dem Therapeuten.
c) Konfrontationsinhalte als das Eigentliche, das Dahinterliegende, das man verbergen möchte, dargestellt werden.

Wenn z.B. heftige Verteidigung oder Erregung über eine Interpretation als Hinweis für die Richtigkeit derselben genommen wird, oder wenn Ablehnung einer Interpretation als Widerstand gedeutet wird. Diese Technik kann als "Auflaufenlassen" erlebt werden und zu Gefühlen totaler Hilflosigkeit und Rechtlosigkeit führen.

Berichte von Klienten zeigen, daß Konfrontation sehr leicht Werkzeug zur Positionierung des Therapeuten werden kann, und daß die daran anschließenden Lernprozesse beim Klienten Versuche zur Selbstbehauptung sind, die nicht leistbar sind in dieser Konstellation. Es entsteht ein Gefühl der Ohnmacht, obwohl das Erlebnis einem sagt, daß man ein Recht hat, gegen den Inhalt zu argumentieren.

Konstruktive Konfrontation ist gegeben, wenn die Konfrontation Hinweis, Anstoß oder Thematisierung von Diskrepanzen ist, ohne Absolutheits- und Wahrheitsanspruch, ohne Bindung an Personpower des Therapeuten, sondern vielmehr in einem akzeptierenden und gleichrangigen Verhältnis und ohne aggressive Komponenten.

Destruktive Konfrontation ist gegeben, wenn die Konfrontation ein bewertendes Aufdecken von Diskrepanzen bzw. Hintergründen ist, mit Bindung an Personpower des Therapeuten, mit Absolutheits- und Wahrheitsanspruch. Der Wahrheitsanspruch ist direkt ableitbar aus der Powerposition des Therapeuten.

Die Expertenposition wird neu bestätigt und benutzt, indem davon ausgegangen wird, daß die Interpretation des Therapeuten zutreffender ist als das Empfinden des Klienten, daß der Therapeut besser über den Klienten Bescheid weiß als dieser selbst, daß der Therapeut zuständiger für die Interpretation des Verhaltens, Denkens, Fühlens des Klienten ist als dieser selber. Hiermit erfährt der Klient eine destruktive Bestätigung erlebter Inkompetenz, eine Bestätigung dafür, daß er seinen eigenen Gefühlen nicht trauen darf.

Destruktiv ist die Konfrontation, wenn aggressive Komponenten gegeben sind, wie Aufdecken von Schwächen des Klienten, den Klienten bei Widersprüchen bzw. Widerständen ertappen und darauf festnageln, den Klienten auflaufen lassen und alles, was er zu seiner Verteidigung sagt, gegen ihn verwenden. Wenn Konfrontation die Personpower des Therapeuten verstärkt, vermittelt sie dem Klienten destruktive Erfahrungen von Powerlosigkeit.

Konstruktive Konfrontation ist Thematisierung von Diskrepanzen zwischen:

- Verhalten und verbaler Selbstdarstellung; z. B. spricht der Klient über Traurigkeit und Verzweiflung, lächelt aber dabei oder weint während des Sprechens ohne verständlichen Zusammenhang mit dem Thema vor sich hin. Oder er spricht von totaler Empfindungslosigkeit und Leere, wirkt dabei aber erregt und sehr beteiligt.

Konstruktive Thematisierungen des Therapeuten wären hier etwa: "Sie sind furchtbar verzweifelt, und das ist alles so schlimm für Sie, aber Sie können nicht richtig zeigen, wie Sie sich fühlen, Sie lächeln dabei, fast als ob Sie sich dafür entschuldigen wollten,"
oder
"Wenn Sie so über sich sprechen, das weicht Sie richtig auf, daß Sie immerfort weinen müssen, obgleich es gar nicht so traurig klingt",
oder
"Diese Empfindungslosigkeit ist so bestimmend für Ihr Erleben geworden, daß Sie es gar nicht mehr wahrnehmen, wenn Sie wie jetzt so unmittelbar beteiligt sind, so richtig da".

- Diskrepanzen innerhalb der Selbstdarstellung
z. B. klagt der Klient, niemanden gerne haben zu können, empfindungslos für andere zu sein, gibt aber viele Hinweise auf sehr liebevolle Beziehungen.
- Diskrepanzen zwischen Selbstwahrnehmung und berichtetem Erleben
z. B. sieht der Klient sich als hilflos, wehrlos, von anderen ausgenutzt und unfähig zur Selbstbehauptung, berichtet aber Erlebnisse, in denen er sehr aggressiv seine Interessen durchsetzt.
- Diskrepanzen zwischen Selbstdarstellung des Klienten und Wahrnehmung durch den Therapeuten
z. B. sieht und schildert der Klient sich als kompletten intellektuellen Versager, der Therapeut hat aber den gegenteiligen Eindruck.
- Diskrepanz zwischen kognitivem Anspruch und emotionalem Erleben
z. B. ist der Klient überzeugt von sexueller Freiheit, reagiert aber sehr eifersüchtig.
- Diskrepanz zwischen Darstellung und Erleben
z. B. berichtet eine Klientin, daß sie nur aus Sorge um den Partner alle weiblichen Bekannten angerufen habe, um zu fragen, ob er dort sei.

Hier kann eine Konfrontation wie: "Diese Ungewißheit macht Sie so fertig, daß Sie doch manchmal ein bißchen kontrollieren müssen" kann der Klientin helfen, sich offener und akzeptierender mit ihren Gefühlen auseinanderzusetzen.

Konstruktive Konfrontation ist auch gegeben bei Hinweisen auf Veränderung oder spezifisches Verhalten in bestimmten Bereichen bei fortgeschrittenem Therapieprozeß;
z. B. hat eine Klientin häufig geklagt, daß sie keine Beziehung aufrecht erhalten könne, da sie Ekel und Verachtung empfinde, sobald sie spüre, daß der Mann an ihr hänge und sich anklammere. Sie berichtet glücklich von einer neuen Beziehung, in der der Mann dies ausgesprochen tut, ohne daß ihr selbst die Veränderung auffällt.

Eine Konfrontation wie "diesmal erleben Sie das ganz anders, früher hätten Sie soviel Zuneigung und Anhänglichkeit nicht ertragen" kann der Klientin helfen, sich in dieser Richtung konstruktiv zu explorieren.

Oder ein anderes Beispiel:
Ein Klient beginnt häufig die Stunde mit Erklärungen, warum er sich nicht in Form fühle. Eine Konfrontation wie "heute sind Sie wieder so unsicher und es ist Ihnen wieder so wichtig, was Sie für einen Eindruck machen" kann dem Klienten helfen, sich mit dieser Thematik auseinanderzusetzen.

Die Thematisierung von Diskrepanzen und Hinweisen auf Veränderungen oder typische Verhaltensweisen zielt nicht darauf, den Klienten auf Fehler in der Selbstdarstellung bzw. Wahrnehmung aufmerksam zu machen, sondern eher, ihm die Vielfalt und Mehrdimensionalität und Differenziertheit seiner Erlebnismöglichkeiten in verschiedenen Bereichen aufzuzeigen.

Sie zielt darauf, ihm zu helfen, sich selbst weniger absolut und geschlossen wahrzunehmen, sein Fühlen und Verhalten nicht mehr als prinzipiell für ihn zutreffend und statisch zu erleben. Sie zielt darauf, Bewegung in die Selbstwahrnehmung zu bringen, dem Klienten zu helfen, Vorurteile über sich selbst abzubauen. Sie zielt darauf, dem Klienten durch die Erfahrung von Konfrontation ohne Personpoweranspruch zu ermöglichen, sich weniger defensiv und verletzlich mit der Wahrnehmung, die andere von ihm haben, auseinanderzusetzen.

Und schließlich ist Konfrontation ein Verhalten, das Selbstexploration über relevante Gefühlsinhalte fördern kann. Ein weiterer stabilisierender Effekt von Konfrontation ist, daß sie Echtheit und Beteiligtsein des Therapeuten erlebbar macht.

Konfrontation kann zu konstruktiver Veränderung der Eigenwahrnehmung und damit auch zur Eigenveränderung führen. Konfrontation bringt damit Power in Veränderungsprozesse, Power in Richtung auf differenzierte Eigenwahrnehmung, Power in Richtung auf Verringerung der Verletzlichkeit der eigenen Person.

Konfrontation ist konstruktiv möglich, wenn Power als Sicherheitsvariable ausreichend verwirklicht ist, d. h. wenn der Klient Vertrauen in seine Entwicklungsmöglichkeiten spürt, und wenn die Beziehung gleichrangig ist. Und Konfrontation gibt Sicherheit und verleiht dem Therapieprozeß Power durch ihre aktive Wirkung in Richtung auf Veränderungs- und Entwicklungsmöglichkeiten.

Destruktive Konfrontation kann zu einem totalen Mißtrauen in bezug auf die eigene Erfahrung und die Erfahrungen anderer führen. Weder das notwendige Akzeptieren der eigenen noch das der Erfahrungen anderer wird gelernt.

H) Power im psychotherapeutischen Prozeß: Aktionsorientierung

34. Prozeßpower und Handlungsmotivationen

Power im Therapieprozeß hat eine weitere Bestimmung. Das Handlungsrepertoire des Klienten verändert sich. Aktionsorientierung entsteht als Folge von Power im Therapieprozeß. Power im Therapieprozeß - im Sinne von Wirkungsintensität - aktiviert im Klienten Zutrauen zu den eigenen Wirkungsmöglichkeiten und motiviert damit im Handlungsbereich. Power als Sicherheitsvariable, realisiert durch Transparenz und Gleichrangigkeit, durch offene Systeme und konstruktive Konfrontation, macht Selbsterleben außerhalb der Polarität Personpower - persönliche Powerlosigkeit möglich. Power offener Strukturen vermittelt mehr Erlebnisebenen in bezug auf Aktionen als die eindimensionale Polarität Erfolg - Mißerfolg. Damit ergeben sich neue Ebenen für Handlungsmotivationen.

Dies kann geschehen, ohne daß explizit in der Therapie Handeln gelernt wird, wie es im verhaltenstherapeutischen Vorgehen geschieht. Die Verlagerung von Handlungsproblemen aus dem nicht-verbalen Bereich mit seiner spezifischen Aktionssprache in den verbalen Bereich setzt unmittelbar Veränderungsdynamik in Kraft.

Die Verlagerung auf den verbalen Bereich und die hier mögliche relativ angstfreie Selbstexploration über Gefühlsgehalte ermöglicht es dem Klienten, sich mit Aktionsorientierungen, ausgeklinkt aus dem situativen Handlungsdruck in für ihn neuen Zusammenhängen zu beschäftigen:

Aktionsüberlegungen werden herausgelöst aus dem Erfolgs - Mißerfolgsdenken. Aktionsüberlegungen können wie Selbstexploration als Mittel zur Selbsterfahrung empfunden werden und stehen damit in unmittelbarem Zusammenhang mit Veränderungsbereitschaft:

Motivationen wie Neugier auf sich selbst, Umsetzung von neuen Erfahrungen, mehr oder weniger angstfreies Kennenlernen-wollen der eigenen Kompetenz, Zutrauen in die eigene Veränderungsmöglichkeit (Veränderung in Richtung internale Verursachungszuschreibung, Zunahme an Kompetenz: J. S. Gillis, R. Jenor, Effects of brief psychotherapy on belief in internal control: An exploratory study. Psychotherapy Theory, Research and Practice, 1970, 7), mehr Offenheit und damit Risikobereitschaft in bezug auf eigene Aktionen, mehr Frustrationstoleranz und vor allem neue Bewältigungsformen von Mißerfolgen, mehr Konfliktbereitschaft aufgrund des erhöhten Zutrauens in die eigenen Fähigkeiten der Konfliktbewältigung spielen hierbei eine Rolle.

Aktionsorientierung kann sich aus positiven Erfahrungen mit Selbstexploration entwickeln. Selbsterfahrung wird als erweiternde Erlebnismöglichkeit, als Entwicklungsprozeß mit Intensitätsqualität empfunden. Aktionsorientierung wird entwickelt, um neue Inhalte für Selbsterfahrung und Entwicklungsprozesse zu finden. Die Sicherheiten, die im Therapieprozeß erfahrbar werden, lassen Risiken, Unsicherheiten im Handlungsfeld zu.

35. Beispiele von internal induziertem Handeln

Zur Veranschaulichung einige Beispiele von Aktionsorientierung bei Klienten. Dabei ist entscheidend, daß das Handeln jeweils internal induziert ist, ohne daß therapeutische Handlungsvorgaben gemacht werden:

Es kommt vor, daß Klienten die Therapie unterbrechen, da sie die neuen Erfahrungen in Handlungen umsetzen möchten.
"Ich sehe jetzt vieles anders und fühle mich auch anders, ich möchte jetzt gerne wissen, ob ich mich auch anders verhalten kann. Da habe ich mir überlegt, ich besuche einfach eine Reihe von Leuten von früher, auch meine Eltern und guck mal, wie ich das jetzt erlebe, ich will die einfach neu kennenlernen."
Oder:
"Darüber zu sprechen bringt mich jetzt nicht weiter, ich muß einfach etwas tun, ich kann doch etwas daran ändern."
Oder: während der Therapiestunde werden emotionale Lernschritte gemacht, die zur Umsetzung in Handeln drängen, so daß die Therapiestunde vorzeitig beendet wird: "Das will ich jetzt gleich machen."

Manche Klienten können die Handlungsblockade aufheben, indem sie eine andere Einstellung zu den blockierenden Gefühlen gewinnen:
"Ich gehe jetzt einfach trotzdem weg (Klientin mit Straßenangst), dann habe ich eben Angst, die Angst geht ja auch wieder weg, ich sterbe ja nicht daran. Mein Leben wird doch so nur immer enger, ich nehme die Angst jetzt einfach in Kauf."

Einige Klienten streben Aktionen mit dem Ziel von Veränderungen im Erlebnisbereich an:
Ein Klient, der keine Berufsausbildung hat und eine Tätigkeit ausübt, die er als weit unter seinen intellektuellen Möglichkeiten und als sehr unbefriedigend erlebt, fühlt sich abwechselnd unterlegen und ungebildet und als "etwas Besseres" und für seine Arbeit viel zu gut. Eine Veränderung dieser unbefriedigenden und isolierenden Situation schien ihm bisher nicht möglich, er hatte Angst erkennen zu müssen, daß seine Fähigkeiten geringer seien, als er glaubte. Er hatte die Unmöglichkeit einer Umschulung stets mit Vernunft - Alter und relativ guter Bezahlung der gehaßten Tätigkeit - begründet. Im Laufe des Therapieprozesses sah er die Umschulungsfrage in einem neuen Kontext:

"Wenn ich nichts unternehme, bin ich mit 80 noch genauso unzufrieden und sehe mein Leben als verpfuscht, weil ich kein Abitur habe. Deshalb mache ich es doch noch auf meine alten Tage, auch wenn es beruflich vielleicht gar nichts ändert. Und wenn es auch Jahre dauert, von diesen Jahren habe ich doch etwas."

Oder eine Klientin, die sich eine Beziehung wünscht:

"Ich sitze immer da und jammere über mein Schicksal und daß ich nichts machen kann. Ich fühle mich nur immer hilfloser und ohnmächtiger. Um da rauszukommen, mache ich jetzt das, was ich machen kann, auch wenn es nicht viel ist (Klientin hat begonnen, konsequent Diät zu leben). Hauptsache ist, ich komme aus der Resignation heraus."

Manche Klienten vollziehen Aktionsorientierung im Sinne einer selbstverschriebenen, selbst geplanten Verhaltenstherapie:
Eine Klientin, die unter ihrer Unsicherheit und mangelnder Durchsetzungsfähigkeit litt, entwickelte für sich ein Übungsprogramm mit aufsteigendem Schwierigkeitsgrad. Zunächst setzte sie sich das Ziel. in einer Wäscherei über nicht eingehaltene Termine zu schimpfen, der nächste Schritt war, sich beim Hausmeister zu beschweren. Endpunkt des Programms war es, sich bei den Eltern durchzusetzen.

Oder: ein jugendlicher Klient, der sich nicht traute, Kontakt mit Mädchen aufzunehmen und Angst vor Mißerfolgen hatte, weil er sich unattraktiv fand und sich auch seiner Schüchternheit schämte, entwickelte für sich das Programm, zunächst Mädchen anzusprechen, die er häßlich fand, wo er eine Ablehnung nicht als Enttäuschung zu erleben brauchte und auch nicht mit seiner Erregung in bezug auf Erfolgswünsche kämpfen mußte. Sein Ziel dabei war, sich sowohl Routine im Ansprechen von Mädchen zu erwerben, als auch neue Erfahrungen in bezug auf das Ertragen von Mißerfolgen oder der Möglichkeit von Erfolgen und damit Veränderung des Selbstbildes zu sammeln.

Oder: Eine Frau mit Errötungsangst stellt sich vor den Spiegel und stellt sich Situationen vor, bei denen sie erröten müßte.

Auch hier ist das Motiv für die Aktion weniger der direkte Effekt der Handlung selbst, sondern vielmehr, sich eine Lernsituation für eine Veränderung des Selbsterlebens und damit Erweiterung von Verhaltensmöglichkeiten zu schaffen.

Ein Klient mit Alkoholproblemen begibt sich nüchtern in Situationen, in denen er beobachten kann, wie Frauen auf Betrunkene reagieren. Dies geschieht mit dem Ziel, zu einer genaueren sozialen Wirkungswahrnehmung seiner Person zu kommen.

Die Handlung ist nicht direkt erfolgs- mißerfolgsorientiert, sondern zielt auf Umstrukturierung von Verhaltens- und Erlebnismustern durch neue Erfahrungen und Wahrnehmungen. Sie bedeutet neue Formen im Umgang mit sich selbst, sie beinhaltet aktives Inangriffnehmen der Probleme. Und sie basiert damit auf einem Gefühl von Veränderungsmöglichkeit, von Einwirkungskompetenz.

Wir konnten feststellen, daß klientenzentrierte Therapie über verändernde Umweltstrukturierung oft intensive Veränderungen auf der Handlungsebene bewirken kann.

Die Aktionsorientierung im therapeutischen Prozeß entsteht aus Lernvorgängen, die sich aus personspezifischen Wahrnehmungsumstrukturierungen, Konflikten im Transmissionsfeld von Motivations-Handlungsbereich ergeben. Der Therapeut induziert nicht Aktionsorientierung, sondern er verbalisiert Gefühle aus dem Transmissionsfeld wenn sie vom Klienten eingeführt werden.

Die Realisierung von Power als Sicherheitskonzept im Therapieprozeß bewirkt, daß sich Aktionsorientierung vom direkten Erfolgs-Mißerfolgsdenken weg verlagert in Richtung auf Selbsterfahrung, Selbsterweiterung und Veränderung durch die und in der Aktion. Aktionsorientierung in diesem Sinne ist gewissermaßen Selbstexploration auf der Handlungsebene und damit eine Umsetzung der Erfahrungen im Therapieprozeß.

I) Veränderungssicherheit und relative Autonomie

Power führt zu erlebter Sicherheit im Therapieprozeß. Dieses Sicherheitsgefühl ist primär an den Therapieprozeß gebunden. Es ist eine Prozeßqualität, die den Veränderungsspielraum des Klienten mitdefiniert.

Psychotherapie muß neben anderem in der Lage sein, Personen, die labilisiert, störbar, deprimiert, hoffnungslos, verzweifelt sind, konstruktiv zu verändern.

Klienten in schwierigsten Krisen psychotherapeutische Hilfe zu versagen mit dem Verweis, daß sie sich erst stabilisieren müssen resp. nicht therapiefähig seien,ist angesichts der Forschungsergebnisse über die Zusammenhänge zwischen Schwere der Störung und Therapieergebnissen nicht zu rechtfertigen. (J. Meltzoff and M. Kornreich, Research in Psychotherapy, New York 1970; O. L. Luborsky, M. Chandler, A. H. Auerbach, J. Cohen, H. M. Bachrach, Factors Influencing the Outcome of Psychotherapy. Psychological Bulletin, Vol. 75, 1971; R. A. Pranger and S.L. Garfield, Client Initial Disturbance and Outcome in Psychotherapy, Journal of Consulting and Clinical Psychology, Vol. 38, Nr. 1, 1972; Barbara Lerner, Therapy in the Ghetto, Baltimore 1972, John Hopkins Press.)

Damit stellt sich die Frage nach Stabilisierung bei gleichzeitigen mehr oder weniger dramatischen Umstrukturierungs-, Entwicklungs- und Veränderungsprozessen. Die funktionale Anbindung der erlebten Sicherheit an den Therapieprozeß selbst schafft den benötigten Gefühlsspielraum für den Klienten. Persongebundene Labilisierungen werden abgesichert, sofern im Therapieprozeß Power ausreichend realisiert wird. Dies ist eine Veränderungsbedingung, die von vielen Klienten nicht allein, d. h. ohne Therapeuten geschaffen werden kann.

Die Auffassung von Power als einem Sicherheitskonzept hat weitgehende Konsequenzen für die Frage der Veränderungsrichtung der Person durch Psychotherapie.

Power im Therapieprozeß führt zu Entwicklungen in Richtung auf größere Unabhängigkeit der Person von destruktiven externen und internen Bedingungen.

Der Klient verändert sich im therapeutischen Gefühlslernen z. B. in Richtungen wie:
seine Wahrnehmungsschemata öffnen sich zu größerer Bereitschaft, komplexe Sachverhalte aufzunehmen, und polare Qualitätswahrnehmung (schön-häßlich, gut-böse, angenehm-unangenehm) tritt zurück zugunsten phänomenaler Skalierungsfähigkeit (nicht gar so angenehm, mittelmäßig schön, fast schon böse etc.);
seine Gefühlserfahrungen werden direkt, unvermittelt aktuell zugänglich, der Klient traut seiner Gefühlserfahrung als wesentlichem Orientierungserlebnis.

Die Denkprozesse entwickeln sich weg vom zwanghaften monokausalen Rechtfertigungsdenken und hin zum produktiven, weiterführenden Lösungsdenken.

Das Handlungsrepertoire wird vielfältiger, abwechslungsreicher und ist sicherer einsetzbar.

Die Funktionsbereiche insgesamt werden als zuverlässig verfügbar erlebt.

Dies sind einige beispielhafte Umstrukturierungen, die Klienten von stark bedingungsabhängigen zu relativ bedingungsunabhängigen Personen werden lassen können.

Power im therapeutischen Gefühlslernen muß so zwingend sein, daß destruktiv wirkende Bedingungen nur noch abgeschwächt wirksam werden können. Diese relative Autonomie der psychotherapeutischen, induzierten Vorgänge ist eine fundamentale Funktionsbedingung für unser therapeutisches Konzept.

Umgesetzt in therapeutisches Handeln heißt dies: der Therapeut muß der gleichrangigen Interaktion im Therapieprozeß die Power zutrauen, relative Autonomie unter ungünstigen Bedingungen (sowohl Klienten- wie auch Umweltbezogen) herzustellen. Dieses Vertrauen äußert sich weder in voluntaristischer Verantwortungsverlagerung auf den Klienten (der Klient muß wollen) noch in biologistischer Ablaufsmechanik (der Klient muß bestimmte vorgegebene Entwicklungsschritte nachvollziehen) oder gar in der Sterilität Eysenckschen Konditionierens.

Die erreichbare relative Autonomie ist, technisch gesprochen, Werkzeug des Klienten, um externe und interne destruktive Bedingungen angehen zu können.

Die Kritik an der anpassenden Integration durch Psychotherapie trifft diejenigen therapeutischen Orientierungen, die absolute Autonomie als Therapieziel formulieren. Deutlich wird dies etwa an dem Modell des Erlernens von realitätsgerechtem Verhalten. Realitätsgerechtes Verhalten heißt Dissonanzen zur Umwelt zu reduzieren und damit die verstellte Erfahrung eigener absoluter Autonomie zu machen. Realitätsgerechtes Verhalten heißt, die Ursache von Dissonanzen in der eigenen Person zu suchen, damit wird zuverlässig die Wahrnehmung von Dissonanzen in der Umwelt systematisch erschwert.

Im Modell der relativen Autonomie ist die Annahme enthalten, daß die Personstabilität, die für Person- und Umweltveränderung gleichermaßen notwendig ist, nur dann entfaltet werden kann, wenn der Therapeut auf Absolutheitsansprüche verzichtet und zwar als Person wie in seinen Handlungshypothesen.

Der Therapeut muß sozusagen Erfahrungsansatz dafür sein, daß der Klient auf Bedingungen einwirken kann. Wird der Therapeut als monolithischer Block erlebt, der unbeeinflußbar ist, dann gibt dies dem Therapeuten Power, nicht aber dem Therapieprozeß. Die Verantwortung für Erfahrungen dieser Art liegen beim Therapeuten und nicht beim Klienten.

Die größere Power, die Personen mit angestrebter relativer Autonomie zukommt, hängt mit den Funktionsmöglichkeiten veränderungsorientierter Personen zusammen.

Die jeweils erreichten Freiräume sichern vor Zusammenbruch wie auch vor Integration, beides Entwicklungswahrscheinlichkeiten, wenn vorgegebene Lebensziele akzeptiert werden bei gleichzeitigem Autonomieanspruch.

KAPITEL IV

Commitment als Beziehungskonzept

Seite

KAPITEL IV

Commitment als Beziehungskonzept

A) Beziehungskonzepte in der Psychotherapie

Interpersonelle Beziehung ist ein Ausgangspunkt für Veränderung, über dessen zentrale Bedeutung Einigkeit zwischen verschiedenen therapeutischen Richtungen besteht. (A. P. Goldstein, Psychotherapeutic Attraction, Pergamon Press, New York 1971; H. H. Strupp, Themes in Psychotherapy Research, Brunner/Mazel, New York 1976.) Die inhaltlichen Aspekte bzw. Auffassungen darüber, welche Bedingungen von Beziehung zu Veränderung konstruktiver Art führen, sind unterschiedlich.

Wir wollen im folgenden sogenannte übende therapeutische Verfahren und die dahinterstehenden Theorien von atomistisch gelernten Verhaltensweisen ausklammern und uns auf die therapeutischen Ansätze konzentrieren, die davon ausgehen, daß sowohl konstruktive als auch destruktive Entwicklungsmöglichkeiten im Zusammenhang mit Beziehungserfahrungen bestehen. Die therapeutische Beziehung und ihre Bedeutung für Klient und Therapeut ist Thema dieses Kapitels. Im Anschluß an die Darstellung und Diskussion der Beziehungskonzepte der Psychoanalyse und der von Carl Rogers werden wir ein Beziehungskonzept zu entfalten versuchen, das sich bezieht auf erfahrbare konstruktive dynamische Beziehungsstrukturen und diese differenziert darstellen.

B) Beziehungsaspekte der analytischen Psychotherapie:

1. Das Übertragungskonzept

Das Übertragungskonzept ist das Kernstück der psychoanalytischen Beziehungstheorie. Im Übertragungskonzept wird davon ausgegangen, daß die Möglichkeit einer effektiven Behandlung wesentlich darauf beruht, daß der Klient eine Übertragungsbeziehung eingeht, d.h. daß er frühere Beziehungserfahrungen, -erwartungen, -ansprüche, -konflikte etc. auf den Therapeuten projiziert und diese so an ihm bzw. mit ihm erleben, erinnern, wiederholen und bearbeiten kann. David Rapaport formuliert dies wie folgt: (D. Rapaport, Die Struktur der psychoanalytischen Theorie, Klett, Stuttgart 1973, S. 129 f.)

"Es möchte scheinen, daß die grundlegende Methode der Psychoanalyse die Methode der zwischenmenschlichen Beziehung ist (293, 242); spezifischer ist es deren Variante der teilnehmenden Beobachtung; im besonderen wendet sie die nichtgelenkte (freie Assoziations-), die deutend-genetische und die Abwehranalyse-Technik der teilnehmenden Beobachtung an. Diese Methoden und Techniken sind anders als die Interview-Methode mit der Theorie der Psychoanalyse verknüpft, da die Phänomene, auf denen sie basieren, die Beobachtungen sind, die wir im Terminus der Übertragung verbegrifflichen.

Menschliche Wesen wiederholen in ihrem Umgang mit anderen die Grundverhaltensformen (patterns), welche sie in ihren Beziehungen zu "bedeutsamen Anderen" entwickelt haben und diese Grundformen der Beziehungen gehen letztlich auf jene zurück, die das Individuum gegenüber den frühesten "bedeutsamen Anderen" entwickelt hat: gegenüber Vater, Mutter, Geschwistern, Pflegerinnen usw. Solche Wiederholungen von Beziehungsgrundformen sind die empirischen Grundlagen des Übertragungsbegriffs. Im täglichen Leben spielen Übertragungen überall und ständig eine Rolle, aber bisher haben nur die psychoanalytischen Methoden sie systematisch beobachtet und ihren genetischen Wurzeln nachgespürt. Es ist das Ziel der analytischen Methode der zwischenmenschlichen Beziehungen, derartige Übertragungen hervorzurufen. Das Ziel der Methode der teilnehmenden Beobachtung ist es, diese übertragenen Grundverhaltensformen bewußt zu machen. Die freie Assoziation, die genetisch-deutende und widerstandsanalytische Technik sind spezifische Interventionen, die die Einsicht in die hervorgerufenen Übertragungen fördern."

Fenichel definiert Übertragung folgendermaßen (O. Fenichel, Psychoanalytic Theory of the Neuroses; Norton, New York 1945):

"In the transference the patient misunderstands the present in terms of the past, and then instead of remembering the past, he strives, without recognizing the nature of his action, to relive the past and to live in more satisfactorily than he did in his childhood. He transfers the past attitude to the present." Übertragung steht insofern beabsichtigt im Zentrum analytischen Arbeitens, als sie als einzigartige Möglichkeit gilt, die Vergangenheit direkt zu beobachten und so die Entwicklung der Kernkonflikte in der Kindheit zu verstehen. Weiterhin ist Übertragung notwendig, damit Deutung und Bewußtmachung nicht nur im intellektuellen Bereich nachvollzogen werden, sondern damit die Konflikte auch in ihrer emotionalen Bedeutung wiedererlebt und neu bearbeitet werden können. Ein therapeutisch effektives Wiedererleben der Kernkonflikte aus der Kindheit bedingt, daß sowohl positive als auch negative Übertragungen auftreten müssen (R.D. Chessick, Technique and Practice of Intensive Psychotherapy, Jason Aronson, New York 1974).

Um die Übertragung von für die bisherige Entwicklung des Klienten relevanten Beziehungen zu ermöglichen, muß der Therapeut eine Beziehung herstellen, die möglichst nicht durch ihn als Person getragen ist.

Dies zu verwirklichen erfordert, daß sich der Analytiker nicht in eine persönliche Beziehung verwickeln läßt, daß er gelernt hat, ein hohes Maß an Distanz zu bewahren, daß er für den Klienten eine "black box" bleibt. Weiterhin wird der Analytiker in seiner Ausbildung dafür geschult wahrzunehmen, wann Klienten ihn manipulieren wollen, infantile Abhängigkeitsbedürfnisse an ihn stellen oder irgendwelche "Spielchen" mit ihm machen wollen (R. Langs, The Technique of Psychoanalytic Psychotherapy, Jason Aronson, New York 1973). Diese Sensibilisierung gilt als Voraussetzung, um bestimmte Mechanismen des Patienten besser begreifen und deuten zu können und auch, um den Analytiker zu befähigen, Gegenübertragungen handhaben zu können.

Das Beziehungsangebot, das Beziehungsinteresse und die Beziehungsansprüche des Klienten werden hierbei zunächst nur unter dem Aspekt der Wiederholung neurotischen Beziehungsverhaltens betrachtet. Diese Haltung ist konsequent abgeleitet aus dem Übertragungskonzept, das davon ausgeht, daß die Beziehung immer bestimmt ist durch Wiederholung früherer Beziehungserfahrungen und daß von daher dem Klienten keine spezifischen Aspekte in der jeweiligen Beziehung möglich und förderlich seien.

Ebenso wird die Beziehung des Therapeuten zum Klienten tendenziell professionell neutral oder repetitiv als Relikt aus dessen eigener Vergangenheit, als Gegenübertragung aufgefaßt. Gegenübertragung gilt als ein Phänomen, mit dem der Analytiker zwar rechnen muß - er ist durch die Übertragung massiven positiven und negativen Emotionen des Klienten ausgesetzt, und er ist mit Phantasien des Klienten konfrontiert, die auch bei ihm unbewußte Ängste und Verteidigungsmechanismen aktivieren können -, das aber den analytischen Prozeß stark gefährden kann. Der Analytiker muß in der Lage sein, dahinweisende Signale möglichst schnell zu erkennen, um die Gegenübertragung zu meistern. Das Reflektieren darüber, welche Aspekte des Klienten Gegenübertragung auslösen, gilt aber auch als Schlüssel zum Verständnis des Klienten. Der Konfrontation des Klienten mit angstbesetztem Material wird zur

Auslösung von Gegenübertragung von Chessick die größere Bedeutung beigemessen. Von daher postuliert er, daß Gegenübertragung Feindseligkeit und Abwehr beinhaltet, gleichgültig ob sie durch irrationale Zuneigung oder irrationale Ablehnung manifest wird. Als Signal für das Aufkommen von Gegenübertragung nennt Menninger (zitiert nach R.D. Chessick, Technique and Practice of Intensive Psychotherapy, Jason Aronson, New York 1974, S. 160/161):

1. The inability to understand certain kinds of material that touch on the therapist's personal problems;
2. Depressed and uneasy feelings during or after sessions with certain patients;
3. Carelessness with regard to certain arrangements for the patient s appointment, being late for it, letting the patient's hour run overtime for no special reason, and so on;
4. Persistent drowsiness of the therapist during the session or even falling asleep;
5. Over- or underassiduousness in financial arrangements with the patient or the same over- or underassiduousness regarding time arrangements and changes in appointment;
6. Repeatedly experiences of neurotic or unreasonable affectionate feelings toward the patient;
7. Permitting or encouraging acting out or acting in;
8. Trying to impress the patient or a colleague with the importance of the patient;
9. An overwhelming urge to publish, or give a lecture, about the patient;
10. Cultivation of the patient's dependency, praise, or affection;
11. Sadistic or unnecessary sharpness toward the patient in his behavior or the reverse of this;
12. Feeling that the patient must get well for the sake of the therapist's reputation or prestige, being too afraid of losing the patient;
13. Arguing with the patient or becoming too disturbed by the patient's reproaches or arguments;
14. Finding oneself unable to gauge the point of optimum anxiety level for smooth operation of the therapeutic process, thus, alternation of therapy from one extreme of great patient anxiety to the other extreme where the patient is bored, disinterested, and shows no motivation;
15. Trying to help the patient in matters outside the session;
16. Getting involved in financial deals and arragements with the patient on a personal or social level, recurring impulses to ask favors of the patient, with all kinds of rationalizations as to why one is asking the favor from that particular patient;
17. Sudden feeling of increased or decreased interest in certain cases;
18. Dreaming about the patient;
19. Much preoccupation with the patient or his problems during one's leisure time;

20. Finally, a compulsive tendency to hammer away at certain points."

Aus der Aufstellung wird deutlich, daß Übertragungsreaktionen bei Klient und Therapeut parallele Äußerungsformen haben, d.h. es besteht Gleichrangigkeit in bezug auf Verständnis und Ausgang der Phänomene. Faktisch ist für das Erleben des Klienten jedoch Nichtgleichrangigkeit gegeben, da ihm die Übertragungsreaktionen des Analytikers nicht transparent gemacht werden.

Von Menninger werden alle Hinweise in Richtung Nichtgleichgültigkeit gegenüber dem Klienten, in Richtung auf spezifische Beziehungsqualitäten wie mehr Interesse, Tendenzen zu Sonderregelungen, Gefühle von Unzufriedenheit nach der Sitzung, erlebte Wichtigkeit des anderen etc. ausschließlich als Signal für Übertragung bzw. Gegenübertragung und damit als Hinweis auf zu bearbeitende infantile Strukturen gesehen, und damit wird genaues Verstehen auf mehreren Ebenen vom theoretischen Ansatz her ausgeschlossen.

Damit stellt sich aus anderer Sicht als oben beim Kapitel Intensität die Frage nach der Tiefe des Verstehens des Klienten, das vom psychoanalytischen Konzept monopolistisch beansprucht wird. Die Hartnäckigkeit von Widerstandsphänomenen mag unter anderem auch darin begründet sein, daß Widerstand Ausdruck einer Beziehung ist, in der der Klient keine Chancen hat, genau, d.h. komplex (komplex nicht im Sinne einer komplexen Theorie des Therapeuten) auf mehreren Ebenen verstanden zu werden. Beispiel: Eine Klientin wurde im Zusammenhang mit Selbsttötungsthematik von ihrem Analytiker - konsequent der Theorie entsprechend - als den Therapeuten mit uneinlösbaren Beziehungsansprüchen unter Druck setzend verstanden. Die Zentrierung auf diesen Ansatz hat ihr keine Möglichkeit gegeben, sich emotional zu verstehen, geschweige sich zu verändern, sondern sie gezwungen, sich mit der Frage auseinanderzusetzen, warum ihr Analytiker den Anspruch hat, daß sie wegen ihm und ihren Wünschen an ihn nicht mehr leben will. Eine tiefe Selbstexploration ihrer Selbsttötungsthematik war damit entscheidend verhindert.

Nach R. A. Waelder entwickelt sich Übertragung als Folge der Bedingungen des analytischen Experiments und der analytischen Technik in die Unterwerfung des Patienten unter die Grundregel, alles zu sagen, was er denkt, sich hinzulegen etc. (zitiert nach D. Wyss, Die tiefenpsychologischen Schulen von den Anfängen bis zur Gegenwart, Vandenhoeck und Ruprecht, Göttingen 1961, S. 171 f):

"Die Übertragung entwickelt sich als Folge der Bedingungen des analytischen Experimentes, d.h. aus der analytischen Situation und der analytischen Technik. Zu diesen zählen:

1. Die Tatsache, daß der Patient leidet und zum Analytiker in der Erwartung auf Hilfe kommt, eine Tatsache, die ihn in die Lage des Kindes bringt, das sich an einen Erwachsenen wendet.
2. Die einseitige Darstellung der intimsten Aspekte aus dem Leben des Patienten bringt diesen in die Lage des Kindes, das in Anwesenheit

von Erwachsenen nackt ist.
3. Die analytische Grundregel der freien Assoziation, die von dem Patienten verlangt, daß er weitgehend jedes zielgerichtete Verhalten und die Abwehr von emporsteigenden Impulsen aufgeben soll, eine Regel, die das Gleichgewicht zwischen dem Ich und dem Es verändert und dadurch vorübergehende Regressionen begünstigt.
4. Die durch den Analytiker explizite oder implizite zum Ausdruck gebrachte Sicherung gegen Ängste, die durch das Emporsteigen von unbewußtem Material provoziert werden, die damit den Patienten in die Lage des beschützten Kindes bringen, und
5. die Passivität des Analytikers, die Tatsache, daß der Analytiker sich nicht auf die Haltungen des Patienten auf der Ebene der Realität einläßt, seine eigene Person nicht ins Spiel bringt, auf daß die Phantasien des Patienten nicht zu früh durch Gegenhandlungen, die von außen kommen, unterbrochen werden."

Technisch wird Übertragung in Gang gebracht und intensiviert, indem der Analytiker Verhalten und Äußerungen des Klienten als mit sich bzw. mit der analytischen Situation in Beziehung stehend deutet. Technisch wird sie aber auch gefördert, indem der Analytiker sich als Person möglichst neutral hält und, um eine Projektionsfläche darstellen zu können, keine gleichrangige Beziehung anbietet. Von daher beinhaltet das Übertragungskonzept eine Gleichzeitigkeit von extremer Nähe und extremer Distanz. Der Analytiker stellt sich permanent als gemeint dar, ohne sich aber als Person gemeint zu fühlen bzw. entsprechende Gefühle zu vermitteln. Der Analytiker induziert übertragungsneurotische Beziehungsansprüche, die er gleichzeitig als solche deutet und durch Aufrechterhaltung der neutralen Position zurückweist.

2. Übertragungspsychosen

Es scheint, daß das Ausmaß der Zurückweisung, das der Klient erfährt, abhängig ist von dem Ausmaß der Gefühle, die er in der Übertragung produziert.

Zurückweisung seiner Gefühle bis hin zu Abbruch der Behandlung und damit der Beziehung erfährt der Patient besonders, wenn er unerwünschte Extremreaktionen wie sogenannte Übertragungspsychosen zeigt. Als Übertragungspsychose gilt, wenn extrem intensive Gefühle gegenüber dem Therapeuten auftreten, die keiner Interpretation oder Deutung zugänglich sind, z.B. wenn der Klient sich heftig in den Therapeuten verliebt und darauf besteht, daß seine Verliebtheit echt und einzig auf den Qualitäten des Therapeuten beruhe, d.h. er zeigt sich zu keiner rationalen Einsicht in die Übertragungsbedingtheit seiner Gefühle fähig (Chessick, 1974).

In diesem Zusammenhang möchten wir an die von uns in Kapitel Power zitierte Untersuchung von Braginsky und Braginsky erinnern, nach der die Wahrscheinlichkeit, als schwer gestört diagnostiziert zu werden, steigt, wenn der Klient sich in seinen politischen Auffassungen von dem Therapeuten unterscheidet und wenn er den Therapeuten kritisiert.

Phänomene mit zumindest zunächst vergleichbarer Hartnäckigkeit gegen Interpretationen, Deutungen, Erklärungen, wie z.B. hysterische Lähmungen, hypochondrische Ideen, sensitiver Beziehungswahn etc., die aber nicht den Therapeuten zum Gegenstand haben, werden nicht als Psychosen bezeichnet. Dies legt den Verdacht nahe, daß starke und vor allem unmittelbare Emotionen in bezug auf die Person des Therapeuten aus dessen Sicht zu "unangenehmem" Patientenverhalten zählen.

Sogenannte Übertragungspsychosen leiten selten konstruktive Entwicklungsprozesse in der Therapie ein. Ob dies der Fall ist, weil sie vom Therapeuten als unerwünscht gesehen und emotional nicht akzeptiert werden, oder weil sie a priori für Psychoanalyse prognostisch unter ungünstigen Krankheitsbildern auftreten, oder auch weil ihr Auftreten Hinweis auf unangemessenes Verhalten des jeweiligen Therapeuten bei dem jeweiligen Patienten sein könnte, sei dahingestellt.

3. Übertragung und double-bind Strukturen

Übertragung kann im positiven Fall den Klienten so auf seine eigene Problematik zurückführen, daß er emotional abgesichert in der therapeutischen Situation seine Konflikte wiedererleben, erinnern und bearbeiten kann. Oder sie kann auch dahingehend gewünschte Effekte zeigen, daß sie im Sinne der Symptomverschreibung Regression auflösbar macht (P. Watzlawick, J. H. Beavin, D. D. Jackson, Menschliche Kommunikation, Huber, Bern 1972; P. Watzlawick, J. H. Weakland, R. Fisch, Lösungen, Huber, Bern 1974).

Beim Watzlawick'schen Ansatz der therapeutischen Doppelbindung scheint es uns aber nicht gesichert, ob nicht destruktive oder zumindest nicht in unserem Sinne entwicklungs- und veränderungsorientierte Effekte in anderen Bereichen oder auch begleitend auftreten. Indem Watzlawick postuliert: was Menschen zum Wahnsinn treiben kann, muß sie letzlich auch aus dem Wahnsinn herausholen können, sieht er Störung und Entstörung auf ein und derselben Ebene angelegt. Mit anderen Worten: der Erfahrungsbereich des Klienten erhält nicht nur keine neuen Dimensionen, sondern wird in den bestehenden weiter bestärkt. Obgleich der Klient im jeweiligen konkreten Verhalten solange ad absurdum geführt wird, bis dieses Verhalten zusammenbricht, macht er doch strukturell eine weitere destruktive Doppelbindungserfahrung Darüber hinaus steht das Denken in solchen "Gift-Gegengift-Techniken" oder Manipulationen im Widerspruch zu unserem Ansatz von der veränderungsorientierten Person und ihren Möglichkeiten.

4. Übertragungskonzept als Nicht-Gleichrangigkeitsmodell mit Personpower

Zurück zum Übertragungskonzept:

Das Übertragungsmodell beinhaltet grundsätzlich keine Gleichrangigkeit in der Beziehung Therapeut/Klient und ist damit behaftet mit der Problematik der Personpower, wie wir sie im vorigen Kapitel dargestellt haben (für den Ansatz von Watzlawick gilt dasselbe). Daß der Klient sich freiwillig, in der Hoffnung, daß dies Heilung für ihn bedeutet, und in dem Selbstverständnis, daß er "verkehrt" ist, einer Beziehung aussetzt, in der er Unsicherheit, Demütigung, Zorn, Abhängigkeit, aber auch angenehme Gefühle wie Anhänglichkeit und Wichtigkeit erlebt - vergleichbar frühkindlichen Beziehungserfahrungen, potenziert hier eher die destruktiven Aspekte, indem der Klient, der Nichtgleichrangigkeit akzeptiert, in seinen diesbezüglichen Haltungen und Erwartungen bestätigt wird. Wir erinnern in diesem Zusammenhang an unsere Darstellung der Gegen- bzw. Kontrasterfahrung, die intensitäts- und damit veränderungssteigernd wirkt (Kapitel Intensität), und an den von uns im Zusammenhang mit Power als Sicherheitskonzept herausgearbeiteten Aspekt, daß es therapeutisch umso wesentlicher ist, Gleichrangigkeit zu vermitteln, je mehr Nichtgleichrangigkeit vom Klienten als selbstverständlich erwartet wird.

In der Übertragungssituation soll der Klient autonom werden durch Wiederholung seiner Ohnmachts- und Abhängigkeitserfahrungen, die er hier unter anderen Bedingungen und mit anderem Ausgang durchlebt. Dabei wird es ihm gleichermaßen als Widerstand ausgelegt, wenn er sich gegen die Abhängigkeit auflehnt, wie wenn er in ihr verharren will. Das Übertragungskonzept führt zu einer Beziehung, die für beide - Therapeut und Klient - einen permanenten Kampf darstellt. Ein Kampf, in dem der Therapeut bis zum Ende der Behandlung die Siegerrolle behalten muß, um sich innerhalb des Systems therapeutisch verhalten zu können. Zur Illustration dieser Kampfbeziehung zitieren wir hier einen Abschnitt aus Freuds Arbeit "Bemerkungen über die Übertragungsliebe", 1915. (Zitiert nach: D. Wyss, Die tiefenpsychologischen Schulen von den Anfängen bis zur Gegenwart, S. 97):

"Und doch bleibt für den Analytiker das Nachgeben ausgeschlossen. So hoch er die Liebe schätzen mag, er muß es höher stellen, daß er die Gelegenheit hat, seine Patientin über eine entscheidende Stufe ihres Lebens zu heben. Sie hat von ihm die Überwindung des Lustprinzips zu lernen, den Verzicht auf eine naheliegende, aber sozial nicht eingeordnete Befriedigung zugunsten einer entfernteren, vielleicht überhaupt unsicheren, aber psychologisch wie sozial untadeligen. Zum Zwecke dieser Überwindung soll sie durch die Urzeiten ihrer seelischen Entwicklung durchgeführt werden und auf diesem Wege jenes Mehr von seelischer Freiheit erwerben, durch welches sich die bewußte Seelentätigkeit - im systematischen Sinne - von der unbewußten unterscheidet.

Der analytische Psychotherapeut hat so einen dreifachen Kampf zu führen, in seinem Inneren gegen die Mächte, welche ihn von dem analytischen Niveau herabziehen möchten, außerhalb der Analyse gegen die Gegner, die ihm die Bedeutung der sexuellen Triebkräfte bestreiten und es ihm verwehren, sich ihrer in seiner wissenschaftlichen Technik zu bedienen, und in der Analyse gegen seine Patienten, die sich anfangs wie die Gegner gebärden, dann aber die sie beherrschende Überschätzung des Sexuallebens kundgeben und den Arzt mit ihrer sozial ungebändigten Leidenschaftlichkeit gefangen nehmen wollen."

Wir wollen in diesem Zusammenhang auf ein näheres Eingehen auf bestimmte Inhalte des Zitates verzichten und lediglich darauf hinweisen, daß die analytische Auffassung - wie sehr hier auch im einzelnen Modifikationen stattgefunden haben - in der Klient/Therapeut-Beziehung strukturell orientiert ist an dem Modell Besiegte-Sieger, Schwache-Starke, Unterlegene und Überlegene.

5. Intensität und Übertragung

Die analytische Übertragungsbeziehung hat - zumindest für den Klienten - verlockende Intensitätsaspekte. Diese sind erlebbar gegeben, obgleich Intensität hier lediglich therapeutisch akzeptiert ist als notwendige Phase, aber nicht als eigenständige Qualität. Sie wird aufgebaut, um aufgelöst werden zu können. Sie wird als infantile Reaktionsweise betrachtet, die durch ihre Wiederbelebung und Verarbeitung erwachsene Ausgeglichenheit ermöglicht.

Jede Eskalation intensiver Emotionen wird als Gefahr für den analytischen Prozeß gesehen. Mit anderen Worten: Intensive Emotionen gelten als unvermeidlich, aber riskant und müssen vorzeitig unter Kontrolle gehalten und gehandhabt werden. Nach Greenson lassen sich Übertragungsphänomene an der Unangemessenheit der Intensität erkennen (Chessick, 1974). Damit ist angedeutet, daß starke Intensität tendenziell als unreif, neurotisch, als außerhalb der Normalität gesehen wird. Hierzu Freud: " wenn sie (die Übertragungsliebe) so wenig normal erscheint, so erklärt sich dies hinreichend aus dem Umstande, daß auch die sonstige Verliebtheit außerhalb der analytischen Kur eher an die Abnormen als an die normalen seelischen Phänomene erinnert" (aus Freud: Bemerkungen über die Übertragungsliebe, 1915, zitiert nach Wyss. S. 97).

Damit wird Intensität im Übertragungsmodell grundsätzlich anders eingesetzt und verstanden als in unserem Modell von Intensität als Veränderungskonzept. Die in der Übertragungssituation erlebbare Intensität ist gewissermaßen eine Abmachung - sie läuft unter Bezeichnungen wie Behandlung/Kur, legitimer und notwendiger Ausnahmezustand. Sie läuft außerhalb des eigentlichen Erlebnisumfeldes ab und hat keine realen Konsequenzen.

Wir fragen uns in diesem Zusammenhang, ob die vielfältig beschriebenen Widerstände gegen die Aufhebung der regressiven Tendenzen in der Übertragung oder überhaupt gegen die Deutung und Durcharbeitung der Übertragung nicht unter anderem auch daraus zu verstehen sind, daß die Übertragungssituation entwicklungsfördernde Intensitätsbedürfnisse befriedigt und von daher ungern aufgegeben wird. Aus unserer Sicht können die Intensitätserlebnisse in der Übertragungssituation konstruktiv wirksam werden, indem sie ein Intensitätsübungsfeld darstellen, daß das Aufsuchen anderer Intensitätserlebnisse mit den damit gegebenen Veränderungsmöglichkeiten fördert. Sie können konstruktiv wirksam werden, indem sie Intensitätserleben überhaupt ankurbeln und damit Veränderungsmöglichkeiten in Gang bringen. Sie können aber auch als risikofreie Intensität konsumiert werden und im Sinne unseres Veränderungskonzeptes eher negativ dahingehend wirken, daß Intensitätserlebnisse nur in außerhalb der Realität erfahrenen Bereichen angesiedelt und abgesättigt werden und damit an erlebbarer Bedeutung für Veränderungsmöglichkeiten verlieren.

Darüberhinaus glauben wir, daß eine intensive Abhängigkeitsbeziehung - auch wenn sie auf Ablösung ausgerichtet ist - weniger Raum für einwirkungsorientierte Kompetenzerfahrungen bietet als eine gleichrangige Beziehung. Ähnlich wie bei Spannungs- und Entspannungsmodellen ist in der Übertragung ein Rhythmus von Emotionsweckung und Entemotionalisierung gegeben, wobei die Zielsetzung lautet: Entemotionaliserung des jeweiligen Bereiches und damit Reife der Persönlichkeit. In der Emotionsweckung liegen Gefahren bis hin zur Psychose, in der Entemotionalisierung wird der therapeutische Effekt gesehen. Hierin drückt sich unseres Erachtens die resignative Haltung und die Furcht vor Intensität des Modells "klassische Persönlichkeit" aus.

C) Das Beziehungskonzept von Carl Rogers

Im folgenden wollen wir die wesentlichsten Aspekte von Rogers Beziehungskonzept interpretierend aufzeigen. Rogers Auffassungen stellen eine Ausgangsbedingung für unsere Überlegungen zu Commitment als Beziehungskonzept dar.

6. Grundpositionen. Die aktuelle, emotionale Beziehungserfahrung.

Das unmittelbare Erleben und Erfahren der Beziehung steht bei Rogers im Zentrum therapeutischen Geschehens:

"The process is not seen as primarily having to do with the client's memory of his past, nor with his exploration of the problems he is facing, nor with the perceptions he has of himself, nor the experiences he has been fearful of admitting into awareness. The process of therapy is, by these hypotheses, seen as being synonymous with the experiental relationship between client and therapist. Therapy consists in experiencing the self in a wide range of ways in an emotionally meaningful relationship with the therapist. The words - of either client or counselor - are seen as having minimal importance compared with the present emotional relationship which exists between the two. (Rogers, 1951, p. 172)"
(B.D. Meador and C.R. Rogers, Client-Centered Therapy, in: Corsini, Current Psychotherapies, Peacock, Itaska 1973, S. 137.)

Die zentrale Bedeutung der aktuellen emotionalen Beziehungserfahrung in der Therapie erklärt sich aus Rogers Auffassung von der Entwicklung psychischer Pathologie und aus seinem Postulat der grundsätzlichen Tendenz des Organismus zur Selbstaktualisierung. Rogers definiert Selbstaktualisierung als: "the inherent tendency of the organism to develope all his capacities in ways which serve to maintain or enhance the organism" (Rogers, C.R.: A Theory of Therapy, Personality and Interpersonal Relationships, as developed in the Client-Centered Framework, in S. Koch, Psychology: A Study of Science, Volume 3. McGraw Hill, New York 1959, S. 226). Pathologisierende Bedingungen sind nach Rogers gekennzeichnet durch Inkongruenz zwischen Selbstbild und Selbsterfahrung. Die Entstehung dieser Inkongruenz stellt sich folgendermaßen dar: Das Kind orientiert sich zunächst ausschließlich an seinen eigenen organismischen Aktualisierungstendenzen und es ist emotional abhängig von der positiven Wertschätzung durch bedeutungsvolle Bezugspersonen. Die Abhängigkeit von der positiven Wertschätzung kann dazu führen - wenn diese sehr wenig mit der Selbsterfahrung des Kindes übereinstimmt -, daß sich das Kind nur nach positiver Wertschätzung anderer richtet und sensibler hierfür wird als für sein eigenes organismisches Werten und sich schließlich in seiner Selbstachtung, unabhängig von konkreten Erfahrungen, primär an normativen Kriterien orientiert. Indem das Kind lernt, daß es unabhängig von seinem eigenen Erleben unter verschiedenen Bedingungen ein verschiedenes Ausmaß an Wertschätzung erhält, lernt es auch, in seiner Selbstachtung selektiv zu werden; d.h. der Grundstein für eine pathologisierende Inkongruenz zwischen Selbstbild und Erfahrung ist gegeben.

"F. The Development of Incongruence between Self and Experience.

1. Because of the need for self-regard, the individual perceives his experience selectively, interms of the conditions of worth which have come to exist in him.

   a. Experiences which are in accord with his conditions of worth are perceived and symbolized accurately in awareness.
   b. Experiences which run contrary to the conditions of worth are perceived selectively and distortedly as if in accord with the conditions of worth, or are in part or whole, denied to awareness.

2. Consequently some experiences now occur in the organism which are not recognized as self-experiences, are not accurately symbolized and are not organized into the self-structure in accurately symbolized form.

3. Thus from the time of the first selective perception in terms of conditions of worth, the states of incongruence between self and experience, of psychological maladjustment and of vulnerability, exist to some degree." (Rogers in Koch 1959, S. 226)

Daraus ergibt sich als Forderung für eine therapeutisch effektive Beziehung:

- konsequente Vermeidung destruktiver Beziehungsbedingungen wie: bewerten, bevormunden, verunsichern, mißachten, dominieren, Besitz ergreifen, steuern, Doppelbindungen, Fassadenhaftigkeit, defensives Verhalten
- konsequente Vermittlung konstruktiver Beziehungsbedingungen wie empathisches Verstehen, positive Wertschätzung und emotionale Wärme, Echtheit bzw. Kongruenz.

"A. Conditions of the Therapeutic Process

For therapy to occur it is neccesary that these conditions exist.

1. That two persons are in contact.

2. That the first person, whom we shall term the client, is in a state of incongruence, being vulnerable, or anxious.

3. That the second person, whom we shall term the therapist, is congruent in the relationship.

4. That the therapist is experiencing unconditional positive regard toward the client.

5. That the therapist is experiencing an empathic understanding of the client's internal frame of reference.

6. That the client perceives, at least to a minimal degree, conditions 4 and 5, the unconditional positive regard of the therapist for him,

and the empathic understanding of the therapist." (C.R. Rogers, 1959, in S. Koch, S. 213.)

Rogers postuliert, daß die 3 Beziehungsbedingungen - empathisches Verstehen, positive Wertschätzung und emotionale Wärme, Echtheit - notwendige Bedingungen für einen konstruktiven therapeutischen Prozeß sind. Es sind Beziehungsbedingungen, die in ihrer Wirksamkeit einander bedingen und aufeinander aufbauen.

Im folgenden wollen wir sie im einzelnen im Hinblick auf ihre Beziehungsaspekte beschreiben. Eine operationalisierte Definition liegt vor bei Tausch (Tausch R. Gesprächspsychotherapie, Hogrefe, Göttingen 1973).

7. Empathie

Empathie ist gewissermaßen die aktivste Therapeutenvariable. Empathisches Verstehen und Kommunizieren stellt das aktive Therapeutenverhalten dar, durch das Selbstexploration des Klienten in Gang gebracht und gefördert wird und damit ein Prozeß, in dem der Klient zu einer Klärung und Veränderung seiner Selbstwahrnehmung kommen kann. Empathisches Verstehen heißt nicht nur die Worte des Klienten aufnehmen, begreifen und reflektieren, sondern die Welt des Klienten zu verstehen, wie er sie sieht, also gewissermaßen ein Sich-eingraben in die Erlebniswelt des anderen, ohne sich aber zu identifizieren.

Empathisches Verstehen zu leisten erfordert eine Reihe von Voraussetzungen auf seiten des Therapeuten, die im engen Zusammenhang mit seiner grundsätzlichen Art von Beziehungsbereitschaft gegenüber dem Klienten stehen:

- in der therapeutischen Beziehung ist das Interesse an der Person des Klienten vorrangig vor dem Interesse an Struktur und Dynamik seiner Störung, seiner psychischen Mechanismen und deren Entstehung.
- das Interesse an der Person bezieht sich nicht auf ein übergreifendes Kennenlernenwollen ihrer Interessen, Meinungen, Eigenarten etc., sondern - eingebettet in die im Augenblick bestehende und erfahrbare Beziehung - auf das Verstehen der aktuellen Erlebnisgegebenheiten des anderen, "This exclusive focus in therapy on the present phenomenal experience of the client is the meaning of the term client-centered" (Meador and Rogers, 1973, in Corsini).

Im einzelnen läßt sich das Gemeinte mit folgenden Therapeutenhaltungen illustrieren:

Die Beziehungsbereitschaft des Therapeuten beinhaltet das Interesse, den Klienten in jedem Moment des Prozesses emotional zu erreichen und damit Nähe in der Beziehung für sich und den Klienten erlebbar herzustellen. Im Hinblick auf die emotionale Nähe in der Beziehung ist es dem Therapeuten zunächst wichtiger zu erfassen, wie der Klient sich fühlt, als zu begreifen, warum er sich so fühlt und ihn sich so erklären zu können, um nicht in eine Haltung des beobachtenden Analysierens und

Betrachtens zu kommen, die emotional distanzierend wirkt. D.h. nicht, daß sich das "warum" nicht aus dem "wie" ergeben kann und umgekehrt, so daß das "wie" differenzierter, konkreter und beweglicher wird. Der Therapeut hat die Bereitschaft, seinen Klienten als Person als so interessant, wichtig und lohnend zu erleben, daß ihm vor allem daran liegt, zu erfassen, was die Dinge, die dieser erlebt, für ihn, den Klienten, bedeuten, unabhängig davon, ob es sich dabei um allgemein interessante Dinge handelt oder nicht. D.h. der Therapeut ist grundsätzlich davon überzeugt, daß die Dinge, die sein Klient erlebt, aus seiner Welt heraus eine Berechtigung haben, gleichgültig, ob die Situation, die er erzählt, eine sogenannte objektive Bedingung für seine Reaktion beinhaltet oder nicht; das interessiert den Therapeuten nur insofern, als es ihm helfen kann, den Klienten besser zu verstehen. Das empathische Verstehen ist in seiner Bedeutung für die Beziehungserfahrung nicht an Hintergrundsinformationen wie z.B. Beruf, Alter etc. gebunden.

Der Therapeut hat die Bereitschaft zu einer Beziehung zwischen gleichwertigen autonomen Personen; es ist ihm nicht wichtig, dem Klienten überlegen zu sein, und er muß ihm von daher keine Lösung oder Ratschläge anbieten.

Betrachten wir Empathie in ihren Auswirkungen auf die Beziehungserfahrungen des Klienten:

Empathisches Verstehen vermittelt dem Klienten, daß er verstehbar ist bzw. sich verständlich machen kann. Das bedeutet, daß er in der therapeutischen Beziehung die Erfahrung macht, nicht isoliert zu sein.
Empathisches Verstehen ermöglicht es dem Klienten, Beziehung auf der emotionalen Ebene zu erleben, ohne emotionale Bedrohung zu erfahren.
Empathisches Verstehen vermittelt dem Klienten, als Person für einen anderen wichtig und lohnend zu sein. Wesentlich für diese Beziehungserfahrung ist dabei, daß der Klient dies erlebt, unabhängig davon, um welche Wirkung auf den Therapeuten er sich bemüht. D.h. er erfährt in der Beziehung Wichtigkeit um seiner selbst willen, nicht um deswillen, was er jeweils bietet. Damit befähigt ihn die Beziehung, sich auch sich selbst (und anderen) zunehmend vorurteilsfreier zuzuwenden.

8. Positive Wertschätzung und emotionale Wärme

Empathisches Verstehen kann nicht im vollen Ausmaß für die Beziehung zum Tragen kommen, wenn der Klient nicht zusätzlich positive Wertschätzung und emotionale Wärme durch den Therapeuten erfährt; - allein als therapeutische Technik wahrgenommen, hilft Empathie nicht Beziehungsqualitäten zu entfalten und bleibt in wesentlichen Anteilen im kognitiven Bereich. Empathie ohne spürbare Akzeptanz und Wärme kann sogar zum Erleben von Beziehungslosigkeit führen, indem der Klient sie als Verweigerung einer Auseinandersetzung zwischen Personen empfindet.

Positive Wertschätzung heißt, daß der Therapeut die Person des Klienten und seine Gefühle nicht bewertet, weder direkt noch indirekt, weder in Form von Anerkennung noch in Form von Tadel, sondern eine gleichbleibende bedingungslose Akzeptanz zeigt. Positive Wertschätzung beinhaltet das Vertrauen in die Fähigkeit des Klienten zu emotional begründeter und begründbarer Selbstwahrnehmung und konstruktiver Veränderung.

Wesentlich ist, daß die emotionale Wärme nicht besitzergreifend oder verpflichtend ist, und der Klient damit nicht im Beschreiten seines eigenen Weges begrenzt wird.

Die Verwirklichung dieser Variablen erfordert vom Therapeuten Voraussetzungen auf der Beziehungsebene: um zur Akzeptanz im oben beschriebenen Sinne fähig zu sein, muß der Therapeut den Klienten als eigenständige autonome Person wahrnehmen, durch die die eigene Autonomie des Therapeuten nicht bedroht oder beeinträchtigt wird, d.h. er muß über die Fähigkeit zur Abgrenzung ohne Distanzierung verfügen.

Der Therapeut muß das Interesse an dem emotionalen Erleben des Klienten über das Interesse an dessen Verhalten stellen; Verhalten hat eher allgemeine unpersönliche Aspekte, Verhalten unterliegt einer Reihe von Kriterien, die Richtig-falsch-Beurteilungen nahelegen. Das Zentriert-sein auf das Verhalten ist weniger unmittelbar beziehungsintensiv. Die Konzentration auf das Verhalten des anderen und auf seine Emotionen mit dem Ziel, Rückschlüsse auf das zu erwartende wahrscheinliche Verhalten zu ziehen oder auch mit dem Ziel, den anderen zu beurteilen, beinhaltet tendenziell eher eine Beschäftigung mit sich selber als mit dem anderen. Es führt zu Überlegungen wie: was macht der andere besser oder schlechter als ich, was würde ich in dieser Situation machen, oder, was wird der andere mit mir machen, was habe ich von ihm zu erwarten, worauf muß ich hier achten etc. Eine so auf der Handlungsebene verwickelnde Beziehung erschwert die Verwirklichung von bedingungsloser Akzeptanz.

Der Therapeut entwickelt ein Verantwortungsgefühl für seine Beziehung zu dem Klienten, aber nicht für dessen Person. Dies beinhaltet insofern direkt positive Wertschätzung, als es bedeutet, daß der Therapeut das Zutrauen in den Klienten hat, sich selbst verantworten zu können. Darüberhinaus macht diese Haltung bedingungslose Akzeptanz erst möglich, da der Therapeut so bezüglich seines eigenen Selbstwertgefühles angstfrei in der Beziehung bleibt. Indem der Therapeut in seiner Verantwortlichkeit damit letztlich auf sich selbst zentriert bleibt, verwirklicht er für sich das Ausmaß an Unabhängigkeit, das er dem Klienten zugesteht bzw. von ihm fordert.

Für den Klienten ergeben sich durch die Verwirklichung von positiver Wertschätzung folgende Aspekte des Beziehungserlebens: das Erleben von positiver Wertschätzung erhöht die Selbstachtung und damit auch die Fähigkeit, andere zu achten. D.h. das Erfahren von unbedingter positiver Wertschätzung erleichtert es dem Klienten, beziehungsoffen und weniger defensiv zu sein. Indem durch die Verwirklichung von positiver Wertschätzung ein grundlegendes Bedürfnis (need for positive regard) befriedigt wird, kann der Klient die Beziehung als konstruktiv erfahren: die Befriedigung seiner Bedürfnisse an die Beziehung steht nicht im Widerspruch zu seiner Tendenz zur Selbstaktualisierung.

Das Fehlen von Beurteilung und Ablehnung, die gleichbleibende positive emotionale Zuwendung führen beim Klienten zu zunehmender Angstfreiheit in der Beziehung und damit zur Reduzierung wirkungsorientierten Verhaltens. D. h. der Klient kann sich zunehmend als unmittelbar in der Beziehung erleben und ist nicht beschäftigt mit z. B. defensiven oder aggressiven, distanzierenden oder annähernden Bemühungen an die Beziehungsgestaltung.

Der Klient kann für sich daran arbeiten, welche Beziehung er zum Therapeuten finden möchte, er muß nicht daran arbeiten, eine von ihm gewünschte Stellung beim Therapeuten aufzubauen. D. h. für den Idealfall: indem zwei Personen aufeinander zentriert sind, sind sie in der freien Entfaltung ihrer eigenen Erlebnisse auf sich zentriert. Diese jeweiligen Zentrierungen sind abhängig davon, daß das Bedürfnis nach positiver Zuwendung ausreichend befriedigt ist.

9. Kongruenz bzw. Echtheit

Von der Verwirklichung von Kongruenz ist es abhängig, ob empathisches Verstehen und positive Wertschätzung konstruktiv wirksam werden können. Es ist unmittelbar einleuchtend, daß eine unechte positive Wertschätzung und ein rein technisch geäußertes Verstehen nicht nur nicht zu den oben beschriebenen Effekten führen, sondern geradezu destruktiv wirken - unechte Wertschätzung wird eher als Mißachtung denn als neutral erlebt.

"In the first place, the therapist must achieve a strong, accurate empathy. But such deep sensitivity to moment-to-moment "being" of another person requires that the therapist first accept, and to some degree prize, the other person. That is to say, a sufficiently strong empathy can scarcely exist without a considerable degree of unconditional positive regard. However, since neither of these conditions can possibly be meaningful in the relationship unless they are real, the therapist must be, both in these respects and in others, integrated and genuine within the therapeutic encounter. Therefore, it seems to me that genuiness or congruence is the most basic of the three conditions." (Meador and Rogers, in: Corsini,1973, S. 126)

Mit Echtheit ist wesentlich mehr gemeint als die selbstverständliche Ehrlichkeitsforderung. Kongruenz besagt, daß der Therapeut ein ausreichendes Ausmaß an aktueller Selbstwahrnehmung haben muß und daß diese Selbstwahrnehmung in die therapeutische Beziehung eingeht. Kongruenz schließt das Spielen einer professionellen Rolle oder Fassadenhaftigkeit in der Beziehung aus. Kongruenz fordert, daß der Therapeut nie den Kontakt zu seinem eigenen Erleben verliert und sich von daher in jedem Augenblick als mit sich übereinstimmende Person in der Beziehung zum Klienten erlebt und vermittelt. (D. E. Orlinsky, K. J. Howard, Varietes of Psychotherapeutic Experience, Teachers College

Press, New York 1975)

Kongruenz verwirklichen impliziert, daß der Therapeut in der Beziehung bereit ist, auf wirkungsorientiertes Verhalten zu verzichten und zwar gleichgültig, ob er eine bestimmte Wirkung seiner Person beabsichtigt oder ob er bestimmte Reaktionen beim Klienten bewirken oder verhindern will; d. h. Verzicht auf inhaltlich zielgerichtete, für den Klienten nicht durchschaubare Beeinflussung.

Kongruenz in der Beziehung verlangt, daß der Therapeut sich im Zweifelsfalle nach seinem eigenen Erleben in der Situation richten muß und damit auf die Sicherheit professionell normativen Verhaltens verzichten muß. Das heißt nicht, daß professionell normatives Verhalten, das den Klienten schützt, für ihn nicht verbindlich ist.

Echtheit fordert jeweils, eine Beziehung einzugehen, die im Augenblick erlebt wird, und ist mit emotionsfreiem Routineverhalten unvereinbar. D. h. Kongruenz zu verwirklichen verlangt die Bereitschaft, ein Beziehungsrisiko einzugehen. Das Ausmaß des Risikos ist dabei eher abhängig von dem jeweiligen psychischen Zustand des Therapeuten als von der Person des Klienten (Verwundbarkeit, Ängstlichkeit, Zuwendungsbedürftigkeit, Erfolgsabhängigkeit, Defizite in der Selbstachtung des Therapeuten). Nur wenn der Therapeut sich dessen bewußt ist, kann er es sich leisten, Schwierigkeiten in der Verwirklichung dieser Bedingungen auf sich zu beziehen und zu klären und so gewährleisten, daß diese nicht seine Akzeptanz des Klienten beeinträchtigen. D. h. nicht, daß er sich nicht fragen sollte, was auf seiten des Klienten dazu beiträgt, daß er sich nicht wohl und sicher in der Beziehung fühlt, aber dies nur im Hinblick auf ein besseres empathisches Verstehen, d. h. mit Zentrierung auf die jeweilige emotionale Erlebniswelt des Klienten und seiner selbst.

Kongruenz zu verwirklichen bedeutet nicht nur Beziehungsanforderung für den Therapeuten, sondern auch Entlastung und Gewinn. Indem er echt in der Beziehung ist, reduzieren sich auch seine eigenen Spannungen; der konstruktive Effekt der Beziehung wirkt auf ihn zurück.

Für die Beziehungserfahrung des Klienten beinhaltet Kongruenz folgende Aspekte:

Die Verwirklichung von Kongruenz bedingt, daß sich der Klient zunehmend ernst genommen und gleichwertig fühlt. Das bedeutet für ihn Zunahme an Selbstachtung und tendenziell Abbau von Person-power-problemen; zumindest innerhalb der therapeutischen Beziehung.

Kongruenz des Therapeuten hat eine Modellwirkung und hilft dem Klienten, selbst echter zu werden. Der Klient erfährt, daß der Therapeut, indem er sich gibt, wie er ist, nicht enttäuschend oder abstoßend wirkt und gewinnt damit zunehmend mehr Vertrauen in die Möglichkeit, echt zu sein ohne an positiver Wertschätzung zu verlieren.

Er macht weiterhin die Erfahrung, daß Kongruenz eine Beziehung befriedigender und intensiver für beide macht als wirkungsorientiertes Verhalten. Dies kann dazu führen, daß der Klient auch außerhalb der Therapie Kongruenz in Beziehungen herzustellen versucht und damit seine konstruktiven Entwicklungsmöglichkeiten ausdehnt.

Kongruenz in der Beziehung gibt dem Klienten feed-back, Sicherheit; Kongruenz beinhaltet immer auch Transparenz. D.h. Kongruenz gibt dem Klienten die Sicherheit, daß er emotionale Vorgänge auf seiten des Therapeuten, die sich auf ihn beziehen, erfährt. Damit gewinnt die Beziehung Zuverlässigkeit für den Klienten, er kann sie jeweils so nehmen, wie sie sich darstellt und kann ängstliches Grübeln über dahinterliegende Gefühle des anderen zunehmend abbauen.

10. Das aktuelle Beziehungsangebot als therapeutische Entwicklungsbedingung.

Nach Rogers besteht der konstruktive therapeutische Effekt in dem aktuellen Beziehungsangebot des Therapeuten - verwirklicht durch die drei Bedingungen: empathisches Verstehen, positive Wertschätzung bzw. bedingungslose Akzeptanz und Kongruenz - und verlangt damit nicht notwendigerweise das Auftreten von Übertragungsphänomen. Rogers sieht in seinem Beziehungskonzept ein Entwicklungsangebot und damit eine Entwicklungsmöglichkeit.

Nach Rogers treten Übertragungsphänomene lediglich in den Anfängen einer Therapie auf (Meador and Rogers, in Corsini,1973). Er glaubt, daß sich Übertragung eher in einer Atmosphäre entwickelt, die dergestalt ist, daß der Klient glaubt, daß der Therapeut mehr über ihn weiß, als er selbst, und deshalb abhängig wird. Der klientenzentrierte Therapeut vermeidet Äußerungen mit wertendem Charakter; er interpretiert nicht, fragt nicht, kritisiert nicht, lobt nicht und er beschreibt seinen Klienten nicht. Damit gibt er dem Klienten wenig Anlaß, sich bedingt geliebt oder abgelehnt zu fühlen; er gibt ihm wenig Anlaß, sich in der Beziehung mit dem Therapeuten mit Problemen von Unterwerfung und Auflehnung auseinanderzusetzen. Eine übertragungsfördernde Regression, wie sie nach R.A. Waelder durch die analytische Situation auftritt, ist nicht gegeben. D.h. Tendenzen zur Wiederholung früherer Beziehungserfahrungen haben einen denkbar geringen Nährboden. Darüber hinaus ist durch die Verwirklichung der Bedingungen von Rogers vor allem bei kongruentem Therapeutenverhalten die für die Übertragungsphänomene notwendige Person-Neutralität reduziert.

Sowohl das Übertragungskonzept als auch das Rogerskonzept gehen davon aus, daß Psychotherapie frühere pathologisierende Beziehungserfahrungen angehen bzw. aufheben muß.

Im Übertragungskonzept stehen die früheren Erfahrungen unmittelbar inhaltlich im Zentrum.

Im Konzept von Rogers wird davon ausgegangen, daß bestimmte Beziehungserfahrungen destruktiv oder konstruktiv für die Entwicklung der Person sind (vgl. dazu: A.E. Bergin, Psychotherapy Can Be Dangerous, Psychology Today, November 1975) und daß von daher Entwicklung stattfindet durch das Anbieten konstruktiver Beziehungen, ohne daß unbedingt inhaltliche Thematisierung der ursprünglich pathogenisierenden Erlebnisse erforderlich sein muß. Aber dies wie auch intensive Übertragungsphänomene und deren Bearbeitung gehören zur klientenzentrierten Psychotherapie. Der therapeutische Ansatz, von der aktuellen Beziehung mit kongruentem, empathischen Therapeutenverhalten auszugehen, läßt sehr wohl repetitives Übertragungsverhalten zu, wie auch dessen Aufarbeitung, ohne dies aber strukturell - wie bei der analytischen Situation - zu fördern.

Das Übertragungskonzept geht davon aus, daß bestimmte Phasen in der Beziehung durchlaufen werden müssen, die stellvertretend für bestimmte frühere Beziehungserfahrungen mit für die Entwicklung relevanten Personen sind. D.h. daß die therapeutische Beziehung mit dem Aspekt der Wiederholung einen dynamischen Prozeß darstellt, dessen Dynamik jedoch weitgehend unabhängig von der spezifischen Beziehung Therapeut/Klient abläuft. Damit ist die Übertragungsbeziehung gewissermaßen Vehikel für Klärung und Verarbeitung früherer Beziehungen, stellt aber keine eigenständige Beziehungserfahrung zwischen Personen dar. Es wird ausgegangen von einer inhaltlich zentrierten Bearbeitung neurotischer Mechanismen, wobei die konkrete Auflösung von Verdrängungen, Konflikten etc. nur insofern übergreifend ist, als sie als Modell für fortgesetzte Eigenanalyse dienen kann. Obgleich die Psychoanalyse nicht davon ausgeht, themenspezifisch Störungen zu bearbeiten, etwa wie die Verhaltenstherapie, ist sie doch insofern mehr problem- als personzentriert, als sie, wenn sie vollständig sein will, das Durchlaufen aller relevanten Entwicklungsphasen von allgemeiner Gültigkeit zur Nachbearbeitung vorsieht.

Demgegenüber geht das Rogerskonzept davon aus, daß durch ein Beziehungsangebot, in dem alle die Selbstaktualisierung störenden Elemente fehlen, eine strukturelle Veränderung bzw. ein Wiedererlernen von entwicklungsfördernden Wahrnehmungs-, Erlebnis- und Erfahrungsweisen stattfindet. Dieser allgemeine Ansatz zur Wiedergewinnung von Selbstaktualisierungstendenzen geht insofern über die jeweils thematisierte Problematik hinaus, als hierin Erlebnismöglichkeiten erfahren werden, die Verdrängung bzw. Inkongruenz überflüssig machen (C.R. Rogers, On Becoming a Person, Houghton Mifflin, Boston 1961).

Rogers Beziehungskonzept schließt zwar dynamische Aspekte in der unmittelbaren Therapeut/Klient-Beziehung nicht aus, ist aber im wesentlichen zentriert auf die internale Entwicklung der Person des Klienten. Die Beziehung ist dabei weniger Thema als Vehikel, sie ist notwendige Bedingung für die Eigenauseinandersetzung des Klienten und wird von Rogers statisch verstanden.

Die bezüglich der Verwirklichung der drei Variablen gegebene Konstanz im Beziehungsangebot des Therapeuten beinhaltet, daß kein vorab definierbarer Prozeß von bestimmten entwicklungspsychologisch definierbaren Beziehungsphasen gegeben ist und damit auch kein zeitlich oder inhaltlich vom Therapeuten vorab bestimmbares Behandlungsprogramm.

Das Rogerskonzept - Angebot einer konstruktiven Beziehung setzt

Entwicklungsmöglichkeiten frei; inhaltliche Thematisierung aller historisch relevanten Problembereiche ist nicht unbedingt erforderlich - wird völlig mißverstanden, wenn daraus abgeleitet wird, daß Kurztherapien (bis 8 Stunden, Tausch 1973) - in denen wesentliche Thematiken nie zur Sprache kommen bei allen Arten von Störungen, ebenso zu Personveränderungen führen wie längere therapeutische Zusammenarbe

Zunächst unterliegt unseres Erachtens auch die klientenzentrierte Therapie der Anforderung problemorientierter Ansätze: je größer die Ängste in einem bestimmten Bereich, umso größer ist die Tendenz, diesen Bereich für die Selbstwahrnehmung unzugänglich zu machen, umso größer ist die Wahrscheinlichkeit, daß dieser Bereich vom Klienten nicht zu Anfang der Therapie angesprochen wird, da er hierzu erlebte Sicherheit in der Beziehung braucht, und damit ist es umso notwendiger, einer konstruktiven Beziehung zu stehen, um in dem jeweiligen Bereich Kongruenz des Erlebens zu erreichen.

Weiterhin glauben wir, daß die Entwicklungsmöglichkeiten umso weniger begrenzt bleiben, je intensiver - auch in der Zeitdimension - konstruktive Entwicklungs- und Beziehungsangebote bestehen.

Darüberhinaus erfordert es nach unseren Erfahrungen, und zwar in Abhängigkeit von der Art der Störung, einen erheblichen Zeitaufwand, bis die angebotene Beziehung vorbehaltlos wahrgenommen werden kann. Es ist ein Mythos, eine Irreführung von Klienten - und ein Mißverständnis des Rogerskonzepts - davon auszugehen, daß alle Arten von Störungen innerhalb eines zeitlich eng begrenzten Rahmens behebbar seien. Die Auffassung von klientenzentrierter Psychotherapie als Kurzzeittherapie konnte empirisch nicht belegt werden und ist theoretisch aus dem Rogerskonzept nicht begründbar. (H. J. Binder, U. Binder, S. Kratzsch, L. Schmalzriedt, Behandlungsdauer bei klientenzentrierter Psychotherapie Eine kritische Analyse. (Info GwG, 36, 1979) Im klinischen Bereich ist in dieser Hinsicht inzwischen ein Umdenken festzustellen(W. R. Minsel, Gutachten zur Gesprächspsychotherapie, Sonderinformation der GwG, 1979).

Je stärker die angebotene therapeutische Beziehung im Gegensatz zu den bisherigen Erfahrungen des Klienten steht, umso schwerer ist es für ihn, sie emotional zu realisieren - auch wenn ihre Wirkung gerade dann letztendlich am intensivsten ist. Wir erinnern in diesem Zusammenhang daran, daß die Wirksamkeit der Verwirklichung der Variablen davon abhängt, daß sie vom Klienten wahrgenommen werden.

Wir haben das Übertragungsmodell und vor allemdas Rogerskonzept dargestellt, weil wir glauben, unsere Überlegungen zu therapeutisch konstruktiven Beziehungsmöglichkeiten auf diesem Hintergrund verständlicher machen zu können.

Das Übertragungsmodell erscheint uns wichtig im Hinblick auf Überlegungen zur Spezifität von Beziehungen, d. h. im Hinblick auf mögliche Sensibilisierungen für spezifische und repetitive Momente in der Beziehung.

Wir sind überzeugt, daß die Bedingungen von Rogers im Prinzip notwendig für konstruktive therapeutische Beziehungen sind. Auf eine Darstellung empirischer Daten hierzu - Zusammenhänge zwischen Therapieerfolg und dem Ausmaß der Verwirklichung der drei Bedingungen sind in einer Fülle von Untersuchungen mit breitem Indikations- und Populationsbereich festgestellt worden, destruktive Auswirkungen eines hohen Ausmaßes in ihrer Verwirklichung sind nicht bekannt - wollen wir in diesem Zusammenhang verzichten. (Vgl. dazu die Zusammenstellungen von Truax und Mitchell; Ch. B. Truax, K. M. Mitchell, Research on certain Therapist Interpersonal skill in Relation to Process and Outcome, in: A. E. Bergin and S. L. Garfield, Handbook of sychotherapy and Behavior change. Wiley, New York 1971.) Dennoch scheint uns das Beziehungskonzept von Rogers in den uns bekannten Darstellungen so allgemein, daß es in Theorie und Praxis einer Umsetzung und Weiterführung im Hinblick auf dynamische und strukturelle Momente im therapeutischen Prozeß bedarf, soweit dieser die Therapeut/Klient-Beziehung betrifft.

Das Rogerskonzept erlaubt in seiner Allgemeinheit eine Fülle individueller Verwirklichungsweisen. Diese Individualität ist gewissermaßen Konsequenz der Kongruenzforderung. Dennoch meinen wir, daß theoretisch und praktisch ausdifferenzierende und weiterführende Überlegungen helfen können, die individuelle Verwirklichung zu optimieren. Darüberhinaus kann das Beziehungskonzept eines Therapeuten kaum ganz unabhängig von seinen jeweiligen grundsätzlichen Orientierungen an Veränderungskonzepten sein. Aus unserer Sicht ist es erforderlich, diese Zusammenhänge zu reflektieren.

D) Normative Beziehungserwartungen

Die Entwicklung therapeutischer Beziehungen und deren konstruktive Möglichkeiten sind mitbestimmt von Beziehungserwartungen und Beziehungsansprüchen der Klienten. Wir wollen deshalb auf häufige Beziehungserwartungen und Beziehungsansprüche, wie sie zu Beginn einer Therapie bestehen und wie sie auch im Verlauf entstehen, eingehen.

11. Normative Beziehungserwartungen

Erwartungen an die therapeutische Beziehung sind geprägt von allgemeinen normativen Beziehungserwartungen, von Erwartungen, die sich aus Erfahrungen von Arzt/Patient-Beziehungen ableiten, von Erwartungen, die durch die Literatur - meist psychoanalytischer Art - entstanden sind, von Erwartungen, die sich aus den jeweiligen historischen Erfahrungen rekrutieren und von Erwartungen, die mehr oder weniger vage erlebten Beziehungswünschen oder -ansprüchen entsprechen.

Allgemeine normative Beziehungserwartungen spiegeln die Norm- und Wertwelt der klassischen Persönlichkeit. Im Modell der klassischen Persönlichkeit ist es ein Reifemerkmal, daß relevantes Beziehungserleben geregelt ist, d.h. die reife Persönlichkeit verfügt über eine stabile Beziehung, in der ihre emotionalen und sexuellen Bedürfnisse in überschaubare, risikomindernde, sozial-akzeptable Bahnen kanalisiert sind. (Aus Klientenberichten wissen wir z.B., daß Psychiater viel eher dazu tendieren, bei älteren Personen Probleme im Zusammenhang mit Verliebtheit als unangemessen, unreif bis krank zu bewerten als bei Jugendlichen.) Daß feste persönliche Beziehungen einen stabilisierenden Effekt haben können, ist dabei unumstritten; so ist z.B. die Suizidhäufigkeit bei alleinstehenden Personen meßbar höher (W. Pöldinger, Die Abschätzung der Suicidalität, Huber, Bern 1968).

Innerhalb der Norm- und Wertwelt des Modells klassische Persönlichkeit lassen sich Beziehungen gewissermaßen hierarchisch gliedern nach ihrem Ausmaß an Stabilität und der Anzahl und Relevanz der Bereiche, die sie umfassen. Die Qualität einer Beziehung ist hierbei ableitbar aus der Quantität der Verwirklichung bestimmter Kriterien. Solche Kriterien sind:

12. Normatives Kriterium: Beziehung mit Handeln ist höherwertiger

Eine Beziehung mit Handeln ist höherwertiger; je mehr Handlungsbereiche sie umfaßt, umso besser ist sie. D.h. eine Beziehung wird, außer in emotionalen Ausnahmezuständen, eher indirekt erlebt, sie begleitet gemeinsames Handeln oder liegt eben darin, wird aber nicht als eigenständiges Erleben thematisiert. Aus der Forderung nach Handlung ergibt sich z.B.: eine Beziehung mit Sexualität ist mehr als eine Beziehung nur auf verbaler Ebene, eine Beziehung mit Sexualität und Zusammenleben ist mehr Beziehung als eine rein sexuelle etc.

Beziehungen, die diesem Kriterium entsprechend gestaltet sind, können sich ausschließlich auf den Bereich symbolischen Handelns begrenzen, ohne daß unmittelbare, direkte Beziehungsqualitäten realisiert sind.

13. Normatives Kriterium: Je länger die Dauer einer Beziehung, umso höher-wertiger ist sie.

Auch in dieser Hinsicht schaut die klassische Persönlichkeit gewissermaßen permanent nach vorne und ist wenig orientiert am aktuellen Erleben. Der Zeit rsp. Ewigkeitsanspruch an eine Beziehung begrenzt Beziehungserleben und diesbezügliche Selbstaktualisierungstendenzen. Mit dem Zeitanspruch ist das Eingehen einer Beziehung vorausgreifend zielorientiert. Beziehungserleben ohne Ewigkeitsziel ist intensiv nur zugelassen für begrenzbare Bereiche, wie sexuelle Erlebnisse oder auch Offenheit und Intensität bei überschaubar zeitlich begrenzten Kontakten wie Krankenhausaufenthalt, Reisen oder Selbsterfahrungsgruppen, sowie in Ausnahmesituationen wie z.B. Rauschmittelgebrauch. Nur in Bereichen, in denen keine personbezogene Abhängigkeit gefürchtet wird, die ein Zurücktreten in die Anonymität jederzeit zulassen, kann der Ewigkeitsanspruch aufgegeben werden.

Damit wird das Kriterium Dauer verständlich aus dem Sicherungsstreben der klassischen Persönlichkeit. Nähe ist ertragbar in einem aus dem Normerleben ausgeklammerten Bereich oder zeitlich unbegrenzt als im Erleben kaum spürbar, als abgeschlossene, risikofreie Grundstimmung.

Überspitzt wird die Entwicklungs- und Intensitätslosigkeit, die im Ewigkeitsanspruch gegeben ist, deutlich am Schema "gelungener" Beziehungen: über die bestehende Beziehung gibt es nichts mehr zu sagen. Im Daueranspruch an Beziehungen drückt sich die Geschlossenheit des Modells klassische Persönlichkeit aus - mit den resignativen Aspekten des Lebens, d.h. bestimmte Entwicklungsabschnitte hinter sich zu bringen und um deswillen permanent absichernd zukunftsorientiert zu sein.

14. Normatives Kriterium: Je größer der Zeitraum des Zusammenseins, umso mehr Beziehung findet statt.

Dieses quantitative Beziehungskriterium zeigt sich u.a. in den häufigen Argumenten gegen Kindertherapie. Die Effektivität von Kindertherapie wird bezweifelt, da das zeitliche Ausmaß des Zusammenseins mit den Eltern, die meist Ursache der Störungen sind, um ein vielfaches größer ist als das mit dem Therapeuten. Das Mißtrauen in die Möglichkeit, innerhalb eines gedrängten Beziehungserlebens Veränderung bewirken zu können, beruht auf einer Beziehungsvorstellung, die von kontinuierlicher, unmerklicher Beeinflussung durch Zusammensein ausgeht, von einer Vorstellung also, die Beziehung eher statisch sieht und nicht von intensiven Erlebnissen mit konstruktiven bzw. destruktiven Effekten ausgeht oder von Beziehungsdynamik oder auch von Beziehungswirkung im Erleben.

15. Normatives Kriterium: Beziehung verlangt Übereinstimmung

Gedacht ist hierbei an Übereinstimmung hinsichtlich Kriterien wie Intelligenz, soziale Schicht, Alter, Interessen etc.

Dieses Kriterium ist eng verbunden mit der Forderung an gemeinsame Handlungsbereiche und zielt damit ähnlich auf ein Beziehungsverständnis, in dem nicht Eigendynamik und Erleben der Beziehung im Vordergrund steht, sondern diese eher ein begleitendes Phänomen darstellt.

Das Ergänzungsmodell arbeitet nach ähnlichen Gesichtspunkten. Erklären läßt sich die Forderung nach Übereinstimmung, die, wenn Beziehung als Zusammenleben verstanden wird, mit Erfahrung belegbar ist, auch aus der Psychologie des Vorurteils. Nach Allport ist eine Wurzel negativer Vorurteile das positive Vorurteil, was besagt, so wie meine Bezugsgruppe ist, ist es gut; das, was anders ist, stellt eine tendenzielle Bedrohung dieser selbsterhaltenden positiven Sicht dar und wird eher abgewertet (G. W. Allport, The Nature of Prejudice, Doubleday, Garden City 1958).

Untersuchungen zur therapeutischen Beziehung scheinen dieses normative Übereinstimmungskriterium zu bestätigen. Schofield hat den Kliententyp herausgearbeitet, der mehr Chancen hat, von Therapeuten angenommen zu werden, als andere (W. Schofield, Psychotherapy, the Purchase of Friendship, Prentice-Hall, Englewood Cliffs 1964; vergleiche dazu die Ansätze von Goldstein, diese Strukturen aufzulösen: A. P. Goldstein, Structured Learning Therapy, Academic Press, New York 1973). Die angenommenen Klienten zeichneten sich dadurch aus, daß sie eher jung, attraktiv, verbal, intelligent und erfolgreich waren (YAVIS). Wenn auch diese Beschreibung mehr allgemeine Kriterien für ein dem Therapeuten gefälliges Wesen aufzeigt, so ergaben diese und andere Untersuchungen auch immer wieder, daß Ähnlichkeiten in der sozialen Schicht, Bildungshintergrund, Interessen, Wertsysteme von Therapeut und Klient allgemein prognostisch günstiger sind.

Dagegen belegen sowohl die Untersuchungen von Barbara Lerner mit Unterschichtsklienten als auch die langjährigen Studien von Barbara Betz und John Whitehorn mit schizophrenen Klienten, daß das Beziehungskonzept und das aktive Beziehungsangebot des jeweiligen Therapeuten entscheidende prognostische Kriterien sind (B. Lerner, Therapy in the Ghetto: Political impotence and personal disintegration, Johns Hopkins Press, Baltimore 1972; J. C. Whitehorn and B. J. Betz, Effective Psychotherapy with the Schizophrenic Patient, Jason Aronson, New York 1975). Zumindest im therapeutischen Rahmen ist die normative Übereinstimmungsforderung nicht allgemeingültig, sondern therapeutenspezifisch.

16. Normatives Kriterium: Beziehung hat ihre Basis in begründbaren Bewertungen.

Sympathie oder Antipathie gilt als Basis für Beziehung und hat ableitbar zu sein aus eigener rational begründbaren Werthaltungen. Auch dieses Postulat ist bedingt durch den Anspruch auf überdauernde Beziehungen. Dieser Anspruch beinhaltet Zuverlässigkeit im Sinne von Integration des Beziehungserlebens in das eigene Wertsystem. Neben diesem Integrationsbedürfnis drückt sich hierin eine Beziehungsvorstellung aus, die gegenseitige Abhängigkeit beinhaltet, die Beziehung und emotionale Nähe als Auslieferung sieht und damit die Notwendigkeit der Prüfung des anderen voraussetzt.

Weiterhin beinhaltet dieses Kriterium, daß Gefühle, sobald sie als Beziehungsinteresse oder Beziehungsaktivität wahrgenommen werden, risikoreich sind und einer rationalen Absicherung bedürfen. D. h. die Handlungsdimension hat innerhalb des geschlossenen Systems Priorität vor der Erlebnisdimension (D. C. McClelland, Die Leistungsgesellschaft, Kohlhammer, Stuttgart 1966). Damit wird die Wahrnehmung von Erlebnisqualitäten gebunden an vorausschaubare Handlungskonsequenzen.

Die rationale Begründbarkeit bedingt, daß Beziehung mehr als das Ergebnis von bestimmten Bedingungen gesehen wird denn als Erlebnisaktivität oder als herstellbare Ebene. Obgleich sich hier Änderungen abzeichnen, wie z.B. die Thematisierung von Beziehungen und der Versuch deren Klärung in feministischen Gruppen, ist dieses Kriterium dennoch wirksam im Zusammenhang mit den Konstanzforderungen an Gefühle.

17. Normatives Kriterium: Mehrdimensionalität von Beziehungsmotiven ist suspekt.

Die Qualität einer Beziehung ist abhängig davon, ob die Motivation eindeutig ist. Konkret kann dies z. B. heißen: Beziehungsvorteile und Zuneigung müssen einander ausschließen: die Betonung sexueller Interessen widerspricht der Betonung der emotionalen. Karriereinteressen, Bequemlichkeit, Sicherheitsstreben, Prestigewünsche, Mitleid, wissenschaftliches Interesse etc. stehen im Widerspruch zum Interesse an der Person.

Dabei wird davon ausgegangen, daß die moralisch und emotional weniger akzeptierten Motive die einzigen und eigentlichen seien. Hierin drückt sich eine massive Beziehungsangst aus. Diese Angst ist verständlich auf der Basis einer Beziehungsvorstellung, in der nicht das aktuelle Beziehungserleben unabhängiger Personen betont und thematisiert ist, sondern in der Beziehung als eher überdauerndes Miteinanderverwickeltsein, als ein in das eigene Leben emotional und existentiell Hineinziehen bzw. in das des anderen Hineingezogenwerden verstanden wird. Unter diesem Aspekt stellt Beziehung ein so erhebliches Risiko dar, daß Absicherung notwendig wird und zwar Absicherung sowohl vor Ausgeliefertsein als auch vor Enttäuschung. Diese Angst bedingt sich in Zweifelsfällen gegen eine Beziehung zu entscheiden, und zwar dies möglichst unabhängig vom aktuellen Beziehungserleben.

Diese permanente Absicherungstendenz reduziert die Möglichkeit konstruktiver entwicklungserweiternder Beziehungserfahrungen. Sie verhindert die Selbstaktualisierung fördernde Erfahrung positiver Wertschätzung, indem sie bei Akzeptanzerfahrungen solange nach widersprüchlichen Motiven sucht, bis die Akzeptanzerfahrung zerstört ist. In der Frage: meint der andere mich, oder die Vorteile, die ich ihm bieten kann, drückt sich auch ein tiefgreifendes Mißtrauen gegenüber dem eigenen Selbstwert aus. Das Mißtrauen in die Möglichkeit mehrdimensionaler Beziehungsmotive bedingt das Festhalten an einem resignativ pessimistischen Persönlichkeitsbild sowohl hinsichtlich der eigenen Person als auch in bezug auf andere. Das Mißtrauen in die Mehrdimensionalität von Beziehungsmotiven entspricht einer integrativen Denkweise, die besagt, daß Widersprüchlichkeiten nicht möglich sind, daß im Sinne eines rigiden Entweder-oder nur das eine oder das andere Motiv echt sein könne und damit ein Nebeneinander verschiedener Motivbereiche ausgeschlossen ist. Dies erinnert an die pathologisierenden Effekte von Wertbildungen im Sinne von Rogers. Die Forderung nach emotional erlebten, absoluten Werthaltungen, wie z.B. eine Mutter liebt ihr Kind immer etc., widerspricht den internalen emotionalen Erfahrungen. Weiterhin liegt in diesem Kriterium eine Beziehungsvorstellung, die davon ausgeht, daß man in einer Beziehung grundsätzlich "im Guten wie im Bösen" etwas von einander will, das über das Beziehungserleben hinausgeht und sich auf andere Lebensbereiche ausdehnt. Beziehungserfahrung an sich, als entwicklungs- und veränderungsanregende Dimension, wird negiert.

18. Absichernd-reduzierende Funktion normativer Beziehungskriterien

Die oben beschriebenen normativen Kriterien entsprechen weitgehend Erfahrungswerten aus längerfristigen, funktionierenden Beziehungen. Es ist für Beziehungen, die normativen Kriterien entsprechend erlebt werden, sicherlich adäquat, wenn sie Handlungsebenen, Übereinstimmungen und Ergänzungen und wechselseitige Erwartungsstrukturen umfassen (D. Byrne, The Attraction Paradigma, Academic Press, London 1971; R. Centers, Sexual Attraction and Love, Charles Thomas, Springfield 1975).

Erlebnisreduzierend und entwicklungshindernd ist es unseres Erachtens jedoch, wenn Beziehungsbedingungen als Superstrukturen gesetzt sind, die andersgeartetes Beziehungserleben beeinträchtigen. Wir finden hier ähnliche das Beziehungserleben reduzierende Kriterien, wie wir sie für das Intensitätserleben aufgewiesen haben. Ebenso wie die Forderung nach Stimmigkeitsbedingungen Intensitätserlebnisse einschränkt wird Beziehungserleben durch die Forderung nach Beziehungsbedingungen erschwert. Die normativen Beziehungsvorstellungen sind geprägt von einem Beziehungsverständnis, das auf möglichst störungsfreies Zusammenleben bzw. Zusammenfunktionieren oder etwas zusammen Machen ausgerichtet ist. Mit diesem Anspruch ist das Verständnis von Beziehung reduziert auf eine eher statische Dimension. Beziehung in diesem Sinne ist weniger entwicklungs-, veränderungs- und erlebnisaktivierend als vielmehr erhaltend und absichernd.

Damit liegt in diesem Beziehungsverständnis eine Parallele zu den generellen Überlebensstrategien der klassischen Persönlichkeit. Die Qualität einer reifen Beziehung wird nicht gemessen an aktuell erlebbaren Kriterien, sie wird nicht gemessen an ihrer aktuellen Intensität und deren Wirkung, sondern an ihrem Überleben und dem Überleben der Beteiligten in ihr. Eine solche Beziehung einzugehen, steht im Widerspruch zu wesentlichen Intensitätsbedürfnissen, es beinhaltet tendenziell, intensive Erlebnisse im Beziehungsbereich aufzugeben zugunsten einer mehr oder weniger angenehmen emotionalen Sicherheit. Das Eingehen einer festen Bindung wird so häufig als ein weiterer irreversibler Schritt in Richtung auf ein entwicklungsloses, festgelegtes, enges Erwachsensein empfunden. Beziehungsangst meint häufig eben diese normativen Beziehungsvorstellungen und ist damit Angst vor Intensitäts-, Entwicklungs- und Autonomieverlust.

19. Normative Beziehungsvorstellungen und therapeutische Beziehungen.

Die normativen Vorstellungen haben auch Auswirkungen auf Erwartungen und Gestaltungen von therapeutischen Beziehungen.

Im analytischen Übertragungskonzept wird Beziehung zwar intensiv gestaltet, aber als artifiziell verstanden und aufgebaut. Dies ist insofern konsquent, als die analytische Beziehung ihren eigenen Normen an eine reife Beziehung formal nicht entsprechen kann. Sie endet, wenn die Vorbedingungen für eine reife Beziehung im Sinne des Modells klassische Persönlichkeit gegeben sind. Innerhalb der Behandlung können von den formalen Voraussetzungen der analytischen Situation her - Übertragung und Neutralität, Regression, Widerstand und das Selbstverständnis als Heilverfahren - diese Kriterien nicht erfüllt werden. Hier ist der Widerspruch, daß eine Beziehung heilt, die nach ihrem eigenen Selbstverständnis keine ist, in der Annahme einer therapeutischen Sonderbeziehung verborgen, die, indem sie Verarbeitungsmöglichkeit für destruktive Beziehungserfahrungen ist, erst beziehungsfähig macht.

Demgegenüber steht die ältere Psychiatrie, die ein Heilverfahren darin sieht, Patienten quasi-reale, an traditionellen Normen orientierte

Beziehungen anzubieten, wie z. B. vorübergehende Integration in der Familie des Psychiaters oder andere geordnete familiäre Situationen. In eine ähnliche Richtung weisen traditionelle ärztliche Empfehlungen, wie z. B. heiraten oder Kinder zu kriegen, als Mittel zur emotionalen Stabilisierung. Da diese Versuche selten erfolgreich sind, liegt nahe, daß für psychische Entwicklung konstruktive Beziehungen nicht mit den normativen Richtlinien übereinstimmen.

Klientenerwartungen, die am Modell der Arzt/Patient-Beziehung orientiert sind, entsprechen weitgehend den Erwartungen von Personpower des Therapeuten und damit einer unterlegenen passiven Rolle des Klienten in der Beziehung. Hier erstrecken sich die Erwartungen von einer begütigend, vertrauenerweckend helfenden Autoritätsbeziehung bis zu einer angsterregend, strengen, fordernden oder auch einer Beziehung, in der sich der Klient mit den Mitteln des Unterlegenen durchzusetzen versuchen muß. Diese Erwartung kann das Klientenverhalten zumindest zu Beginn der Therapie spezifisch prägen. Es kann zu Verhalten wie eindringliches Jammern, präzises Referieren von Symptomen, ängstliches Warten auf Fragen oder dem Verlangen von Ratschlägen, Lösungen und Verhaltensmaßregeln führen. (S. L. Garfield and M. Wolpin, Expectations Regarding Psychotherapy. J. Nerv. Ment. Dis., 1963, 137) Diese Verhaltensweisen können der aktuellen psychischen Lage entsprechen, sie können Wiederholung frühkindlicher Verhaltensmuster sein, sie können Widerstand gegen gefürchtete Manipulation oder eigene Veränderung sein, sie können aber auch aus der Erfahrung von Arzt/Patient-Beziehungen als sinnvoll und erfolgreich gelernt sein.

Nicht nur die Übertragung von Arzt/Patient-Beziehungserfahrungen drängt Klienten anfangs oft in die unterlegene, abhängige Rolle und legt ihnen so weniger das Eingehen auf Beziehungsangebote als das vorsichtige Taktieren nahe, sondern auch die reale Situation psychisch Kranker bei psychosozialer Unterversorgung. (Bericht über die Lage der Psychiatrie in der Bundesrepublik Deutschland. Unterrichtung durch die Bundesregierung. Drucksachen 7/4200 und 7/4201, Bonn 1975.) So befinden sich Klienten auf der Suche nach einem Therapeuten in der Rolle von Bewerbern, und dies meist ohne zu wissen, worauf es bei der Bewerbung ankommt; ob es erfolgversprechender ist, sich als besonders krank darzustellen und so den Therapeuten von der Notwendigkeit einer Behandlung zu überzeugen, oder ob es besser ist, den bequemen Fall zu mimen etc. Diese Situation motiviert den Klienten zunächst nicht zu Beziehungserleben sondern zu wirkungsorientierter Selbstdarstellung. Daß dies sehr beeinträchtigende Auswirkungen auf den Therapieerfolg hat, zeigt eine Studie von Devine und Fernald, die ergab, daß die Möglichkeit, Therapie der Wahl auswählen zu können, auch die signifikant größte Reduktion der Störung beinhaltete (D. A. Devine and P. S. Fernald, Outcome effects of receiving a preferred, randomly assigned or nonpreferred therapy, Journal of Consulting and Clinical Psychology, Vol. 41 Nr. 1, 1973).

Durch Literaturkenntnisse geprägte Klientenerwartungen zielen selten auf echte direkte zwischenmenschliche Beziehungserfahrungen, sondern vielmehr auf intensive psychische Ereignisse in kontrolliertem und damit risikofreiem Raum. Risikofrei auch insofern, als jedes Intensitätserlebnis als intellektuell erklärbar und verarbeitbar gedacht ist und sozusagen nur einen Ausflug in frühkindliche Dramatik darstellt. Die hieraus resultierende Beziehungsvorstellung ist insofern weitgehend passiv, als intensive Emotionen erwartet werden, die sich, durch den Therapeuten induziert, zwangsläufig und planmäßig am Klienten ereignen. Erwartet wird so etwas wie "geknackt werden", sich unter Emotionen winden, sich aufbäumen, weinen und schließlich hingeben (prototypisch angegangen wird dies von A. Janov: Der Urschrei, Fischer, Frankfurt 1973).

Diese Intensität wird erwartet, gefürchtet und gewünscht in Gegenwart von und damit in Beziehung mit dem Therapeuten, der als Institution derartige Intensitätserlebnisse legitimiert und Sicherheit gewährleistet.

Bei eher klassisch-analytisch geprägten Erwartungen ist das Prinzip ähnlich: vorgestellt wird eine intensive emotionale Übertragungsbeziehung mit dramtischen Höhen und Tiefen, die aber stets aufgefangen wird durch intellektuelle Verarbeitung, und die als Beziehung artifiziell, letztlich konsequenzenlos unverbindlich bleibt.

Gedacht wird teilweise auch eine Kampfbeziehung mit einseitiger Abhängigkeit und einseitiger Intensität.

In diesen Erwartungen spiegeln sich vor allem Intensitätswünsche aber auch Intensitätsfurcht und Intensitätstabus. Meist werden eher qualvolle Intensitätserlebnisse vorgestellt, die legitimiert sind durch die Notwendigkeit einer Behandlung. Die einseitig intensive Beziehung des psychisch Kranken zum neutralen Therapeuten ist eine Idee, die so nicht mit normativen Beziehungsvorstellungen kollidiert und einen davor schützt, in der therapeutischen Beziehung eigenständige, reale Beziehungsqualitäten zu erfahren.

Auf normative Vorstellungen, die sich aus den jeweiligen historischen Erfahrungen rekrutieren, haben wir ihrer personbezogenen Bedeutung wegen hingewiesen. Sie sind je person- bzw. störungsspezifisch verstehbar und insofern nicht unter allgemeine Beziehungserwartungsstrukturen unterzuordnen.

20. Emotional relevante Beziehungswünsche

Erwartungen, die mehr oder weniger vage erlebten Beziehungswünschen und -ansprüchen entsprechen, lassen sich zunächst eher negativ beschreiben. Das klassische therapeutische Verständnis des sozialen Bezugs Klient/Therapeut als Rollensystem mit einseitig definierten Kommunikationsmöglichkeiten wird von Klienten, deren Erwartungen an Therapie entwicklungsorientiert sind, nicht mehr angenommen (Kursbuch 29, 1972, Das Elend mit der Psyche, II Psychoanalyse).

Abhängigkeit, Ausgeliefertsein an eine Autorität, an Doppelbindungen, Einseitigkeit des Beziehungserlebens, emotionale Unerreichbarkeit des Beziehungspartners, diffuses und durch mangelnde Transparenz gekennzeichnetes Beziehungserleben und damit Nichtübertragbarkeit der Erfahrung auf andere Bereiche, Professionalität und artifizieller Charakter der Beziehung, die zum Erleben persönlicher Gleichgültigkeit und Bedeutungslosigkeit führen und letztlich Gefühle von Isolation nicht aufheben, entsprechen nicht den erfahrbaren Beziehungswünschen von Klienten. Ihre Artikulation ist abhängig vom Entwicklungsdruck, der Veränderungsmotivation und der Powersensibilisierung des Klienten und vom Beziehungsangebot des Therapeuten. Wie unterschiedlich immer die Versuche von Klienten, sich therapeutischem Rollendruck zu entziehen, erlebt und beschrieben werden, gemeinsam ist das Bestreben, neue Formen therapeutischer Beziehung zu erfahren. Wie hilflos im Vergleich zu den hochentwickelten therapeutischen Erklärungs- und Behauptungstechniken die Versuche von Klienten sein mögen, die therapeutische Situation aktiv zu gestalten, die angreifbare Qualität der Klientenbemühungen sollte nicht Anlaß für diagnostisch interpretierende Tätigkeiten von Therapeuten sein (Analoges Vorgehen gegen Kritik bei: Dahmer, Horn, Leithäuser, Lorenzer, Sonnemann, Das Elend der Psychoanalyse-Kritik. Beispiel Kursbuch 29- Athenäum, Frankfurt 1973). Diese werden von Klienten in dieser Situation zwangsläufig als destruktiv-diskriminatorisch erfahren.

Den Beziehungswünschen von Menschen in extremer Verzweiflung und Hilflosigkeit wird eine Gruppe defensiver Psychiater, die sich entschlossen gegen beziehungsorientierte Schizophrenieforschung wehrt, sicher auch nicht gerecht (Prof. Glatzel, Haase, Linden, Hessischer Rundfunk, 3. Programm, 20.15 Uhr am 20.2.1976, Diskussion zu dem Film "family life"). Dabei bewegt sich die Argumentation im Bereich von Positionsbehauptungen wie: Untersuchungen zur Psychogenese und Psychodynamik (mit entsprechenden therapeutischen Konsequenzen) schizophrener Störungen werden abgewertet durch den Hinweis, daß es sich in diesen Untersuchungen eben nicht um schizophrene Störungen gehandelt habe (obwohl die Diagnosen von Psychiatern gemacht wurden). Im selben thematischen Bereich - wenn es um die Zuverlässigkeit der Schizophrenie-Diagnose geht - wird entschieden darauf bestanden, daß es Fehldiagnosen nicht gibt oder diese extreme Ausnahmen sind. Wobei die letztere Überzeugung notwendig ist, um nicht mit gestörten Personen unmittelbare, empathische Beziehungen eingehen zu müssen.

Von dieser Grundhaltung her ist es wohl verständlich, wenn Professor Haase in derselben Sendung den schlechten Ruf von Nervenkliniken mit dem früheren Verhalten der Patienten begründet (an den Gitterstäben rütteln, als Beispiel), d.h. die Patienten haben selbst Schuld. Professor Haase weist darauf hin, daß er heute bereit ist, "sogar" Schizophrene im Fernsehen zu zeigen, um Vorurteile abzubauen, d.h. der "Schauwert" ist akzeptabel geworden. Daß in Medien psychisch Gestörte öffentlich in Anwesenheit des Gesundheitsministers - der dabei herzlich lacht - verhöhnt werden, macht deutlich, welche Beteiligung den Patienten an ihrer gesellschaftlichen Bewertung real anzulasten ist (ARD, 20.15 Uhr, 27.2.1976, Mainz wie es singt und lacht).

Mit diesen kritischen Bemerkungen wollen wir keine Aussagen zu den hier relevanten Ergebnissen der Schizophrenieforschung machen. Diese ist sowohl was die Genese der Störungen als auch was therapeutische Ansätze betrifft, extrem komplex und differenziert angelegt und in ihren Befunden sorgsam und kritisch zu bewerten.
(Literaturhinweise: J. J. Gottesmann, J. Shields, Schizophrenia and Genetics, Academic Press, New York 1972; K. K. Kidd, L. L. Cavalli-Sforza, An Analysis of the Genetics of Schizoprenia, Social Biology, Vol. 20, Nr. 3; J. Zubin, B. Spring, Vulnerability - A New View of Schizophrenia, J. of Abnormal Psychology, Vol. 86, Nr. 2, 1977; S. R. Hirsch, J. P. Leff, Abnormalities in Parents of Schizophrenics, Oxford University Press, London 1975; L. Bellak, M. Hurvich, H. K. Gediman, Ego Functions in Schizophrenics, Neurotics and Normals, Wiley, New York 1973; C. R. Rogers, The Therapeutic Relationship and its Impact, A Study of Psychotherapy with Schizophrenics, The University of Wisconsin Press, Madison 1967; R. L. Spitzer, D. F. Klein, Evaluation of Psychological Therapies, Johns Hopkins Press, Baltimore 1976; J.C. Whitehorn, B. Betz, Effective Psychotherapy with the Schizophrenic Patient, Jason Aronson, New York 1975; B. P. Karon, G. R. Van den Bos, The Consequences of Psychotherapy for Schizophrenic Patients, Psychotherapy, Theory, Research and Practice, Vol. 9, Nr. 2, 1972; J. G. Gunderson, L. R. Mosker, Psychotherapy of Schizophrenia, Jason Aronson, New York 1975).

Beziehungsansprüche von Klienten werden in sehr unterschiedlicher Form spürbar. Sie können sich im Interesse am Privatleben des Therapeuten äußern, d.h. an seiner Person, in ängstlich eifersüchtiger und vergleichender Beobachtung der Beziehungen, die er zu anderen Klienten hat, in Versuchen, Aspekte außertherapeutischer Beziehungserwartungen zu verwirklichen, sie können sich aber auch in aktiver Prüfung seines Engagements oder auch seines therapeutischen Konzeptes zeigen. Ein Verständnis, das nicht die Ebene des Anspruchs auf Beziehungsklärung mit umfaßt, kann dem Erleben des Klienten nicht gerecht werden und läßt wesentliche konstruktive Möglichkeiten außer acht. Ein Nichtaufgreifen dieser Aspekte kann zu einer Resignation innerhalb der Veränderungsmotivation von Klienten führen. Klienten spüren meist sehr schnell, welches Beziehungsangebot ein Therapeut ihnen macht und richten ihre Motivation in bezug auf in der Therapie zu erreichende Veränderung nach diesem Beziehungsrahmen aus.

Konkret heißt das, daß die Tendenz besteht, daß Klienten bei einem Therapeuten, der technisch verhaltensmodifizierende Aspekte im Vordergrund der therapeutischen Arbeitsbeziehung sieht, ihre Veränderungserwartungen auf das Erlernen selbstkommunikativer Techniken reduzieren, oder, bei einem Therapeuten, der sich nicht auf eine Beziehung einläßt, ihre Motivation auf themenzentrierte Entscheidungsfindungen und Problemlösungen beschränken etc.

Wir sind davon überzeugt, daß die unterschiedlichen Erfahrungen in bezug auf die Therapiedauer innerhalb der klientenzentrierten Schule neben dem Mythos der Uniformität von Störungen auch darauf zurückzuführen sind, daß die Veränderungs- und Heilungshoffnungen und damit das Interesse an einer längerfristigen Therapie von Klienten sich den durch das Beziehungsangebot des Therapeuten gegebenen Veränderungsmöglichkeiten entsprechend entwickeln.

Tausch berichtet, daß erfahrene Therapeuten mehr konstruktive Veränderungen bewirken als Anfänger (Tausch, 1973). Wir konnten feststellen, daß mit zunehmender therapeutischer Erfahrung die Varianz in bezug auf die Therapiedauer zunimmt (Binder et al, 1979). Da die Therapiedauer vom Klienten bestimmt wird, legt dies nahe, daß die wahrgenommenen und realisierbaren Veränderungs- und Heilungsmöglichkeiten abhängig sind vom Beziehungsangebot des Therapeuten.

E) Commitment als Beziehungskonzept

21. Was bedeuted Commitment?

Commitment beinhaltet die Bindung des Therapeuten an das Ziel, Bedingungen herzustellen, die für den Klienten konstruktiv sind; die Verpflichtung, eigendynamische Entwicklungsmöglichkeiten des Klienten zu akzeptieren und zu fördern; und das Engagement für die Person des Klienten.

Commitment heißt Engagement, Bindung, Verpflichtung, Zuständigkeit, Nichtgleichgültigkeit gegenüber den herzustellenden Bedingungen, d.h. der therapeutischen Aufgabe oder Leistung, dem therapeutischen Ziel und der Person des Klienten. Hierbei sind diese einzelnen Aspekte im Beziehungsangebot des Therapeuten kaum voneinander zu trennen.

Ohne Commitment an die Person ist die notwendige Wärme, die Erfahrbarkeit von Nichtgleichgültigkeit, von Beziehung in Frage gestellt, ohne Commitment an die Zielvorstellung: die eigendynamische Entwicklung zu fördern und zu akzeptieren wird kein therapeutischer Inhalt verwirklicht, und ohne Commitment an die Herstellung konstruktiver Bedingungen findet Therapie nicht statt.

22. Commitmentbedingungen - Überblick

Commitment an Veränderungsmöglichkeiten bedeutet Commitment an die Beziehung. Eine Beziehung, die Veränderungs- und Entwicklungsmöglichkeiten trägt, muß eine Reihe von Bedingungen erfüllen:

- sie muß professionell zuverlässig sein,
- sie muß echt sein und die emotionale Beteiligung des Therapeuten beinhalten,
- sie muß gleichrangig, wechselseitig und transparent sein,
- sie muß glaubwürdig sein,
- sie muß konsequent und aktiv in der Förderung und Akzeptanz von Autonomie sein,
- sie muß bedingungslose Akzeptanz und Wärme beinhalten,
- sie muß dynamisch und entwicklungsorientiert sein,
- sie muß erlebbar Nähe und psychische Erreichbarkeit sichern,
- sie verlangt Aktivität in der Gestaltung,
- sie muß im Erleben aktuell und intensiv sein,
- sie muß mehrdimensional sein,
- sie muß spezifisch sein,
- sie muß konstante Elemente aufweisen,
- sie muß eine Alternative zu normativen Beziehungserwartungen darstellen.

F) Commitment an die Herstellung konstruktiver therapeutischer Bedingungen

Der Therapeut ist verantwortlich für sein Beziehungsangebot, er ist in seinen Aktivitäten festgelegt auf das Ziel, konstruktive Bedingungen zu schaffen; der Therapeut hat eine Aufgabe zu erfüllen und hat sich bestimmten Arbeitsregeln verpflichtet.

23. Professionelle Zuverlässigkeit

Die Arbeitsregeln beziehen sich zum Teil auf das Einhalten formaler Absprachen, zum Teil auf selbstverständliche Arbeitshaltung des Therapeuten, wie z.B. die Verpflichtung, in den Stunden konzentrations- und arbeitsbereit zu sein, Störungen zu verringern etc., und sie sind zum Teil auch inhaltliche Aspekte der Beziehung.

Es besteht keine Notwendigkeit zu ausschließlich absoluten Therapieregeln, sondern bestimmte Abmachungen werden auf Zweckmäßigkeit erprobt, diskutiert und entsprechend modifiziert eingesetzt. Grundsatzdiskussionen über Therapieregeln mit Vermutungen, daß viele Therapieregeln für den Therapeuten und nicht für den Klienten gemacht sind, machen deutlich, daß manche absolut gesetzte Therapieregel gegen Klienteninteressen laufen kann. Wichtig sind in diesem Zusammenhang die Überlegungen von Th. Szasz, der bestimmte diagnostische Prinzipien als taktische Behauptungsmanöver interpretiert (Th. S. Szasz, Ideology and Insanity, Doubleday, Garden City 1970).

Konkret bedeuten Absprachen statt Normen, daß Therapeut und Klient ihren Therapiestil und die zugehörigen formalen Regeln gemeinsam entwickeln und handhaben. So kann beispielsweise Therapiehäufigkeit, -dauer, -ort, Sitzordnung etc. dem Klienten nicht als nicht hinterfragbare Norm aufgezwungen werden, auch nicht durch scheinbar wissenschaftliche Begründung wie z.B. bei der Therapiedauer (Tausch, 1973). Klientenwünsche werden vielmehr inhaltlich ernst genommen und nicht unbedingt oder nur als Widerstand interpretiert, sondern auch als Vorschläge, die gemeinsam auf ihre Machbarkeit und Effektivität gemessen am Erfahrungshintergrund von Therapeut und Klient überprüft werden. Der Wunsch eines Klienten nach beispielsweise größerer Therapiehäufigkeit wird gemeinsam auf seine Durchführbarkeit in bezug auf die jeweilige zeitliche Auslastung untersucht, und auch anhand von empirischen Erfahrungswerten des Therapeuten und anhand der bisherigen diesbezüglichen Selbsterfahrung des Klienten hinsichtlich seiner Effektivität diskutiert. Er wird therapeutisch angegangen in bezug auf seine emotionale Bedeutung für den Klienten, durch empathisches Verstehen von etwa Unzufriedenheit mit der Therapie oder darinliegenden Intensitätsbedürfnissen, Beziehungswünschen, Leidensdruck etc.

Therapeutische Zuverlässigkeit ist gegeben, wenn der Therapeut sich mit Wünschen des Klienten zur Therapiegestaltung offen auseinandersetzt, ohne sich hierdurch zu einem Verhalten drängen zu lassen, das im Widerspruch zu seinen therapeutischen Überzeugungen und - im Sinne der Echtheit - seinen persönlichen Interessen steht. Damit ist für den Klienten Flexibilität bei gleichzeitiger Zusicherung professioneller, gemeinsamer zielgerichteter Vertretbarkeit der jeweiligen Handhabung gewährleistet.

Das therapeutische Beziehungsangebot muß auf allen Ebenen spürbar machen, daß die professionelle Verpflichtung des Therapeuten person- und zielorientiert ist. Die Vermittlung therapeutischer Zuverlässigkeit verlangt Handlungsbegründung. Die Erfahrung, daß therapeutisches Handeln formal, professionell und persönlich begründet und begründbar ist, sichert den Klienten vor Angst, Mißtrauen und der Notwendigkeit taktischen Verhaltens.

Die Forderung nach Handlungsbegründung beinhaltet, daß der Therapeut die Ablehnung oder das Anbieten von Sonderterminen, die Ablehnung von Ratschlägen oder aktiven Entscheidungshilfen, Überlegungen in bezug auf die Notwendigkeit von Klinikeinweisungen oder zusätzlicher medizinischer Betreuung etc. jeweils bespricht und differenziert begründet. Es muß dem Klienten zugesichert sein, daß sein Verhalten nicht zu Therapeutenhandlungen mit irreversiblen Konsequenzen führt. Beispielsweise ist es therapeutisch sinnvoll, Klienten, deren Therapie beendet ist, die Möglichkeit zu geben, die Therapie wieder aufnehmen zu können. Unmittelbar einleuchtend wird dies auch an der Situation einer Klientin in der Klinik: klagt sie sehr, fürchtet sie, auf die geschlossene Abteilung zu kommen; gibt sie Besserung zu, hat sie Angst, entlassen zu werden. Ebenso taktisch verhält sie sich bei der Einnahme von Medikamenten, der Teilnahme an Arbeitstherapie etc. D.h. ihre Abhängigkeit von den Konsequenzen ihres Verhaltens macht Offenheit in der Beziehung zum Arzt unmöglich.

Darüberhinaus ist Handlungsbegründung wesentlich, um dem Klienten zu vermitteln, daß die jeweilige Handlung nicht abhängig ist von seinem Wohlverhalten, seiner taktischen Klugheit oder Machtposition. Da diesbezügliche Erwartungen und Erfahrungen bei Klienten sehr stark sind, ist Gegenerfahrung wesentlich und konstruktiv.
Hierzu ein Beispiel:
Eine Klientin bittet zunächst um einen, zum gegebenen Zeitpunkt jedoch nicht durchführbaren, Zusatztermin. Nach der erfolgten begründeten Ablehnung läßt sie die Bitte durch eine Autorität, den behandelnden Arzt, wiederholen. Erst durch die gleichlautende Stellungnahme und das Verständnis für die emotionale Bedeutung ihres Verhaltens wird ihr die therapeutische Handlung als glaubwürdig erfahrbar.

Drohen dem Klienten irreversible Sanktionen durch therapeutisches Handeln - Therapieabbruch bei vom Therapeuten unerwünschten Verhaltensweisen des Klienten, therapeutensichernde Zwangseinweisung bei Suizidäußerungen etc., so ist therapeutische Zuverlässigkeit im Sinne von Commitment an konstruktive Bedingungen nicht mehr gegeben.

Regeln, denen sich aber der Therapeut gewissermaßen als Basis vorgängig des konkreten therapeutischen Kontraktes verpflichtet, beziehen sich auf Therapeutenverhalten mit inhaltlichen Konsequenzen für die Beziehung, d.h. Verhalten, das unmittelbar die Zuverlässigkeit und das Vertrauen in die Beziehung betrifft, wie z.B. Schweigepflicht, Genehmigung des Klienten zu Tonbandaufnahmen, Aufklärung über Testergebnisse etc.

Das Ernstnehmen der Schweigepflicht, auch über gegebene Klientenerwartungen und rechtliche Anforderungen hinaus, ist nicht nur ein Essential therapeutischer Zuverlässigkeit, sondern wirkt auch konstruktiv in Richtung Powersensibilisierung von Therapeut und Klient.

Wir glauben, daß sich in der Einstellung zur Schweigepflicht unmittelbar die Haltung zum Beruf und zur Person des Klienten spiegelt. Über Klienten zu sprechen, auch wenn es sich um nicht vermeidbare Fachgespräche handelt, z.B. in Institutionen mit weisungsbefugten Vorgesetzten - sofern diese nicht von Klienten legitimiert oder gewünscht sind oder im Zusammenhang mit Fortbildung oder Forschung stehen - oder Gespräche mit nächsten Angehörigen, deuten auf eine Beziehung, in der der Klient nicht gleichrangig ist, in der er als Fall, als zu Behandelnder gesehen wird, auf eine Haltung also, die zumindest partiell entmündigend ist.

Sprechen über Klienten dient meist mehr der Profilierung des Therapeuten als dem Klienten oder auch nur der Sache (Spiegel-Artikel Dezember 1975, Hutchnecker über Nixon und Frau). Es erfüllt Bedürfnisse nach Macht und Einflußnahme, die noch über die konkrete Therapeut/Klient-Beziehung hinausgehend sich auf Angehörige erstreckt, auf Erfolgsdarstellung und persönliche Wichtigkeit, auf Besitzansprüche innerhalb der Beziehung - vergleichbar der Indiskretion possessiver Mütter in den Erzählungen über persönliche Belange ihrer Kinder - und ist damit nicht klienten- sondern therapeutenzentriert.

Die Verläßlichkeit der Therapeut/Klient-Beziehung ist die Basis der wechselseitigen Kommunikation. Therapieregeln sind keine unveränderbaren Bestandteile der Beziehung, sondern flexibel handhabbare Verhaltensabsprachen. In diesem Rahmen sichert die Verläßlichkeit des Kontraktpartners Psychotherapeut die Freiheit des Klienten.

24. Emotionale Beteiligung des Therapeuten als Voraussetzung für konstruktives Engagement.

Der therapeutische Kontrakt "commitment" (S. Pratt and J. Tooley, Toward a Metataxonomy of Human Systems Actualization: The Perspective of Contract Psychology, in: A. R. Mahrer, New Approaches to Personality Classification, Columbia Press, New York 1970; Th. S. Szasz, The Ethics of Psychoanalysis, Basic Books, New York 1965) drückt insgesamt das Versprechen aus, sowohl möglichst optimal das professionelle Handlungsrepertoire einzusetzen als auch auf meta-professioneller Ebene zu handeln.

M. Jackson und Ch. Thompson (M. Jackson and Ch. Thompson, Effective counselor: Characteristics and attitudes, in: Psychotherapy 1971, Aldine, Chicago 1972) konnten nachweisen, daß bestimmte Einstellungen zu Menschen und zum Beruf Psychotherapeut mit der Qualifikation des Therapeuten korrelieren. Erfolgreiche Therapeuten hatten eine deutlich positivere Einstellung zu sich selbst, zu den meisten Menschen, den meisten Klienten und zum Beruf. Sie sahen die meisten Menschen und die meisten Klienten als freundlich, fähig und wertvoll und Therapie bzw. Counseling als befreiend, altruistisch und wichtig an. C. Swenson (C. Swenson: Commitment and the personality of the successfull therapist, in: Psychotherapy 1971, Aldine, Chicago 1972) berichtet mehrere Untersuchungen über Charakteristika von erfolgreichen Therapeuten. Am durchgängigsten und eindeutigsten ergab sich hierbei das Kriterium: Interesse an Menschen. Weiterhin zeigten sich Kriterien wie Originalität, Selbsteinsicht, warme persönliche Beziehungen und Integrität und Selbstkontrolle. (Wir nehmen an, daß letzteres auf die berufliche Haltung bezogen gemeint ist.)

Commitment beinhaltet neben professioneller Verpflichtung - z. B. durch die Forderung nach Kongruenz und durch das notwendige Interesse an Menschen respektive an Klienten -, daß sich der Therapeut eben nicht seinem internalisierten Selbstbild entsprechend professionell im Sinne von technisch, überlegen, persönlich unbetroffen, unantastbar und außer Diskussion verwirklicht. Die professionell herzustellenden Bedingungen verlangen persönliches Beteiligtsein. Hiermit meinen wir weniger bestimmte ethisch-moralische Qualitäten oder übergreifende Integrität der Person des Therapeuten etc., als weitgehend lernbare, notwendige bereichsspezifische berufliche Haltungen und emotionale Reaktionsbereitschaften, bei denen eine wechselseitige Beeinflussung der persönlichen Wertwelt zwangsläufig miteingeht. Die Untersuchungen von Charles A. Kiesler (Ch. A. Kiesler, The psychology of commitment, Academic Press, New York 1971) zeigen, daß Commitment im Sinne von Selbst-Verpflichtung eine skalierbare Variable mit unterschiedlichem Verhaltenseffekt darstellt. Dies entspricht unserer Auffassung, daß das konkrete Ausmaß von Commitment für den jeweiligen Klienten im Therapieprozeß wichtig ist und nicht eine verabsolutierte, mystifizierbare ethische Qualität, die der Therapeut hat oder nicht hat.

25. Gleichrangigkeit und Wechselseitigkeit der Beziehung

Wir beschrieben Commitment als Bindung, Verpflichtung, Engagement in bezug auf die professionell zu erbringende Leistung - Herstellung konstruktiver Bedingungen -, das Therapieziel - eigendynamische Entwicklung - und die Person des Klienten. D. h. im Therapieprozeß muß, um das professionelle Versprechen einzulösen, ein Beziehungsangebot gegeben sein, das Gleichrangigkeit, Wechselseitigkeit und Transparenz der Beziehung beinhaltet, so daß keine destruktiven Aspekte von Personpower in der Beziehung gegeben sind.

Konkret heißt das, daß Klienten das unabdingbare Recht eingeräumt wird, jeweils die Frage nach dem konstruktiven Beitrag des Therapeuten zu stellen, und daß diese Frage nicht ausschließlich als Teil des therapeutischen Prozesses interpretiert werden darf. Es heißt, daß vom Klienten mitgeteilte Gefühle, Erwartungen, Wünsche, Ängste, Widerstände hinsichtlich der Therapeut/Klient-Beziehung zunächst inhaltlich verstanden werden und, von diesem Verständnis ausgehend, eine für Klienten erfahrbare konstruktive Beziehungsstruktur aufzubauen ist. Gleichrangigkeit beinhaltet, daß der Therapeut zunächst die Auseinandersetzungsebene annimmt, die der Klient anbietet, ohne Doppelbindungssituationen herzustellen, indem er z. B. den Klienten mit Experteninterpretationen in die Enge treibt, und ihn mit von diesem kaum verifizierbaren oder falsifizierbaren Hintergründen, Strukturen konfrontiert, oder auch mit nachvollziehbaren Deutungen eine vom Klienten nicht angestrebte Ebene der Auseinandersetzung betritt.

Konkret heißt das etwa:

- Gründe für den Ausfall einer Therapiestunde werden zunächst inhaltlich aufgenommen und als solche akzeptiert,
- Zuspätkommen ist erst dann ein Thema für die Therapiestunde, wenn es von Klienten als solches angeboten wird,
- Äußerungen über Suizidabsichten werden zunächst als solche verstanden und nicht a priori auf die Auseinandersetzungsebene Therapeut/ Klient-Beziehung gebracht und als Erpressung, Drohung, infantiler Anspruch etc. aufgefaßt,
- der Klient hat gegenüber dem Therapeuten - und umgekehrt - wie in anderen egalitären zwischenmenschlichen Beziehungen das Recht, Dinge zu verschweigen, und muß sich keinem Verhör aussetzen. (Hier sind Interviewtechniken gemeint, die von ihrem vordergründigen Verlauf her sich selbstverständlich nicht als Verhör entlarven, aber strukturell analog den Verfahren der forensischen Psychiatrie/Psychologie aufgebaut sind.)

Das übertragungsfördernde Rückbeziehen möglichst vieler Klientenäußerungen auf die Person des Therapeuten kann Gleichrangigkeit der Beziehung verhindern, wenn dabei dem Klienten nicht grundsätzlich dieselben Rechte eingeräumt werden, und der Klient hinsichtlich der Bedeutung seiner Äußerungen ständig in Frage gestellt wird.

Klienten erwarten meist keine Gleichrangigkeit in der Beziehung zum Therapeuten, aber sie wünschen und empfinden sie, ohne die Expertenzuständigkeit des Therapeuten infrage zu stellen. Aufgrund der meist gegebenen Rollenerwartung werden diese Wünsche und Erfahrungen oft erst im Verlauf der Therapie verwirklicht und artikuliert. Beispiele hierfür sind:

- Wünsche von Klienten nach gegenseitiger Therapie (vertauschte Rollen von Klient und Therapeut)

Dies einseitig als Machtstreben, Arroganz, Infragestellung der professionellen Zuständigkeit, Widerstand etc. zu interpretieren, wird unserem Verständnis von Commitment als Beziehungskonzept nicht gerecht. Gleichrangigkeit zu empfinden beinhaltet diesen Wunsch, zunächst empathisch auf Ebenen wie Bedürfnis nach Wechselseitigkeit der Beziehung, Beziehungsinteresse, Wunsch nach Selbsterfahrung über Identifikation und Erfahren der Erlebniswelt des Gegenübers, Sensibilität für Nichtgleichrangigkeit etc. zu erfassen und sich inhaltlich mit seiner Realisierung auseinanderzusetzen.

- Wünsche von Klienten nach aktiver Zentrierung auf die gegenseitige Beziehung.

Eine Klientin sieht ihre ursprünglichen Schwierigkeiten nach einer intensiv arbeitsorientierten Therapiephase mit gelebter aber nicht thematisierter Gleichrangigkeit als gelöst an. Sie möchte die Therapie fortsetzen, um die Beziehung für sich zu klären und sie bewußt als gleichrangig gestaltet zu erfahren. Dabei geht die therapeutische Beziehung nicht in eine Beziehung neben anderen über, sondern ist gemeint und gestaltet als beziehungszentrierte Therapie.

Oder ein Beispiel aus der Kindertherapie: Ein 7-jähriges Mädchen mit Identitätsproblemen löst seine Schwierigkeit durch erlebbare Gleichrangigkeit in der Beziehung. Es verlangt, daß der Therapeut abwechselnd mit ihr dieselben Handlungen (Therapeut und Kind sitzen abwechselnd auf demselben Stuhl etc.) vollzieht, dieselben Worte spricht etc. Über diese vom Kind angeregte formale Gleichrangigkeit, Wechselseitigkeit und Identifikation kommt es zu zunehmender Identitätsfindung.

Gleichrangigkeit beinhaltet, daß dem Klienten auch umgekehrt ein Interesse an der Person und der Tätigkeit des Therapeuten zusteht und daß seine Kritik oder sein Erleben der Situation auch für den Therapeuten hilfreiche Informationen darstellen. Konkret heißt das, daß der Therapeut sich nicht nur die Frage stellt, was mit dem Klienten los ist, wenn dieser kritisiert oder sich in einer bestimmten Art verhält, sondern daß er auch sich selbst hinterfragen muß, sich für den Klienten erlebbar mit der Kritik auseinanderzusetzen hat und Lern- und Veränderungsbereitschaft durch den Klienten zeigen muß. Dies bezieht sich zunächst auf die inhaltliche Seite der Kritik, aber es betrifft auch Reflexionen über dahinterliegende Beziehungsaspekte.

Wenn der Klient sich beispielsweise beschwert, daß der Therapeut zu laut, zu leise, zu intellektuell, zu pastoral, zu einfach etc. spricht, so ist das zunächst eine Information des Klienten über den Therapeuten, die diesem etwas über sich sagt und nicht unbedingt auf den Klienten zurückzuführen ist.

Wenn der Klient beispielsweise kritisiert, daß der Therapeut keine Ratschläge gibt, so genügt es unseres Erachtens nicht, sich auf empirische Untersuchungen über die therapeutische Ineffektivität von Ratschlägen zu berufen, sondern der Therapeut muß sich darüber hinaus fragen, und dies mit dem Klienten klären, ob er den Klienten z.B. hängen läßt, so daß dieser das Gefühl hat, nicht geholfen zu bekommen, ob er dem Klienten Gefühle der Abhängigkeit vermittelt etc.

Meist liegen in der Kritik oder in bestimmten Verhaltensweisen Hinweise auf den Therapeuten, auf emotionale Bedeutungen für den Klienten und auf die jeweilige Beziehung. Im Zusammenhang mit unserem Thema Gleichrangigkeit und Wechselseitigkeit beinhaltet Kritik sicher oft auch das Bedürfnis nach Gleichrangigkeit und das Abtasten der Möglichkeiten, sie stellt also auch ein Beziehungsangebot des Klienten dar. Dennoch ist das inhaltliche Eingehen auf die Kritik und das Hinterfragen des eigenen Verhaltens vorrangig, da nur dadurch die Beziehung für Therapeut und Klient als gleichrangig erlebbar ist.

Inhaltliche Auseinandersetzung mit Kritik heißt nicht nur Gleichrangigkeit sondern auch Wechselseitigkeit in der Kommunikation, indem der Therapeut spürbar in den Prozeß einbezogen ist und nicht nur im Sinne eines Verhaltensforschers etwas über Klienten, Klientenreaktionen zu lernen bereit ist, sondern auch in der Beziehung für sich durch den Klienten lernt und diesen Prozeß dem Klienten vermittelt. Darüberhinaus glauben wir, daß das produktive Lernen über Klienten abhängig ist von der Bereitschaft, durch bzw. von Klienten zu lernen. Diese sichert die notwendige Flexibilität und Offenheit gegenüber Phänomenen, die nicht den eigenen vorgefaßten Erwartungen entsprechen, und sie ist damit Voraussetzung für Sensibilität für neue Probleme, Problemlösungsformen und -möglichkeiten.

Kritische Klientenrückmeldungen anzunehmen und sich damit auseinander zu setzen, ist eine wesentliche Lernbedingung für den Psychotherapeuten, um sich weiterzuentwickeln. Der Mythos der prinzipiellen Unangreifbarkeit dessen, was der Psychotherapeut wirklich tut, und die Haltung der Unangreifbarkeit - vor allem gegenüber Klienten - verhindert veränderungs-und entwicklungsorientiertes Lernen des Therapeuten. Die Vermeidung kritischer Rückmeldung durch die Personengruppen, auf die sich die eigene Tätigkeit bezieht, fällt hinter den Stand anwendungsorientierter Lernkonzepte zurück (L. P. Bradford, J. R. Gibb, K. D. Benne, T-Group Theory and Laboratory Method, Wiley, New York 1964). Wie bedrohlich kritische Rückmeldung offenbar ist, hat sich in der oben zitierten Untersuchung gezeigt (S. 143 f):

Die professionelle Härte trifft den Patienten der kritisiert, noch stärker als den, der sich politisch als "abweichend" qualifiziert.

Darüberhinaus scheint uns eine Therapeut/Klient-Beziehung, in der der Therapeut unhinterfragt als Modell für psychisches Funktionieren gesehen wird, im Hinblick auf unsere Zielvorstellung eigendynamischer Entwicklung fragwürdig. Indem der Therapeut sich als Vorbild für eine bestimmte Entwicklung erlebt, wirkt er einengend. Wir glauben durchaus, daß die therapeutische Beziehung Modellfunktion haben kann hinsichtlich neuer Formen von Auseinandersetzungsmöglichkeiten, Zentrierung auf Gefühlsgehalte etc. Die Gefahr liegt darin, daß der Therapeut als Modell für "fertiges" psychisches Funktionieren Erwartungen und Zielvorstellungen in Richtung Geschlossenheit bestätigt. Diese Erwartungen sind häufig so stark, daß der Therapeut, um dies nicht zu bestätigen, um entwicklungsorientiert zu sein, Gegenteiliges erfahrbar machen muß.

26. Bedingungen für die Glaubwürdigkeit von Commitment

Ebenso wie die Bedingungen von Rogers - Empathie, Akzeptanz und Wärme, Kongruenz - nur wirksam werden, wenn sie auch vom Klienten als solche erlebt werden, ist Commitment nur wirksam, wenn es für den Klienten erfahrbar ist.

Dies ist ein wesentlicher Bestandteil des Konzeptes: Die konstruktiven, wechselseitigen Kommunikationsprozesse müssen dem Klienten konkret erlebbar zugänglich sein. Nicht kognitive Erschließbarkeit und verbale Festlegungen führen zur konstruktiven Therapeut/Klient-Beziehung, sondern das Erfahren-Haben der Wechselseitigkeit und die Möglichkeit, diese Erfahrung jederzeit im therapeutischen Prozeß abzurufen. Commitment ist wenig glaubwürdig, wenn es ohne Gefühlsrisiko des Therapeuten bleibt.

Nur methodisch begründete Begrenzungen des Handelns des Therapeuten können die glaubwürdige Wahrnehmung von Commitment erschweren und zu destruktiven Prozessen führen. Die Experimente von Kiesler, Collins und Miller (Ch. A. Kiesler, B. E. Collins, N. Miller, Attitude Change, Wiley, New York 1969; Ch. Kiesler, 1971) legen die Annahme nahe, daß gewissermaßen für das eigene Handeln konsequenzenloses Commitment keinen sich selbst - und andere - verpflichtenden Stellenwert hat. Damit plädieren wir nicht für technisch undurchführbare Auflösungen formaler Absprachen, sondern wollen betonen, daß bereits hierin Bedingungen liegen können, die der Glaubwürdigkeit therapeutischen Commitments zuwiderlaufen können, und die von daher reflektiert und auf ein notwendiges, für den Klienten einsichtiges Minimum begrenzt, besprochen und erklärt werden müssen, und die einer Aufhebung durch Vermittlung von Commitment, wo immer möglich, bedürfen.

Ähnlich wirkt auch, erfahrbar hinter Klienten zu stehen. Zum Klienten zu halten, wird oft spürbar bei gemeinsamen problematischen Gesprächen mit Autoritätspersonen (Eltern, Lehrer u. a.). Die Solidarität zwischen Therapeut und Klient bedingt ein Gemeinsamkeitsgefühl, das die Beziehung zuverlässig macht.

Die Glaubwürdigkeit von Commitment ist nicht gebunden an die Handlungsebene. Sie kann auch durch die spürbare emotionale Beteiligung, d. h. durch das Sich-Einlassen auf die Beziehung und dem damit gegebenen emotionalen Risiko vermittelt werden.

27. Konsequenzen von Verantwortungsbereichen für die therapeutische Beziehung

Commitment beinhaltet Verzicht auf die Omnipotenzansprüche des Therapeuten. Und zwar sowohl in bezug auf die aktuelle Beziehung zum Klienten als auch in bezug auf Zielvorstellungen. Damit ist der Therapeut in der Beziehung beanspruchter, verwickelter und trägt eigenes Gefühlsrisiko, aber die Zuständigkeit für die Entwicklung des Klienten ist tendenziell verlagert auf den Klienten.

Verzicht auf Omnipotenzansprüche bedeutet Verzicht auf destruktives, machtsicherndes "self-fullfilling prophecy"-Verhalten vor allem im Bereich prognostisch-diagnostizierender Tätigkeit. Das selbstverpflichtete und selbstverpflichtende Eingehen auf den Klienten kann nicht an die Schwere der Störung gebunden sein.

Verzicht auf Omnipotenzansprüche heißt auch Verzicht auf Besitzansprüche: der therapierte Klient ist nicht das Werk des Therapeuten. Die Verlagerung der Verantwortung für den Therapieausgang auf den Klienten ist nicht gleichbedeutend mit Sichentziehenkönnen des Therapeuten, sondern beinhaltet Verzicht auf Machtansprüche im Sinne von Selbstverwirklichung und Beeinflussung vom Klienten.

Lane A. Gerber (L. A. Gerber, Does the Therapist have a Commitment to the Patient? In Psychotherapy: Theory, Research and Practice, Vol. 11, No 3, 1974) betont die Gefahr, die in der legitimen Forderung nach Eigenverantwortung des Klienten liegt. Er führt aus, daß diese nur zu oft dahingehend mißverstanden wird, daß der Therapeut zurecht distanziert und kalt sei, daß er, da es seine Hauptaufgabe sei, weder zu manipulieren noch sich manipulieren zu lassen, aus dieser Forderung eine Rationalisierung dafür finden kann, daß er keine Bindung eingehen müsse.

"This trend, perhaps representing our own age-old fear of our needs for intimacy and personal involvement, has as one of its current images the "tough guy-therapist". This is the therapist who can only interact aggressively with his or her patient and is most concerned about being manipulated by the patient or playing into dependency needs or being "bugged" by a patient's "games."

Another current image of this trend in therapy is "the quick in and out." Packard (1972) has described us as a "nation of strangers" where people are always moving, being uprooted, randomly coming together for brief intervals only to randomly move apart again. Many have stated that in this sort of situation there is a need for the rapid development of closeness and brief, temporary, but intense encounters between people. Perhaps this indeed is the realistic and necessary wave of the present and future. However, it can very easily be used as a rationalization to cover brief therapeutic encounters where the participants do their own thing without really being involved in each other's lives. Thus, instead of brief and meaningful encounters there can be an understanding that we each do our own thing without really impinging on, being involved with the other. In this context involvement can be seen as being unrealistic in today's world and/or as preventing the other person from doing his own thing - a nation of separate people having to stay that way, an office where patient and therapist do their own dances, separately, and then fold up tents and disappear.

The ultimate irony, of course, is that many of the trends in therapy are reactions to and attempts to deal with the alienation, powerlessness and lack of real responsibility that have been ascribed to our culture. Perhaps in trying to make therapy less distant and intellectualized, we therapists may have altered our techniques, but with the same results. Are we willing to be responsible for what we do and the patients that come to us? Do we make some real commitment to the people who come to us? Can we be influenced by them? Can they depend upon us? If not then it seems as though our new theories and techniques are simply new styles to display the old model of clinical distance - a situation in which the therapist is fearful of his own feelings and involvement with the patient and reflects all that happens back onto the patient."

Die Verlagerung der Zuständigkeit für die Therapieentwicklung auf den Klienten besagt konkret: der Therapeut akzeptiert Entwicklungsinhalte, -richtungen, -tempo des Klienten als eigendynamischen Prozeß, den zu fördern und zu unterstützen seine Aufgabe ist, solange es der Klient wünscht. Eigendynamische Entwicklung und Eigenverantwortung als Ziel stehen unseres Erachtens voll im Widerspruch zu vom Therapeuten befristeter Therapie und zu ausschließlich vom Therapeuten festgelegten Therapieregeln ohne Mitsprache und Diskussionsrecht des Klienten. Der Anspruch von Therapeuten, Autonomie zu fördern, ohne dem Klienten die Chance zu lassen, selbst zu bestimmen, wie lange er die therapeutische Beziehung für sich braucht, verliert sich in einem Nebel von Legitimationsnotwendigkeiten (z. B. die eigene Therapieform für effektiver "verkaufen" zu müssen), unreflektierten Beziehungsängsten (quick in - quick out) und situativen Begrenzungen (z. B. Diplomarbeiten, institutioneller Druck).

28. Commitment und Rollenverhalten

Die therapeutische Beziehung ist eine komplexe Beziehung mit persönlichen Beziehungsaspekten und Arbeitscharakter. In ihr bestehen die Therapeuten- und die Klientenrolle mit entsprechenden Erwartungen, Verpflichtungen und Verhaltensweisen auf beiden Seiten.

Die destruktiven Aspekte von Rollenverhalten und Rollenbeziehungen wie Nichtgleichrangigkeit, fehlende Wechselwirkung, fehlende Transparenz und Kongruenz, festgelegte Macht- und Autoritätsverteilung etc. sind aufhebbar durch Commitment. Commitment ist ein überdauerndes Beziehungskonzept, das beim Therapeuten wie beim Klienten gegen taktisches Verhalten arbeitet. Durch Commitment wird das Rollenverhalten Therapeut-Klient so in Frage gestellt, daß rollenspezifische und rollennotwendige Verhaltensweisen erkennbar und bewältigbar werden. Der Therapeut ist Experte für die Herstellung von Veränderungsbedingungen, aber nicht für Veränderungsrichtungen, Veränderungsformen, Veränderungsinhalte. Commitment meint, daß der Therapeut innerhalb seines Zuständigkeitsbereiches eine Leistungsverpflichtung hat, auf die sein Rollenverhalten beschränkt ist, d. h. nicht, daß er unhinterfragbare Kapazität oder Autorität für psychisches Funktionieren oder auch nur für psychotherapeutisches Vorgehen mit undurchschaubarer Begründung oder Zielrichtung ist, sondern daß er sein Tun transparent und erklärbar machen und als Person beteiligt sein muß.

G) Commitment an die eigendynamische Entwicklung

Die Verpflichtung, eigendynamische Entwicklung zu akzeptieren und zu fördern, sagt aus, daß vom Therapeuten keine Akzeptanzbedingungen gemacht werden und daß seine Entwicklungskonzepte Hypothesen sind, um emotionale Innovationen des Klienten voranzubringen, d. h. Commitment an die Entwicklungsdynamik des Klienten bei Akzeptanz des Klienten, so wie er ist. Dies beinhaltet verschiedene Haltungen, Motivationen und Emotionen auf seiten des Therapeuten, die gegenüber unterschiedlichen Klienten und bei unterschiedlichen Therapeuten je verschieden ausgeprägt sein können. Wir wollen im folgenden versuchen, einige dieser Haltungen, Motivationen, Emotionen aufzuzeigen, ohne daß wir dabei einen Anspruch auf Vollständigkeit haben.

29. Therapeuteneinstellungen gegenüber Entwicklungsmöglichkeiten von und Interessen an Menschen.

Commitment an Entwicklungsdynamik erfordert eine grundsätzliche positive Einstellung gegenüber Entwicklungsmöglichkeiten von und Interesse an Menschen. Wir erinnern hier an die oben angeführten Untersuchungsergebnisse von Swenson und anderen und von M. Jackson und Ch. L. Thompson. Nach Swenson ergab sich als durchgängiges Charakteristikum für erfolgreiche Therapeuten Interessen an Menschen. Die bei Swenson referierten Untersuchungen differenzieren dabei nicht zwischen Beziehungsinteresse wie Fürsorglichkeit, caring, Zuneigung etc. und Interesse für menschliche Entwicklungen. Wir nehmen an, daß bei dem Kriterium beides mit eingeht. Interesse für menschliche Entwicklungen läßt sich umschreiben mit: andere nicht langweilig zu finden, Faszination durch Vielfalt menschlicher Verhaltensweisen, Faszination für offene Entwicklungen, analytisches Interesse für Zusammenhänge und Erklärungen menschlichen Verhaltens im Sinne einer Zentrierung auf Motivationen und internale Bedeutungen.

30. Vertrauen in Entwicklungsmöglichkeiten

Wirksam für die Förderung eigendynamischer Entwicklungen kann dieses Interesse nur werden, wenn neue Problemlösungsformen, unvorhersehbare Veränderungsrichtungen etc. von Therapeuten positiv gesehen werden können.

Eigendynamische Entwicklung zu akzeptieren und zu fördern bedeutet Vertrauen in die Entwicklungsmöglichkeiten und die positiven Effekte von Selbstaktualisierung im Sinne von Rogers. Es erfordert die hinter dem Rogerskonzept stehenden Grundhaltungen von Zutrauen in bezug auf die Selbstaktualisierung des Organismus, Bereitschaft zu und Bemühen um Empathie, Akzeptanz und Wärme und Kongruenz. Die Rogersbedingungen beinhalten dies insofern, als sie davon ausgehen, daß eine therapeutische Beziehung zu konstruktiven Entwicklungen führt, ohne diese inhaltlich definieren zu müssen. Die Untersuchungen von Wertveränderungen von Milton Rokeach weisen in ähnliche Richtung. Dabei ergaben sich Hinweise darauf, daß Wertänderungen u.U. der Richtung nach unipolar sind. (M. Rokeach, The Nature of Human Values, The Free Press, New York 1973). Tausch (Ergebnisse und Prozesse der klientenzentrierten Gesprächspsychotherapie bei 550 Klienten und 150 Psychotherapeuten, Göttingen 1976) weist darauf hin, daß durch klientenzentrierte Psychotherapie Autonomiemeßwerte gegenüber Ausgangsmeßwerten zunehmen. Wir verstehen das Rogerskonzept dabei nicht im Sinne eines Urvertrauens in die menschliche Natur, als an sich gut, als vielmehr im Sinne eines Vertrauens in Dynamik, in ein stets gegebenes, aktivierbares, nicht apriori bewertbares oder vorhersehbares Entwicklungspotential.

31. Aktivität und Entwicklungsdruck des Therapeuten

Commitment an die eigendynamische Entwicklung des Klienten erfordert Aktivität und Entwicklungsdruck auf seiten des Therapeuten. Eigendynamische Entwicklung zu fördern und zu akzeptieren verlangt mehr, als sich in der Beziehung wohlzufühlen, mehr als Zentrierung auf konkret anliegende Probleme. Es verlangt Sensibilität für Entwicklungsanzeichen und -richtungen und Aktivität im Therapieprozeß im Sinne des Vorantreibens von vom Klienten ausgehenden Entwicklungen. Aktivität und Engagement für Entwicklungs- und Veränderungsprozesse als Therapeutenvariable bedingt für den Klienten insofern Sicherheit bei neuen Entwicklungsschritten, als hierdurch Beziehungsintensität gegeben ist, Beziehungsintensität, die die emotionale Labilisierung bei Veränderung auffängt. Die Aktivität bezieht sich hierbei spürbar nicht darauf, daß der Therapeut inhaltlich Definiertes für den Klienten will. Wir erinnern in diesem Zusammenhang an die Funktion von Power als Sicherheitskonzept. Hier stellten wir dar, daß Klienten legitimerweise Power des Therapieprozesses erwarten. Diese Aktivität ist verankert in einer Grundhaltung, die Aktualität des Erlebens mit Prozeßqualitäten vereint. In einer Haltung also, die weder - Intensität abziehend - permanent nach vorne schaut noch systemschließend ausschließlich aus der Vergangenheit erklärt, sondern einen Wert im aktuellen Erleben und der darin sich entfaltenden Entwicklungsdynamik sieht. Bezogen auf die Forderung nach Kongruenz bedeutet Aktivität und Entwicklungsdruck des Therapeuten, daß dieser seine aktivierenden klientenbezogenen Haltungen nicht nur als Behandlungsform psychisch Kranker, sondern übergreifend akzeptiert. Commitment an eigendynamische Entwicklung des Klienten ist nicht vereinbar mit einer passiv akzeptierenden Haltung, sondern beinhaltet auch drängende, fordernde Momente im Therapieprozeß.

32. Folgen defensiver und bewahrender Tendenzen beim Therapeuten

Commitment an eigendynamische Entwicklungen des Klienten erfordert eine geringe Ausprägung defensiver und bewahrender Tendenzen beim Therapeuten. Diese Tendenzen des Therapeuten führen zu distanzierender Angst vor Klienten und Angst vor Konflikten innerhalb des eigenen Wertsystems und wirken damit der Autonomieförderung und kongruenter Akzeptanz entgegen. Defensive und bewahrende Tendenzen beziehen sich auf Bedrohungsstrukturen wie etwa Ambiguität, soziale Diskontinuität, deviantes Verhalten, Kontrollverlust eigener Gefühle und Wünsche, Komplexität, Neuigkeit, Innovation etc. und sind motivational begründet in genereller Angst vor Unbestimmtheit (G. D. Wilson, A Dynamic Theory of Conservatism, in: G. D. Wilson (Hrsg.), The Psychology of Conservatism, Academic Press, London 1973). Defensive und bewahrende Tendenzen sowie geringes Zutrauen in die eigene Entwicklungsmöglichkeit bedingen geringes Zutrauen in die Entwicklungsmöglichkeiten anderer, hohe Selbstakzeptanz korreliert mit der Akzeptanz anderer (Rogers 1959). Bewahrende Tendenzen beziehen sich eher auf Entscheidungen mit Handlungskonsequenzen (Ängstlichkeit in bezug auf berufliche Veränderung, Ehescheidung etc.); sie stören den Therapieprozeß und hemmen eigendynamische Entwicklungen, wenn der Therapeut mehr zentriert ist auf die Handlungsebene des Klienten und sich hierfür mit verantwortlich fühlt, als bei therapeutischer Orientierung an Gefühlsgehalten und dem "internal frame of reference" des Klienten.

Verdeutlichen läßt sich das Gemeinte am Thema: Ratschläge in der Therapie, ein Thema, das vor allem von Anfängertherapeuten immer wieder diskutiert wird. Häufig vorgebrachte Argumente für Ratschläge sind: bei konkreten Problemen wie etwa Schlafstörungen etc. helfe es dem Klienten, wenn man konkrete Verhaltensvorschläge wie z. B. Schlafentzug, Entspannungsübungen etc. gebe. Ratschläge seien manchmal nötig, um den Klienten zu Beginn der Therapie von der Effektivität zu überzeugen. Unterschichtsklienten brauchen lenkende Verfahren (Gleiss/Seidel/Abholz 1973). Keine Ratschläge zu geben sei oft unecht. Ohne Ratschläge habe der Klient das Gefühl, im Stich gelassen oder hängen gelassen zu werden. Manchmal seien Ratschläge nötig, um Klienten vor Fehlern zu bewahren etc.

Diesen Argumenten liegt die Haltung zugrunde, daß die Frage von Hilfe für Klienten letzten Endes eine pädagogische sei. Das Verweigern von Ratschlägen wird hier etwa vergleichbar mit Lehrsituationen gesehen, in denen Schüler - da dabei mehr gelernt wird - die Lösungen möglichst selbständig finden sollen, wobei aber außer Diskussion steht, daß der Lehrer sie weiß, und wobei selbstverständlich angenommen wird, daß Situationen auftreten können, in denen der Lehrer sinnvollerweise von diesem Prinzip abweicht und Lösungen vorgibt, Anordnungen trifft etc. Die Tendenz, Ratschläge zu geben oder auch nur Impulse in dieser Richtung, auch wenn sie unterdrückt werden, deutet, wie wohlmeinend für die Person der Betreffende auch sein mag, darauf hin, daß die therapeutische Beziehung von der Grundhaltung getragen ist: führen, bewahren, helfen, erziehen, von einer Grundhaltung also, die den Klienten in der Position des Schwächeren, Unwissenderen, Unfähigeren und in einer vorgegebenen Richtung zu Verändernden sieht. Oder anders formuliert: "Anyone who does start to give advice should be immediately suspect, because it is likely that he has fallen into the ageold trap of believing that all the world is a projection from the inside of his head" (A. Goodman and P. Walby, A book about men, Quartet books, London 1975).

Und sie sind getragen von einer defensiven Haltung: der Therapeut steht unter dem Druck, sich zu legitimieren, er muß den Klienten zu richtigem Verhalten bringen, um sich in seiner Tätigkeit zu bestätigen respektive vor anderen zu bestehen. Er muß dem Klienten gegenüber der Wissende sein, um sich vor Angriffen zu schützen und um seine Position zu wahren. Er muß dem Klienten aktiv beweisen, daß er ihm hilft. Er muß normative Klientenerfahrungen defensiv erfüllen.

Weiter deutet die Tendenz, Ratschläge zu geben, auf eine Therapeutenhaltung hin, die ängstlich an der Handlungsebene haftet und mehr auf Katastrophenvermeidung zentriert ist als auf eigendynamische Entwicklung. Der defensive Therapeut braucht für sich eine möglichst schnelle sichtbare Verhaltensänderung in seinem Sinne als Bestätigung, und dies steuert er aktiver an als die Herstellung konstruktiver Entwicklungsbedingungen für den Klienten.

Das schulmäßige Vermeiden von Ratschlägen ohne deutliche autonomiefördernde Haltung des Therapeuten kann allerdings Klienten Gefühle vermitteln wie hängen gelassen zu werden, gegen eine Wand anzurennen, und kann destruktive Auswirkungen auf die Beziehung haben. Dies vor allem, wenn Verzicht auf Ratschläge gleichgesetzt wird mit redundantem Therapeutenverhalten, so daß informationsarme Situationen entstehen, in denen der Klient abprallt und keine Beziehung spürt.

Sachliche Informationen haben einen anderen Stellenwert und eine andere Wirkung als Ratschläge; sie können sinnvoll sein, z.B. um eine für den Klienten emotional unergiebige Frage schneller abschließen zu können, um den Klienten nicht unnötig auflaufen zu lassen, oder auch als untherapeutische Kommunikation über ein nicht therapierelevantes Thema. Sie sind meist als neutrale Gesprächsform weder destruktiv noch konstruktiv.

Alle geschilderten Schwierigkeiten sind Auswirkungen eines nicht gleichrangigen Beziehungserlebens.

Wir werden im Zusammenhang mit Commitment an die Person des Klienten noch aufzeigen, daß therapeutische Motivation im Sinne von Wärme, Zuneigung und caring sinnvoll sein können. Diese werden aber entwicklungshemmend, wenn sie in Form von angstbesetzter Überbehütung (overprotection) auftreten. Overprotectionmotivationen hängen zusammen mit hoher Angstbereitschaft, geringem Zutrauen in den anderen und possessiven Bedürfnissen. Mit Motivationen also, die gegenläufig zur Förderung autonomer Entwicklungen sind. Overprotection bestätigt bei Klienten häufig gegebene Gefühle von Ängstlichkeit und Hilflosigkeit sowie veränderungs- und entwicklungshemmende repetitive soziale Mechanismen und festgefahrenes Rollenverhalten.

Geringes Ausmaß defensiver und bewahrender Tendenzen führt zu höherer Risikobereitschaft und Experimentierfreudigkeit. Experimentierfreudigkeit im Bereich sozialer Beziehungen ist gebunden an Zutrauen in die emotionale Eigendynamik der Person und an Motivationen in Richtung spezifischer Wertbeziehungen, d.h. an die Orientierung an Lebensstrategien anstatt an Überlebensstrategien im sozialen Bereich. Das Vertrauen in die emotionale Eigendynamik der Person ist eine Kernthematik in der Struktur von Kommunen und deren historischen Vorformen: den Utopias des ausgehenden 19. und beginnenden 20. Jahrhunderts (Rosabeth Moss Kanter, Commitment and Community, Harvard University Press, Cambridge 1972). Das Konstruktionsprinzip der gegenseitigen emotionalen Akzeptanz zielt auf eine Qualität der Beziehungen der Gruppenmitglieder zueinander, die einseitige Abhängigkeiten verringern soll. Damit ist eine wesentliche destruktive Umfeldbedingung eingeschränkt. Eine Um-Orientierung im sozialen Wahrnehmungsverhalten von der Suche resp. Vermeidung von Abhängigkeiten in Richtung Wahrnehmung sozialer Personqualitäten findet statt. Erlebnisorientiertes Verhalten bekommt Priorität vor positionierungsorientiertem Verhalten. Erweiterung und Entwicklung der eigenen Person ist eher möglich, da die Notwendigkeit unablässigen Schutzes der eigenen Person nicht mehr gegeben ist.

33. Entwicklungsgerichtete Neugier des Therapeuten

Commitment an eigendynamische Entwicklungen wird auch getragen durch Motivationen wie konstruktive Neugier und Spannung gegenüber Entwicklungs- und Veränderungsprozessen, Innovationsfreudigkeit, Forschungsinteresse und permanente Lernbereitschaft als Lebenstechnik. Innovationsfreudigkeit als Voraussetzung für Kreativität, permanente Lernbereitschaft als Voraussetzung für Veränderung beim Therapeuten fördern Neuentwicklung und Veränderung beim Klienten.

Das Motiv Entwicklungsneugier (im Unterschied auch zu diagnostischen Bestätigungshaltungen) beim Therapeuten bewirkt spürbares Engagement an eigendynamische Entwicklungen und sichert gleichzeitig vor lenkenden, einengenden Eingriffen in den Prozeß. Neugier führt zu engagierter teilnehmender Zusammenarbeit und wirkt gegen macht- und positionssichernde Beobachtungs- und Wirkungsmotivationen. Entwicklungsneugier, permanente Lernbereitschaft, Erfolgsmotivationen anstatt Mißerfolgsvermeidung führen zu relativ angstfreiem Interesse an unvorhergesehenen Entwicklungen, zur Präferenz schwerer Fälle mit unvorhersagbarem Ausgang und zu Interesse und Engagement an sowohl ähnlichen als auch gegensätzlichen Klienten.

34. Demokratische Verpflichtung des Therapeuten

Commitment an eigendynamische Entwicklungen steht im Zusammenhang mit demokratischen Haltungen des Therapeuten. Die therapeutische Wirksamkeit der inneren Verpflichtung des Therapeuten, eigendynamische Entwicklungen zu akzeptieren und zu fördern, konnte von Barbara Lerner eindrucksvoll empirisch belegt werden (B. Lerner, Democratic Values and Therapeutic Efficacy, Journal of Abnormal Psychology, Dec. 1973, Vol. 82, Nr. 3).

In die Untersuchungen gingen folgende Überlegungen ein: der Therapieprozeß wird entscheidend gefördert durch die echte und tiefe Verpflichtung des Therapeuten an demokratische Werte. Diese Verpflichtung ist gekennzeichnet durch Wertprioritäten, die bei Konflikten die Autonomie und den Schutz von Personen/Personengruppen über technokratisch legitimierte Maßnahmen, ohne daß die Betroffenen diese Eingriffe mitbeeinflussen können, stellen. Barbara Lerner entwickelte eine Skala zur Messung demokratischer Wertprioritäten mit 10 Feststellungen, wobei in jede Feststellung ein Wertkonflikt der Art eingebaut war, daß die demokratische Antwort, so weit als möglich, von klassischen Auffassungen abwich.

Damit konnte weitgehend vermieden werden, daß es den befragten Therapeuten möglich war, ein demokratisches Meinungssoll abzugeben, ohne demokratische Werte persönlich zu realisieren.
Die Ergebnisse in Stichworten:
Therapeuten mit hohen Demokratiewerten waren durch folgende Einstellungen gekennzeichnet:

- sie hatten eine Präferenz für schwer gestörte Klienten
- sie hatten Präferenzen für Unterschichtsklienten
- sie bewerteten ihre eigenen Supervisionen kritisch.

Hinsichtlich ihres Verhaltens zeigte sich bei Therapeuten mit hohen Demokratiewerten:

- sie nahmen schwer gestörte Klienten für Therapie an
- sie nahmen Unterschichtsklienten für Therapie an
- sie nahmen Schwarze als Klienten für Therapie an.

Die Klienten von Therapeuten mit hohen Demokratiewerten zeigten signifikant bessere Veränderungswerte. Diese besseren Veränderungswerte waren unabhängig vom ursprünglichen Ausmaß der Störung der Klienten. Darüberhinaus ergab sich, daß kein Zusammenhang bestand zwischen dem Ausmaß demokratischer Haltungen von Klienten und den Veränderungswerten. Demokratisch orientierte Therapeuten erzielen sowohl bei demokratisch orientierten Klienten als auch bei autoritär orientierten Klienten bessere Ergebnisse als weniger demokratisch orientierte Therapeuten.

Im Zusammenhang mit dem Problem der psychotherapeutischen

Unterversorgung benachteiligter Bevölkerungsschichten werden die Befunde von Barbara Lerner noch unter einem besonderen Aspekt wichtig. Es gehört geradezu zum ungeprüften Denkstandard, wenn man sich um Unterschichtspatienten bemüht, davon auszugehen, was diese Patienten nicht können und dann zu fordern, daß deshalb spezifische, den schwachen Fähigkeiten dieser Gruppe angemessene Therapieformen zu entwickeln und einzusetzen sind: Gleiss/Seidel/Abholz 1973 (S. 229 ff): "Die dominierende Kommunikationsform in den Unterschichten drückt stark die Statusbeziehung einer Person zu den anderen Personen aus, während die Inhalte, etwa die konsequente Verfolgung eines bestimmten Themas, in den Hintergrund treten."

"Während der Therapeut symbolisch-abstrakt spricht, ist der Patient in seinen Äußerungen eher konkret und handlungsbezogen."

"Weiter ist zu beachten, daß in den Unterschichten das Sprechen über Intimverhalten, besonders über Sexualität, meist stärker tabuiert ist - jedenfalls bei Gesprächen in einem gewissen offiziellen Kontext."

Aus diesen Meinungen und den zugrundeliegenden Haltungen ergibt sich für die Autoren eine naheliegende Schlußfolgerung für den Therapieprozeß: "Festzuhalten ist, daß der Therapeut bei der Behandlung von Unterschichtspatienten in einer anderen, mehr lenkenden und steuernden Art und Weise auf die Therapie Einfluß nehmen muß. Die verstärkte Lenkungstätigkeit des Therapeuten, über die fast durchweg in der Literatur berichtet wird, ist nicht so sehr wegen der Erwartungshaltung des Patienten nötig, sondern ergibt sich in erster Linie aus den unterschichtsspezifischen Kommunikations- und Denkformen" Kaschiert in plausiblen Ableitungen meldet sich das Bevormundungsmodell der alten Psychiatrie wieder.

Anders formuliert: "Offenbar kommt man jedoch in der Therapie von Patienten aus unteren sozialen Schichten nicht ohne relativ aktives Eingreifen und Anleiten aus". Die behaupteten Barrieren sind willkommener Anlaß, um vertraute Rezepte zur Entmündigung (Lenken, Steuern, Anleiten) zu rechtfertigen

"Zunächst einmal gilt also die Forderung, Verhaltenstherapie in den Bereichen, in denen sie sinnvoll verwendet werden können, auch für Unterschichtspatienten nutzbar zu machen. Eine materielle Voraussetzung dazu müßte in der BRD allerdings erst geschaffen werden, nämlich daß durch Psychologen durchgeführte Verhaltenstherapien von den Kassen anerkannt und bezahlt werden". Dies meinen wir, sollte doch wohl für alle Psychotherapieformen, deren Wirkung empirisch gesichert ist, selbstverständlich sein.

Und dann auch noch das schlechte Gewissen:
"Auch auf die besonders ökonomische Handhabung der Verhaltenstherapie wird oft hingewiesen. Bei einer verkürzten Betrachtungsweise könnte man leicht zu dem Schluß kommen: intensive verbale Psychotherapie für die, die es sich leisten können, Verhaltenstherapie für die Masse der Bevölkerung".

Damit jedem Leser deutlich wird, von welchen Arten therapeutischen Handelns" für die Masse der Bevölkerung" hier gesprochen wurde, zitieren wir die Beschreibung eines "token-economy"-Programms, einer neueren, viel gepriesenen Entwicklung in der Verhaltenstherapie (Leonard Krasner, The Operant Approach in Behavior Therapy, in A. E. Bergin and S. L. Garfield, Handbook of Psychotherapy and Behavior Change, New York 1971, S. 636 f.):

"Token-economy programs are the most recent illustration of the broad application of the operant conditioning approach to modifying deviant behavior.

At the simplest level, a token-economy program involves the setting up of a contingent re-inforcement program with three aspects. First, the institutional staff designates certain specific patient behaviors as good or desirable, hence reinforceable. Second, there is a medium of exchange, an object, the token, that "stands for" something else, a back-up reinforcer. The token may be plastic rectangles shaped like credit cards, small metallic coins, poker chips, marks on a piece of paper, or even green stamps. Third, there is a way for utilizing the tokens, the back-up reinforcers themselves. These are the good things in life, the desirable things for a given individual and may range from food to being allowed to sit peacefully in a chair. The "economy" part of the term appropriately relates to the "supply and demand" aspects of the programs, which determine changing token values, and the relationship between prices and wages.

The goals of a token program are to develop behaviors that will lead to social reinforcement from others, to enhance the skills necessary for the individual to take a responsible social role in the institution and eventually, to live successfully outside the institution. Basically, the individual learns that he can controll his own environment in such a way that he will elicit positive reinforcement from others.

However, a simple analogue from animal operant conditioning studies is not appropriate, since it is human beings who deliver the reinforcement and hence bring into the situation complex social influence variables."

(Der letzte Satz ist offenbar bedauernd: es gibt nämlich Probleme, "since it is human beings who deliver the reinforcement". Die Empfänger des reinforcement werden übrigens nicht einbezogen in die Klasse "human beings"). Die Therapieschritte sind also folgende:

erstens: das Personal der Institution bestimmt, welche Verhaltensweisen des Patienten gut oder wünschenswert sind.

zweitens: es gibt ein Medium des Austauschs: (token) z.B. Plastik-Rechtecke geformt wie Kreditkarten, kleine metallene Münzen, Poker-Chips oder green stamps (green stamps sind Wertpunkte, die beim Kauf von Waren gesammelt werden), die bei Wohlverhalten des Patienten gegeben werden.

drittens: die tokens können verwendet werden zur Erlangung "der guten Dinge im Leben". Der Patient erwirbt sich z.B. mit tokens Nahrungsmittel oder die Erlaubnis friedlich in einem Stuhl sitzen zu dürfen.

Die Therapien der Nahrungsmittelkontrolle entsprechen der Kindererziehung der Viktorianer und den großen politisch-militärischen Umsiedlungs- und Unterdrückungsprogrammen des 19. Jahrhunderts. Die Therapien der Schaffung einer unruhigen, gespannten Streßatmosphäre mit stetiger Bedrohung des Ruheverhaltens stammen aus den Anfängen der Zirkusdressur (H. Hediger, Tierpsychologie im Zoo und im Zirkus, Basel 1961).

Zynische Arrangements nach Art von "token economy" werden als adäquate therapeutische Mittel zur Behandlung von unterprivilegierten Patienten empfohlen mit der noch zynischeren Begründung der Sprachlosigkeit der Betroffenen: die Volksschule für das Volk!

Zur weiteren Verdeutlichung, wovon wir hier reden, ein anderes Anwendungsbeispiel von Verhaltenstherapie (G. A. Rekers and D. J. Lovaas, Behavioral Treatment of Deviant Sex-Role Behaviors in a Male Child, in: Behavior Change 1974, Aldine, Chicago 1975).
"In dieser Abhandlung wird über das erste von mehreren Kindern berichtet, die wir mit dem Ziel behandelt haben, ihre geschlechtspezifischen Verhaltensweisen zu normalisieren. Dieser Junge Kraig wurde uns von einem Arzt zur Behandlung im Alter von 4 Jahren; 11 Monaten überwiesen ... Er zeigte die ganze psychiatrische Symptomatologie von einem Jungen mit typischer entgegengesetzter Geschlechtsidentifikation .... Er hatte eine Geschichte von entgegengesetztem Sich-Kleiden seit er zwei Jahre alt war; zu dieser Zeit begann er auch mit Kosmetika seiner Mutter und Großmutter zu spielen .... Auf der anderen Seite bevorzugte er es mit Mädchen zu spielen, besonders mit einem Nachbarsmädchen".

Die einzelnen therapeutischen Schritte bestanden in systematischer Umgebungs- und Verhaltenskontrolle des Kindes (besonders Spielzeug und Kleidung). Therapeutischer Effekt: "Es gibt keinen Zweifel, daß unser Behandlungseingriff eine tiefe Veränderung in Kraig erzeugte .... Leute, die die Videoaufnahmen von ihm vor und nach der Behandlung sahen, sprechen von ihm als von zwei verschiedenen Jungen. ... Wir haben von daher einiges Vertrauen, daß unsere Behandlungsergebnisse sich auf Kinder generell übertragen lassen, besonders wenn diese Kinder ziemlich jung sind (weniger als 7 Jahre alt)."

Anmerkung: Bedauerlicherweise (aus der Sicht der berichtenden Verhaltenstherapeuten) waren die Therapieeffekte eingegrenzt in den engen Rahmen des Verhaltens, das direkt umgelernt wurde (keine befriedigende response und stimulus generalization). Von daher fordern die Autoren eine 24-Stunden-Kontrolle von Umgebung und Verhalten des Kindes.

Welches Personkonzept diesen verhaltenstherapeutischen Ansatz bestimmt, sagt Eva Jaeggi deutlich (E. Jaeggi, Persönlichkeitstheoretische Implikationen verhaltenstherapeutischer Praxis, in: Das Argument 91, 1975, Heft 5/6, Kritische Psychologie (I): "Mit der Planung der Therapie setzt man an der Fähigkeit des Menschen an, seine Handlungen durch Koordination und Unterwerfung unter ein Ziel zu disziplinieren". (Unterstreichungen von den Verfassern)

Wir haben dieses Thema im Anschluß an die Untersuchung von Barbara Lerner aus folgenden Gründen so ausführlich dargestellt:

- die Notwendigkeit der persönlichen, echten, tiefen Verpflichtung an demokratische Werte für den Psychotherapeuten kann durch deklamatorischen Einsatz für Unterprivilegierte nicht ersetzt werden;
- die psychotherapeutische Arbeit mit Unterprivilegierten stellt höhere Ansprüche an das professionelle Können des Psychotherapeuten als die Arbeit mit Patienten von höheren sozialen Schichten. Oder anders ausgedrückt: auch Unterprivilegierte haben ein ernstzunehmendes Recht, daß man mit ihnen intensive therapeutische Beziehungen eingeht und sich mit ihnen verständigt;
- der Versuch, psychotherapeutische Zusammenarbeit mit unterprivilegierten Patienten auf eine Psychotherapieform hin einzuengen (mit ökonomischen Monopolansprüchen), ohne wirkliche psychotherapeutische Sachkenntnis, ist sozial unverantwortlich. Damit wird schon im Ansatz verhindert, daß Patienten über Alternativen im psychotherapeutischen Angebot mitentscheiden können. Es geht bei Psychotherapie auch darum, daß es eben nicht gleichgültig ist, wie gelernt wird.

Therapieempfehlungen der oben genannten Art verhindern konsequent die Entwicklung und Anwendung emanzipatorischer Psychotherapieformen, bei denen es um mehr Selbstleistung, mehr Selbstentfaltung, mehr Selbstbehauptung gerade auch sozial benachteiligter Bevölkerungsschichten geht.

H) Commitment an die Person

Durch Commitment an die Person wird therapeutische Nichtgleichgültigkeit in der Beziehung für den Klienten am unmittelbarsten erfahrbar. Commitment an die Person beinhaltet Beziehungsdimensionen wie Akzeptanz, Wärme, unbedingte positive Wertschätzung, Nähe, Sicherheit durch ein gewisses Ausmaß an Konstanz, Intensität und so etwas wie Nichtaustauschbarkeit, Nichtgleichgültigkeit, Gleichrangigkeit, Wechselseitigkeit und Spezifität der Beziehung und des Beziehungsverhaltens.

Über die therapeutischen Konsequenzen und die Bedingungen für hohe Ausprägungsgrade von Commitment an die Person liegen von unterschiedlichen therapeutischen Ansätzen eine Reihe von Untersuchungen vor (zur Orientierung: C. H. Swensen, Commitment and the Personality of the Successfull Therapist, in: Psychotherapy, 1971, Aldine, Chicago 1972). Die theoretischen Definitionen wie auch die versuchstechnisch notwendigen operationalen Definitionen sind begründet heterogen. Wichtig ist, daß unabhängig davon positive Zusammenhänge zwischen Variablen, die sich auf das Verhältnis Therapeut-Klient im Sinne der Beziehungsvariablen Commitment beziehen und dem outcome der Therapie, bestehen (H. H. Strupp, Psychotherapy: Clinical, Research and Theoretical Issues, Aronson, New York 1973).

35. Bedingungslose Akzeptanz

a) Beschreibung

Unconditioned positive regard meint nichtbewertende, bedingungslose Akzeptanz der Person. Bedingungslose Akzeptanz beinhaltet nicht alles gut zu finden, sondern die Bereitschaft zur Auseinandersetzung mit Gegebenheiten, ohne die Person zu werten. Zur Verdeutlichung ein einfaches Beispiel:
Kopfschmerzen zu akzeptieren in diesem Sinne heißt nicht, sie gut zu finden, sondern vielmehr, sie zunächst als Realität hinzunehmen, anstatt sie z. B. zu verdrängen oder zu benutzen und stellt damit die Voraussetzung für eine adäquate Auseinandersetzung mit Handlungskonsequenzen dar. Den Alkoholmißbrauch eines Klienten zu akzeptieren heißt nicht, ihn gut zu heißen, sondern bedeutet, ohne daraus eine Bewertung der Person und ihres Verhaltens abzuleiten, eine vorurteilslose Auseinandersetzungsbereitschaft in bezug auf das Problem. Akzeptanz meint eine Auseinandersetzung mit Gegebenheiten auf einer Ebene, die außerhalb der persönlichen Bewertungsrichtlinien des Therapeuten liegt.

b) Therapeutische Grundhaltungen und Akzeptanz

Wir glauben nicht, daß diese Form von Akzeptanz gebunden ist an eine Grundhaltung im Sinne von "alles verstehen heißt alles verzeihen"; verzeihen oder nicht verzeihen ist aus unserer Sicht nicht Sache des Therapeuten, es steht ihm überhaupt nicht zu. Wir teilen nicht die Auffassung von Rogers, daß ein wie auch immer gegebenes Verhalten natürlich, normal und unter den gegebenen Umständen zu erwarten ist "if I had the same background, the same circumstances, the same experiences, it would be inevitable in me, as it is in him, that I would act in this fashion (Rogers in: Ch. B. Truax and R. R. Carkhuff, Toward effektive Counseling and Psychotherapy, Aldine, Chicago 1967).

Aus dem Verständnis von Zusammenhängen abgeleitete Verzeihlichkeit als Grundlage für die Akzeptanz von, von dem eigenen Wertsystem abweichendem psychischen Verhalten beinhaltet strukturell Bewertung. Akzeptanz, die über die Schiene "im Grunde genommen ist er nicht schlechter als ich" läuft, betreibt Bewertung auf verständnisvollerem, differenzierteren Niveau, stellt aber keine inhaltlich andere Dimension dar, vergleichende Wahrnehmung und Bewertung des anderen ist nicht aufgehoben. Verständnis und Einfühlung für die Entwicklungsumstände des Klienten sind sicherlich sinnvoll und hilfreich für akkurate Empathie, stellen aber keine Voraussetzung für Akzeptanz dar.

Bedingungslose Akzeptanz wird als Therapeutenvariable meist zusammengenommen mit Wärme, Wertschätzung und so etwas wie Zuneigung zum Klienten. Was das Empfinden und das Vermitteln von Wärme angeht, so kann eine freundliche empathische Einfühlung im Sinne von "das hätte mich auch dahin bringen können" hilfreich sein. Es ist anzunehmen, daß Einfühlbarkeit dieser Art mit bedingt, daß das realisierbare Ausmaß an Wärme des Therapeuten bei verschiedenen Klienten unterschiedlich hoch ist.

Demgegenüber ist bedingungslose Akzeptanz im Sinne von Nichtbewertung nach unseren Erfahrungen durchgängig realisierbar. Bedingungslose Akzeptanz ist notwendig als Kontrasterfahrung im Beziehungserleben, zur Freisetzung von Selbstaktualisierungstendenzen und zur Gewährleistung der Unabhängigkeit in der Beziehung. Sie vermittelt aber allein wenig Beziehungsintensität, Wärme, Wechselseitigkeit und Interesse für die Person. Sie ist verwirklichbar durch Zentrierung auf die Gefühlsinhalte und Gefühlsbedeutungen und erleichtert von daher meist persönliche Beteiligung und Wärme des Therapeuten, kann aber auch Ausweichverhalten auf eine emotional nicht stellungnehmende Ebene beinhalten bzw. vom Klienten so erlebt werden.

Die Verwirklichung von bedingungsloser Akzeptanz verlangt im positiven Sinne eine Grundhaltung, die die eigene Wertwelt nicht als Maßsystem setzt. Sie kann insofern als Beziehungsqualität, als Wärme empfunden werden, als sie keine häufig verwirklichten destruktiven Beziehungselemente wie Abwertung, Mißachtung, Macht beinhaltet. Sie kann als Beziehungsqualität wirksam sein, indem Nichtbewertung Unabhängigkeit und Gleichrangigkeit zusichert. Ein hohes Ausmaß an bedingungsloser Akzeptanz alleine macht eine therapeutische Beziehung selten optimal, sichert aber vor destruktiven Beziehungselementen und kann ausreichend sein für eine funktionierende, vor allem themenzentrierte therapeutische Arbeitsbeziehung.

Die Ergebnisse von Whitehorn und Betz (1975) - bei Neurotikern vergleichbar effektive Therapeuten unterscheiden sich hinsichtlich ihrer Effektivität bei Schizophrenen - legen nahe, daß die bei Schizophrenen erfolgreichen Therapeuten andere Beziehungsqualitäten verwirklichen; und zwar mehr spürbares Interesse an der Person, mehr Wärme und mehr Aktivität in der Beziehungsgestaltung. Bedingungslose Akzeptanz ist eine notwendige Therapeutenvariable zur Erhöhung von Selbstexploration und angstfreier, nicht defensiver Problemauseinandersetzung auf der je eigenen Erlebnisebene. Durch bedingungslose Akzeptanz wird der Klient auf sich selbst zurückgeworfen, ohne abgelehnt oder zurückgestoßen zu werden. Sie zielt mehr auf die Beziehung des Klienten zu sich selbst als auf seine Beziehung zum Therapeuten. Indem sie wirkungsorientiertes Beziehungsverhalten wie Defensivität, Macht-, Geltungs- und gezieltes Zuneigungsstreben verringert, kann sie indirekt alternative Beziehungsmöglichkeiten erfahrbar machen.

36. Wärme und spezifische Gerichtetheit von Wärme

Commitment an die Person, verwirklicht durch Interesse, Wärme, emotionale Beteiligung, Zuwendung und Nähe wurde vielfach untersucht und beschrieben. Wärme wird meist ausschließlich als emotional-atmosphärische Bedingung, als Beziehungsvehikel gewertet. Wir werden darüberhinaus deutlich machen, daß Wärme nicht nur das therapeutische Klime bestimmt, sondern intensives, klientenspezifisches Beteiligt- und Betroffensein beinhaltet.

a) Wirkung von Wärme auf der Basis des Rogerskonzeptes

Nach Rogers ist das Bedürfnis nach Wärme sowohl aktiv als auch passiv grundlegend und stellt eine notwendige Bedingung für psychische Entwicklung dar. Wärme wird passiv und aktiv erlebbar auf der Basis reziproker Affekte (Truax und Carkhuff 1967), d.h. Wärme und Freundlichkeit des Therapeuten lösen beim Klienten Wärme und Zuneigung aus, wodurch wiederum die Vermittlung von Wärme durch den Therapeuten gesteigert wird. (Zur komplexen Dynamik reziproken Verhaltens in der Therapiesituation: Mueller, W.J. and Dilling, C.A., Therapist-Client behavior and personality characteristics of therapists, Journal of Projective Techniques and Personality Assessements, 1968, 32.) Demnach sind für den Therapeuten dieselben Bedingungen reziproker Affekte wirksam wie für den Klienten mit dem Unterschied, daß der Therapeut gewissermaßen in Vorleistung geht und die emotionale Konstanz sichert. Die Zusammenhänge zwischen Wärme und Therapieausgang sind vielfältig. Wärme wird wirksam durch Verminderung von Angst und Defensivität mit der Folge der Steigerung von Selbstexploration. Sie bedingt durch die Erfüllung grundlegender Bedürfnisse ein konstruktives Entwicklungsklima.

b) Wärme als Voraussetzung für Emotionalisierung und Intensivierung des Beziehungserlebens

Die Erfahrung von Wärme kann emotional zentral und intensiv wirken, indem sie die emotionale Beteiligung und Erreichbarkeit sichert, in Richtung des dynamischen Veränderungsfaktors Intensität weist. Im Übertragungskonzept bedingt die Übertragungsbeziehung eine emotionale aktuelle Neubesetzung der Problematik bei gegebenen Bearbeitungsmöglichkeiten, d. h. auch hier wird von der Notwendigkeit unmittelbaren emotionalen Erlebens ausgegangen. In unserem Konzept ist die für Veränderung notwendige emotionale Intensität direkt in der Therapeut/Klient-Beziehung herstellbar mit direkten Auseinandersetzungs- und Verarbeitungsmöglichkeiten; übertragungsbedingte Emotionen werden in diesem aktuellen Beziehungskontext angegangen.

Beziehungserleben in unserem Sinne ist zwar auch Vehikel zur Selbstexploration, d.h. ungestörte Problemauseinandersetzung und Entwicklung von Selbstaktualisierungstendenzen, hat aber auch einen eigenständigen Stellenwert. Ein intensives Beziehungserleben erleichtert nicht nur die Selbsterfahrung, sondern ist eine wesentliche Beziehungserfahrung mit Konsequenzen für zukünftige Beziehungsfähigkeiten und Beziehungsmotivationen. Es wirkt sensibilisierend und differenzierend im Beziehungsbereich und erhöht und aktiviert das Bedürfnis nach Intensität. Nach unseren Erfahrungen ist es ein häufiges Phänomen, daß Klienten in den Anfängen der Therapie trotz steigender Selbstakzeptanz zu Rückzug, sozialem Desinteresse und Enttäuschung neigen. Intensität und Echtheit der therapeutischen Beziehung wird als Maßstab auch an andere Beziehungen angelegt, ohne daß die betreffenden Klienten diese Beziehungen bereits aktiv anders gestalten können. Sie sind zunächst sensibilisiert - aufgrund der Kontrasterfahrungen in der therapeutischen Situation - für Unechtheit, Flachheit, Unpersönlichkeit, Unverbindlichkeit und mangelnde Intensität von Beziehungen. Dieses daraus resultierende soziale Desinteresse wird überwunden, wenn die Klienten lernen, Beziehungen nicht nur passiv als ein gegebenes Angebot zu anderen zu erleben, sondern ihre eigenen Möglichkeiten der Beziehungsgestaltung zu entfalten, sich als an der Beziehung beteiligt erfahren. Intensives Beziehungserleben kann eine Neuerfahrung mit dynamischen Entwicklungsqualitäten darstellen und in Richtung neuer Beziehungsformen und damit Erlebniserweiterungen weisen. Beziehungserleben in unserem Sinne ist nicht nur Vehikel sondern auch Thema im therapeutischen Prozeß.

c) Gerichtetheit von Wärme

Damit Wärme als Beziehungsqualität erlebbar wird, muß sie spezifisch erfahrbar und thematisiert sein. Wärme als gleichbleibendes, unspezifisches Therapeutencharakteristikum mag den Therapeuten sympathisch machen und eine positive Beziehung begünstigen, ist aber weniger intensiv im Erleben als gerichtete Wärme, die empfunden wird als "er ist so zu mir", und die damit eine Aussage über die jeweilige Beziehung macht. Gerichtete Wärme ist nicht nur beziehungsintensiver, sondern sie beinhaltet auch Wechselseitigkeit und Beteiligung an der Beziehung. Wärme als gleichbleibendes, unspezifisches Verhaltensmuster, gewissermaßen als pauschale Emotion des anderen, führt nicht zu den gewünschten entwicklungsfördernden Erfahrungen, sich aktiv im sozialen Kontext erfahrbar zu machen.

37. Commitment und Entwicklungsaspekte der Beziehung

Emotionale Beteiligung, soziale Kompetenzerfahrung und Wechselseitigkeit der Beziehung ist bei einem statischen Beziehungsangebot nicht gegeben.

Nach unseren Erfahrungen ist Commitment zu Anfang der Therapie zentrierter auf Commitment an die Aufgabe und an die eigendynamische Entwicklung mit Neugiermotivation und Lernbereitschaft des Therapeuten und verlagert sich im Verlauf immer stärker auf Commitment an die Person. Dies spricht für eine eigendynamische Entwicklung der Beziehung mit zunehmend persönlicher Beteiligung. Wir meinen, daß eine Beziehungsentwicklung für den Klienten die mit der Person des Therapeuten machbaren Erfahrungen glaubwürdig begründet, die Gerichtetheit therapeutischer Wärme und Zuwendung spürbarer macht und das Beziehungserleben, über ein statisches Beziehungsangebot hinausweisend, in den Prozeß von Entwicklung und Veränderung einbezieht. Für die Effektivität von Therapie halten wir es für wesentlich, daß das Gesamtausmaß von Commitment des Therapeuten als baseline für den Therapieprozeß etwa gleichbleibend hoch ist, und daß kein Commitmentaspekt je ganz abwesend ist. Situative und verlaufsbedingte Verlagerung von Commitment ist eine Folge der persönlichen Beziehungsbereitschaft des Therapeuten, die einer Entwicklung bedarf und dabei Dynamik, Echtheit und Gerichtetheit vermittelt.

Das Anfangsinteresse am Klienten ist - wie hoch es auch immer sein mag - stärker fallbezogen als personbezogen. Hinzu kommt, daß das Erleben der persönlichen Beziehung auch bei dem Klienten eine Entwicklung braucht, so daß Commitment an die Person als Beziehungsentwicklung einen gemeinsamen Prozeß darstellt. Wärme, Akzeptanz, Echtheit, spürbares Interesse etc. ist zu Beginn der Therapie erlebbar als Beziehungsangebot, als Beziehungsmöglichkeit, wird aber erst im Verlauf spürbar gerichtete, gegenseitige und begründete Beziehung.

Das Rogerskonzept ist ein Beziehungskonzept, wobei das Beziehungsangebot relativ statisch erscheint; Beziehung ist dabei Voraussetzung für die Entwicklung der Person. Unseres Erachtens ist die Entwicklung der Beziehung genauso grundlegend.

- Beziehungsentwicklung vermittelt dem Klienten in der Therapie stets neue Beziehungsintensität. Ein positives, aber statisches Beziehungsangebot des Therapeuten führt eher weg von der Beziehung, indem sie so selbstverständlicher Hintergrund im Erleben wird.

- Beziehungsentwicklung fordert vom Klienten, repetitive, gestörte Beziehungsstrukturen zu bearbeiten.
- Beziehungsentwicklung bedeutet erlebbares persönliches Beteiligtsein an der Beziehung.

Das Erleben des Klienten kann über die angenehme, aber unpersönliche Feststellung: "mein Therapeut ist ein warmer, freundlicher Mensch" zum Erleben "er arbeitet gern mit mir" führen und kann erst dadurch von der wohltuenden, allgemein entwicklungsfördernden Erfahrung: "so können Menschen miteinander umgehen", "wenn man mir so begegnet, habe ich keine Angst" etc. zum spezifischen Beziehungserleben sich entwickeln.

Veranschaulichen läßt sich das Gemeinte durch eine vergleichende Betrachtung der Beziehung von Müttern zu ihren Neugeborenen. Spontan besteht kaum eine persönliche Beziehung, das Neugeborene ist fremd und gefühlsmäßig austauschbar. Dennoch bestehen häufig eine hohe Beziehungsbereitschaft, Interesse, Zuständigkeitsgefühle, Fürsorge etc. Dieses Interesse kann getragen sein durch das Wissen, daß es sich um ein persönlich wichtiges Lebewesen handelt, und durch das Vorhaben, eben dieses Kind aufzuziehen; damit ist es zukunfts- und gegenwartsbezogen. Eine zwischenmenschliche, spezifisch auf dieses Kind als Person gerichtete und wechselseitig begründete Beziehung entsteht erst im Verlauf des Kennenlernens spezifischer Reaktionen und intensiviert sich durch spürbare Resonanz des Kindes. Interesse, Gefühl der Zuständigkeit, Fürsorge, Bereitschaft etc. sind essentiell für das Überleben und damit Voraussetzung für die Entwicklung einer persönlichen Beziehung. Die Mutter/Kind-Beziehung verändert sich meist von lebens- und entwicklungsnotwendigen, unspezifischen Beziehungsvoraussetzungen zu einer persönlich emotionalen Beziehung, an der das Kind sowohl als Person als auch als eigenes Kind beteiligt ist. Ebenso wie die normativen Forderungen: - eine Mutter liebt ihr Kind von der 1. Sekunde an, ihre Liebe ist immer gleichbleibend stark, sie hat alle ihre Kinder gleich lieb etc. - nicht dem Erleben entsprechen können und eben dadurch häufig zu Konflikten, und in der Folge davon zu normorientiertem, erwartungsbezogenen, unechten Verhalten führen, sind wir überzeugt, daß die therapeutische Beziehung an Echtheit, Glaubwürdigkeit und qualitativen Möglichkeiten verliert, wenn sie gebunden an normative Forderungen, die nicht dem Erleben entsprechen, angetreten wird. Und wir konnten beobachten, daß wir weder für alle Klienten die gleiche Art Gefühle empfinden, noch daß die Empfindungen im Verlauf der Therapie inhaltlich gleich bleiben.

Rollo May und andere Therapeuten, die die therapeutische Beziehung als echte, zwischenmenschliche Beziehung erleben, formulieren, daß das therapeutisch effektive Gefühl zu anderen Liebe sei (R. May, Love and Will, Norton, New York 1969). Demgegenüber geht unser Verständnis in die Richtung, daß es sich um eine im Verlauf der Therapie zu entwickelnde und unter bestimmten Haltungs- und Einstellungsvoraussetzungen mögliche, aktive Beziehungsgestaltung mit wechselseitigen Erlebnisqualitäten handelt, für die uns der Begriff Liebe zu mystifizierend und undifferenziert erscheint. Lernbar, trainierbar und zu entwickeln ist die Herstellung bestimmter Voraussetzungen für positive Beziehungen (A. P. Goldstein, K. Heller, L. B. Sechrest, Psychotherapy and the Psychology of Behavior Change, Wiley, New York 1966). Nähe, Offenheit, psychische Erreichbarkeit fördern Sympathie und Beziehung. Die Herstellung von Nähe ist durch quantitative und qualitative Beziehungsbedingungen möglich, in der therapeutischen Situation handelt es sich weitgehend um qualitative Aspekte. Die Herstellung von Nähe, von wechselseitiger psychischer Erreichbarkeit ist ein wesentliches Element in der Entwicklung der therapeutischen Beziehung.

38. Nähe und psychische Erreichbarkeit als Voraussetzung für intensives Beziehungserleben

Erlebbare Nähe ist abhängig von dem Ausmaß, in dem Therapeut und Klient sich auf einer aktuellen, emotionalen Verständnisebene treffen. Nähe wird nicht durch das absolute Ausmaß von Verständnis des Therapeuten für Zusammenhänge und innere Vorgänge geschaffen, sondern ist abhängig von der aktuellen Übereinstimmung der Therapeutenäußerung mit der Erlebnisebene des Klienten. Daß Nähe, psychische Erreichbarkeit, Verstehen auf der jeweiligen Erlebnisebene, Beziehungssicherheit und Beziehungsintensität darstellt und daß das Fehlen davon zu Entfremdungserleben und Angst führt, läßt sich am Beziehungsverlust bei psychotischem Erleben aufzeigen.

Bleuler schreibt (E. Bleuler, Lehrbuch der Psychiatrie, Springer, Berlin 1969[11]): "der Begriff der Geisteskrankheit läßt sich danach nicht wissenschaftlich erfassen. Er ist an der persönlichen Erfahrung des gesunden Menschenverstandes mit sich selbst und mit seinen gesunden Mitmenschen gebildet. Wenn man von dieser Erfahrung aus nicht mehr begreifen, nicht mehr nachfühlen, nicht mehr dem eigenen Wesen verwandt empfinden kann, empfindet man als "fremd" (alienus), als aus dem Bereich der menschlichen Gesellschaft entrückt und in anderen Bereichen "festgerückt" (verrückt), als geisteskrank oder psychotisch".

Psychische Unerreichbarkeit löst in beiden Beziehungspartnern Entfremdungsgefühle und Angst aus, die sich wechselseitig hochschaukeln. Für die therapeutische Situation heißt das: je fremder, unverständlicher und vordergründig uneinfühlbarer sich ein Klient verhält und erlebt, umso entfremdender und destruktiver werden seine Beziehungserfahrungen sein, und umso wichtiger ist für ihn erlebbare Nähe, d. h. umso wichtiger ist es, eine Ebene zu finden, in der die Fremdheit aufhebbar ist, d. h. seine Erlebnisebene zu treffen. Dies ist nach unseren Erfahrungen auch bei psychotischem Erleben möglich durch Zentrierung auf die emotionale Ebene, die Einfühlbarkeit und Nähe wieder ermöglicht. So mag es uneinfühlbar sein, daß ein Mensch überzeugt ist, von anderen böse Gedanken eingegeben zu bekommen, aber seine Gefühle der Empörung, Verzweiflung, Fremdbestimmtheit, Selbstentfremdung - in ihm werden Dinge laut, die er nicht als zu sich gehörig empfindet - etc. sind einfühlbar, und auf dieser Ebene ist er erreichbar. Nach unseren Erfahrungen bedingt die so herstellbare Nähe auch für den Therapeuten, daß er sich in der Beziehung sicher und wohl fühlen kann; durch die Nähe und emotionale Beziehung verliert das psychotische Erleben auch für den Therapeuten das Erschreckende, Unberechenbare, Fremde, Beängstigende und "Verrückte", ohne daß er es deshalb übersieht oder den Klienten in seiner Wahrnehmung bestätigt.

Mahrer (A. R.Mahrer, Therapeutic outcome as a function of goodness of fit on an internal external dimension of interaction; in Psychotherapy: Theory, Research and Practice, Vol. 12, Spring 1975) diskutiert im Zusammenhang mit therapeutischer Effektivität und Übereinstimmung der Erlebnisebenen die Dimensionen internale und externale Interaktion. Mahrers These ist, daß die Effektivität der Therapie von dem Ausmaß abhängt, in dem der Therapeut den Klienten aktuell psychisch erreicht, d.h. von dem Ausmaß der Übereinstimmung der Therapeutenäußerung mit der jeweiligen Erlebnisebene des Klienten. Diese Übereinstimmung muß sowohl bei internaler als auch bei externaler Interaktion gegeben sein und der jeweiligen Dimension entsprechen. Interaktionen, die die Therapeut/Klient-Beziehung betreffen, werden als external bezeichnet, weil sie Teil der Auseinandersetzung mit der äußeren Welt sind, und mit derselben Entsprechung aufgegriffen wie internale Interaktionen. Damit ermöglicht Mahrer die konsequente Umsetzung und Ausweitung des Empathiekonzeptes auf ein Beziehungskonzept.

Der Ansatz von Mahrer - Güte der Übereinstimmung der Interaktionsachse - und unser Konzept der psychischen Erreichbarkeit hat eine zentrale Bedeutung für die Weiterentwicklung beziehungsorientierter Psychotherapie. Wir übernehmen deshalb hier die Arbeit von Mahrer im ganzen.

(Übersetzung)

Alvin R. Mahrer

"THERAPEUTISCHER ERFOLG ALS FUNKTION DER GÜTE DER ÜBEREINSTIMMUNG AUF EINER INTERNALEN-EXTERNALEN INTERAKTIONSDIMENSION

Ziel ist es, die Interaktionsachse eines Patienten als entweder internal oder external zu identifizieren, und die These zu diskutieren, daß die therapeutische Effektivität teilweise eine Funktion der Güte der Übereinstimmung zwischen der Interaktionsachse des Patienten und der vom Therapeuten angenommenen ist.

DIE INTERNALE INTERAKTIONSACHSE

Was ist zu diesem Zeitpunkt in der Psychotherapie das Hauptobjekt dessen, worin die Person verwickelt ist: die primäre Beteiligung, das

Bewußtseinsziel, die Interaktionsachse? Ist es mit etwas Externalem oder Internalem? In welchem Ausmaß hat die Person in diesem speziellen Augenblick eine Gefühlsreaktion in bezug auf etwas mit sich selbst? Die Interaktionsachse ist in dem Ausmaß internal, in dem angenommen werden kann, daß sich die Person in einer emotionalen Interaktion mit sich selbst befindet. Diese Person versucht, die internale Körperempfindung zu identifizieren: ist die Körperempfindung in der Brust oder im Magen, intensiviert sie sich oder schwindet sie, ist es ein heißes Dumpfheitsgefühl oder ein sausendes Schwindelgefühl, ist es lokalisiert oder generalisiert? Diese Person hat eine emotionale Interaktion mit etwas Internalem; sie fürchtet jene keimende Tendenz; ist zufrieden, so zu sein; haßt jenen Impuls; argumentiert gegen einen internalen Opponenten; ist stolz über jene Qualität; kämpft gegen den internalen Feind; ist an der Grenze von dem, was im Innern ist, überkommen zu werden; lauert aufmerksam aus Furcht, daß die Wut ausbricht; unternimmt eine letzte Anstrengung gegen "es"; ist erschreckt von ihrem eigenen Benehmen; tritt zur Seite und beobachtet ihr eigenes Verhalten aus sicherer Distanz; versucht, Protest über diese gänzlich passive Art herauszuschreien; ist verwirrt über ihre eigene zitternde Hand oder plötzlich laute Stimme oder Wutausbruch oder Woge der Erregung oder das Einhüllen in Schweigen. In alledem ist die Interaktionsachse internal, denn es ist eine emotionale Beteiligung zwischen der Person und etwas in Bezug auf sie selbst.

Die vorherrschende Interaktionsachse kann internal sein, selbst wenn sich der logische Inhalt der Worte auf externale Ereignisse bezieht. So z. B. kann die Person dem Therapeuten berichten, wie gut sie ihre Nahrungsaufnahme kontrolliert, und doch ist die vorherrschende Interaktionsachse die emotionale Beziehung zwischen der Person und sich selbst: "Ich bin ziemlich stolz auf mich. Ich beginne, Gefallen daran zu finden, auf einmal mein eigenes Verhalten unter Kontrolle zu haben. Ich fange an, mich zu mögen." Sie mag über Ereignisse bei der Arbeit sprechen, die zeigen, wie zulänglich sie ist. Und doch ist die vorherrschende Interaktion internal; es ist, als ob sie Argumente gegen einen internalen Opponenten sammeln würde, der über sie als ein unzulängliches Nichts spottet. Er mag über das Endstadium der Krankheit seines älteren Bruders sprechen; zwar bezieht sich der logische Inhalt auf externale Ereignisse, die vorherrschende Interaktionsachse aber ist ein Kampf gegen seine eigenen, aufsteigenden heißen Tränen und unkontrollierbares Schluchzen. Hinter dem externalen logischen Inhalt ist eine Person verwickelt in eine internale emotionale Interaktion mit sich selbst.

Manchmal ist es relativ leicht, eine vorherrschende internale Interaktionsachse zu erkennen, selbst wenn der logische Inhalt der Worte etwas aussagt über ein externales Ereignis. Es ist schwieriger zu erkennen, daß eine Person mit internalen Geschehnissen in Interaktion ist, wenn das alles durch verworrenes Denken und bizarres Verhalten getarnt ist, oder wenn die Person in einer Krise gefangen ist, welche die eigene internale Interaktion der Person mit dem, was aus dem Inneren ausbricht, verdeckt (Binswanger 1958; Forer 1963; Jourard 1968; Mahrer 1972a, 1972b), oder wenn die Person die internale Interaktion hinter einem anderen Individuum versteckt, das als der sichtbare Patient vorgeschoben wird. Den Patienten als auf einer internalen Interaktionsachse befindlich zu identifizieren, ist eine aktive Beurteilung. Der Therapeut muß arbeiten, manchmal sehr hart, um hinter den logischen Inhalt, die Worte, das bloße Verhalten, die Verrücktheit zu schauen, um zu sehen, daß die Person in emotionaler Interaktion mit sich selbst steht.

Eine internale Interaktion ist auch kein fortdauernder Zustand oder Merkmal der Person. Es ist eine Beschreibung der Art, wie eine Person zu diesem Zeitpunkt ist. Einige Personen mögen sich in größerem Ausmaß in entweder internalen oder externalen Interaktionen bewegen; einige mögen als in entweder internaler oder externaler Interaktion für kürzere oder längere Zeiträume beschrieben werden; einige mögen leicht und fließend von der einen Achse zu der anderen wechseln. Und doch kann die internale-externale Dimension der Interaktion weder als Persönlichkeitsdimension (wie internale oder externale Kontrolle) oder als Persönlichkeitstypologie (wie die Introversion oder Extraversion Jung's) gedacht werden. In der Tat kann Übung die Patienten dazu befähigen, diese Interaktionsweisen geschickt zu benutzen (Carkhuff 1969; Gendlin 1969).

Wenn die Person in eine internale Interaktion verwickelt ist, lautet die These, daß effektive Therapie dann gegeben ist, wenn der Therapeut die internale Natur der Interaktion annimmt. Der Therapeut arbeitet innerhalb des Bezugsrahmens der Beziehung der Person zu internalen Aspekten von sich selbst. Was hervorstechend wird, schließt die emotionale Beziehung zwischen der Person und etwas von ihrem eigenen Selbst ein. Wenn die vorherrschende Interaktionsachse internal ist, beinhaltet effektive Therapie ein Teilen dieser Achse, eine Wechselseitigkeit bezugnehmender Kontexte, ein Annehmen der internalen Achse, ein Übergehen in die internale Interaktionsachse der Person - die Güte der Übereinstimmung.

Wie schafft der Therapeut diese Güte der Übereinstimmung? Wenn sich die Person von ihrer eigenen inneren Feindseligkeit zurückzieht, wie paßt sich der Therapeut der internalen Achse dieser Interaktion an? Der gemeinsame Nenner ist ein Teilhaben an der emotionalen Interaktion der Person mit sich selbst. Die "...Antwort des Psychotherapeuten bezieht sich immer auf etwas, das direkt gegenwärtig ist in dem eigenen momentanen Bewußtsein des Individuums" (Gendlin 1964); wenn dieses Etwas ihr emotionales Verhältnis zu ihrer inneren Feindseligkeit ist, wird der Psychotherapeut die internale Interaktionsachse der Person teilen. Jede Annäherung, die die internale Interaktion hervortreten läßt, gewährleistet den therapeutischen Prozeß. Auf diese Art und Weise kann der Therapeut die Natur der Feindseligkeit interpretieren, ihr helfen, sich auf das Körpergefühl des Sich-davon-zurückziehens zu konzentrieren; die irrationale Idee, die der Feindseligkeit zugrundeliegt, identifizieren; zu Assoziationen zu der Feindseligkeit ermuntern; das Ziel des feindseligen Verhaltens klären; sich in ihre Gefühle der Feindseligkeit einfühlen; die feindseligen Schlüsselreize desensibilisieren; die Lerngeschichte ihrer feindseligen Empfänglichkeit erforschen; ihr helfen, ihrer Feindseligkeit mit Widerstand zu begegnen. In alledem befindet sich der Therapeut mit der Person auf der Achse internaler Interaktion. Obwohl jede Annäherung ein unterschiedliches Element wählen kann, ist der gemeinsame Nenner das Teilen der emotionalen Interaktion der Person mit einem internalen Aspekt ihrer selbst.

Unsere These ist, daß der therapeutische Prozeß nicht gewährleistet ist, wenn die Person sich in einer internalen Interaktion mit sich selbst befindet und der Therapeut diese Interaktion als external behandelt. Wenn beispielsweise die Person sich in einer internalen Interaktion gegen ihre aufkommende Verletzbarkeit in Schweigen hüllt, ist die Güte der Übereinstimmung niedrig, wenn der Therapeut auf einer externalen Achse ist, d.h. das Schweigen als eine Art des Widerstandes gegenüber dem Therapeuten versteht oder versucht, Kontrolle über die therapeutische Situation zu gewinnen. Wenn eine Frau über ihre Kindheit spricht, um sich selbst zu überzeugen, daß der Fehler in frühen Problemen liegt, ist die Güte der Übereinstimmung niedrig, wenn der Therapeut ihr auf einer externalen Interaktionsachse begegnet, zum Beispiel als ob sie den Therapeuten mit wesentlichem persönlichen, historischem Material versieht, um seine Anerkennung zu finden, oder um Erlaubnis zu bitten, ein Kind zu sein. Solche Folgerungen können oft gut sein, sie liegen aber auf der Achse externaler Interaktion, während die Person internal mit sich in Interaktion steht. Obwohl der logische Inhalt der Worte einer Mutter external ist, während sie das Beharren ihres Sohnes auf seinem Daumenlutschen beschreibt, ist die Achse ihrer Interaktion internal, wenn sie ängstlich mit ihren eigenen, tieferen Tendenzen, ihm gegenüber in Zorn auszubrechen, interagiert. Güte der Übereinstimmung ist in dem Maße niedrig, als der Therapeut mit der Interaktion als external verfährt - z.B. indem er ihr ein Programm anbietet zur Änderung der verstärkenden Möglichkeiten des Daumenlutschens ihres Sohnes, nach der Geschichte dieses Verhaltens forscht; ihr Wärme und Fürsorge gewährt, oder ihr hilft, das beharrende Daumenlutschen zu verstehen. In dem Maße, in dem sie mit etwas Internalem interagiert - ängstlich ist über ihre eigene explosive Gewalt gegenüber ihrem Sohn - erreichen therapeutische Antworten, die nicht auf dieser internalen Achse liegen, niedrige Güte der Übereinstimmung und verhindern gemäß unserer These, daß effektive therapeutische Prozesse eingeleitet werden.

Unter Bedingungen von niedriger Güte der Übereinstimmung ist unsere These, daß die therapeutischen Prozesse nicht gewährleistet sind; Therapie wird nicht in Gang kommen; sie wird sich schwerfällig und monoton dahinschleppen, die Person wird irgendwie protestieren, indem es ihr schlechter geht oder indem sie den externalen Interaktionen des Therapeuten Widerstand leistet oder indem sie sich von Therapie zurückzieht.

DIE EXTERNALE INTERAKTIONSACHSE

In diesem besonderen Augenblick der Psychotherapie mag die vorherrschende Interaktion der Person entlang einer Achse zwischen der Person und der externalen Welt liegen. Anstelle eines vorherrschenden Beteiligtseins an einer emotionalen Interaktion mit dem, was internal geschieht, ist der Brennpunkt der Interaktion die externale Welt. Die Interaktionsachse ist external, wenn das vorherrschende Beteiligtsein in einer spezifizierten Beziehung zwischen der Person und der externalen Welt besteht. Die Hauptbelange dieser Person sind in eine Interaktion investiert, die gerichtet ist auf Beherrschung und Kontrolle von etwas Externalem; oder sie zieht sich vor einer externalen Bedrohung zurück; oder sie baut eine sichere Distanz zu dem auf, was draußen ist; oder sie folgt passiv der stärkeren externalen Person; oder sie baut eine Vertrauensbeziehung zu einer externalen Gruppe auf.

Die vorherrschende Interaktionsachse ist external, wenn die Person als auf externale Reize antwortend beschrieben wird, oder als mit Aspekten der externalen Situation beschäftigt, oder als eine besondere Art externaler Welt aufbauend, oder beschäftigt mit externalen Zielen. Die Interaktion ist external, wenn die Personen beschäftigt sind mit dem, was "da draußen" ist als eine mögliche Quelle von Abhängigkeit, Zugehörigkeit, einfachem menschlichen Kontakt, Wärme, Freundschaft. Die Interaktionsachse ist external, wenn die Person mit dem "da draußen" beschäftigt ist als einem Ursprung von Bestrafung, oder einem Mittel, Bestrafung zu verhindern. Indem sie lästig, widerspenstig, von der Norm abweichend, unverständig, antagonistisch, unerziehbar oder voller Haß wird, kann darin die vorherrschende Interaktion der Person mit der externalen bestrafenden Kraft bestehen.

Eine der häufigsten externalen Interaktionen ist eine Verwicklung mit einer gottähnlichen therapeutischen Gestalt (allwissend, alles verstehend, überaus reif, stark), welche die Person in ozeanische Akzeptanz hüllt (Verständnis, Liebe, Fürsorge, positive Wertschätzung, Einfühlungsvermögen). Die vorherrschende Achse ist keine Interaktion zwischen dem Patienten und sich selbst (internal), sondern vielmehr zwischen dem Patienten und dem Therapeuten. So hochgeschätzt ist diese Interaktion bei Patienten ebenso wie bei Therapeuten (Mahrer 1970 c), daß sie als Kern nahezu aller hilfreichen Beziehungen verherrlicht wurde (Bordin 1959; Goldstein, Heller + Sechrest 1966; Kovacs 1965; May 1958; Mullan + Sangiuliano 1964; Rogers 1957; Schofield 1964; Shoben 1949; Truax 1963).

Manchmal hat der logische Inhalt von dem, was der Patient sagt und tut, mit ihm selbst zu tun, und doch ist die vorherrschende Interaktionsachse auf etwas Externales gerichtet. So mag die Person über ein Körpergefühl innerer Unruhe sprechen, aber die vorherrschende

Interaktion ist die Übermittlung einer Botschaft an den externalen Therapeuten - ist es so, wie Sie wollen, daß ich bin; werden Sie aufhören, mich so fühlen zu lassen; verstehen Sie, was so ein Gefühl bedeutet? Oder der logische Inhalt mag sich auf Kämpfe gegen eine innere Tendenz zur Gewalt beziehen (oder Suizid, oder Aufgeben, oder Verrücktwerden). Obwohl der logische Inhalt etwas über Internales aussagt, ist die primäre Interaktionsachse zwischen der Person und der externalen Welt (oft dem Therapeuten): Ich rufe nach jemandem, der mir hilft; ich brauche Ihre Zustimmung, um zu schreien und zu brüllen; es ist wichtig für mich, mich in der Gegenwart von jemandem wie Ihnen bitterlich zu beklagen; bitte beschützen und kontrollieren Sie mich gegen all das; werden Sie mich voll akzeptieren, selbst wenn ich schwach bin und kaum fähig, damit fertig zu werden? Um die vorherrschende momentane Interaktionsachse der Person als external zu identifizieren, ist es erforderlich, nach dem zu suchen, was hinter dem logischen Inhalt steht und nicht dem Irrtum zu verfallen, den logischen Inhalt mit der Interaktionsachse zu vermischen (Mahrer 1970d). Es bedarf einer klinischen Beurteilung. Oft muß die externale Natur einer Interaktion durch das Labyrinth ablenkender Umwege und verworrener Kommunikation erkannt werden (Gendlin 1972; Haley 1963; Laing + Esterson 1970; Mahrer 1970a; Rogers 1966; Szasz 1956).

Wenn die vorherrschende Achse eine Interaktion zwischen dem Patienten und der externalen Welt ist, so lautet unsere These, daß effektive Therapie in dem Maße gegeben ist, in dem der Therapeut diese externale Interaktion erkennen und sie übernehmen kann. Was der Therapeut tut, wird durch die Güte der Übereinstimmung charakterisiert, wenn es Bedeutung innerhalb dieser externalen Interaktionsachse hat. Wenn z. B. die externale Interaktion der Person als Forderung nach Akzeptanz beschrieben werden kann, interagiert der Therapeut entsprechend external, wenn er Akzeptanz gewährt; er interpretiert die Suche nach Akzeptanz als analog zu Akzeptanz-Suchen in der Geschichte dieser Person; er hilft ihr, effektive Verhaltensweisen bei dieser Suche zu erlernen; er achtet auf die zugrunde liegenden irrationalen Vorstellungen; er bietet Einblick in die intrapsychische Basis des Suchens nach Akzeptanz an; oder zeigt seine Gefühle über das Erfüllen einer solchen Rolle auf. Die Gemeinsamkeit ist, daß der Therapeut innerhalb der externalen Interaktionsachse der Person arbeitet (teilhabend, übernehmend).

Unsere These ist, daß der therapeutische Prozeß nicht gegeben ist, wenn die externale Interaktion des Patienten behandelt wird, als sei sie eine internale mit ihm selbst. Wenn die Person ziemlich genau als auf einer externalen Interaktionsachse befindlich beschrieben ist, würde die Güte der Übereinstimmung niedrig sein, wenn der Therapeut über die Art des derzeitigen körperlichen Befindens nachfragt; wenn er erklärt, wie der Patient sich fühlen muß; wenn er versucht, die Reaktionen des Patienten zu internalen Geschehnissen zu klären; wenn er sich bemüht, den Patienten auf eine Achse einer emotionalen Interaktion zu bewegen, oder wenn er antwortet, als ob die vorherrschende

Interaktion der Person die mit irgendeinem internalen Aspekt von sich selbst sei.

In einem gewissen Sinn ist es leichter, den internalen Pol zu identifizieren als den externalen. Das heißt, wenn die Interaktion internal ist, ist die Person immer mit irgendeinem Aspekt von sich selbst verwickelt. Aber wenn die Interaktion external ist, kann die Interaktionsachse zwischen dem Patienten und dem Therapeuten sein oder zwischen dem Patienten und einer leicht identifizierbaren anderen bedeutsamen Gestalt, oder mit einem unbestimmten, unspezifischen, generalisierten Anderen. Der Therapeut fragt: "Gerade jetzt, in dieser externalen Interaktion, wer oder was ist der externale Pol der Betroffenheit? Bin ich es? Ist es der ältere Bruder, die Ehefrau/der Ehemann, der Chef, der Feind, die verstorbene Mutter? Gegen was oder wen ist diese Interaktion external gerichtet?" Manchmal ist die beste Beschreibung die, daß die externale Interaktion zwischen dem Patienten und dem Therapeuten stattfindet. Vergeben (oder Übereinkunft oder Bestrafung oder was auch immer) wird beim Therapeuten gesucht. Aufrichtige Hilfe, um Verhalten zu ändern, wird beim Therapeuten gesucht - und nicht bei irgendeinem anderen. Bestätigung, etwas wert zu sein, wird vom Therapeuten gefordert und von niemandem sonst. Die Empörung der Person (oder Wut oder Unbehagen) wird gegen den Therapeuten gerichtet und nicht gegen den Vater oder Chef oder bedeutsamen Anderen.

Wenn die externale Interaktion den Therapeuten betrifft, lautet unsere These, daß effektive Therapie in dem Maße gegeben ist, in dem der Therapeut sich dieser besonderen externalen Interaktion anpaßt (teilhat, teilnimmt, übernimmt). Was immer der Therapeut tut, liegt innerhalb des Rahmens der Person, die external mit dem Therapeuten interagiert. Dadurch kann der Therapeut die Patient/Therapeut-Beziehung interpretieren, berichtigende emotionale Erfahrung anbieten, die Aufforderung ablehnen, Verzeihung gewähren, mit der Person arbeiten, um gewisse Verhaltensweisen zu verändern, persönliche Gefühle als Gegenleistung offenbaren, auf die geforderte Rolle eingehen, oder sonst irgendetwas tun, was eine Güte der Übereinstimmung mit der externalen Interaktion der Person mit dem Therapeuten gewährleistet.

Manchmal ist die externale Achse zu einer anderen Schlüsselfigur als dem Therapeuten gerichtet. Nehmen wir an, daß die getreueste Beschreibung der Interaktionsachse die ist, daß sie von der Person zur Mutter, zum Partner oder älteren Schwester geht. Zum Beispiel mag der Patient Vergeben von der sterbenden Mutter suchen. Ihr Haß mag gegen den Liebhaber gerichtet sein, dessen Glut abkühlt. Verstehen und Akzeptanz werden nicht so sehr vom Therapeuten gesucht als von der älteren Schwester. Die neu gefundene Vertraulichkeit und Freiheit, nahe zu sein, werden auf eine externale Interaktion mit dem Ehemann oder historischen Vater gerichtet. In diesen externalen Interaktionsarten bezieht sich die Beteiligung auf einen definierten signifikanten Anderen, der nicht der Therapeut ist. In anderen Augenblicken besteht die externale Interaktion mit einer undefinierten anderen Person oder einem situativen Zusammenhang, welche entweder nicht oder am besten durch den Therapeuten und die therapeutische Situation erfüllt wird. So kann zum Beispiel die externale Interaktion mit jemandem stattfinden, der ein Bewunderer sein kann, oder eine besorgte Mutter, oder ein Vertrauter, oder ein Sexualpartner, oder ein Verschwörergefährte gegen die externale Welt, oder ein gestattender Elternteil, oder ein externaler Kontext, der Zugehörigkeit, oder Familie, oder Abhängigkeit oder Struktur und Kontrolle, oder feste Grenzen oder Sicherheit gewährt.

Wenn der Therapeut diese externalen Interaktionen in der Therapeut/Patient-Beziehung zusammenkommen läßt, kann nach unserer These die Güte der Übereinstimmung niedrig genug sein, um therapeutische Effektivität zu gefährden. Wenn die externale Interaktion mit der sterbenden Mutter in eine mit dem Therapeuten zurückgeführt wird, dann ist die Güte der Übereinstimmung beschnitten. Wenn der Kern der Interaktion die schlecht behandelte ältere Schwester ist, dann ist das therapeutische Potential dieser Interaktion aufgelöst, wenn die Betroffenheit in die therapeutische Situation abweicht. Mindestens drei Alternativen bleiben offen, um eine starke Güte der Übereinstimmung zu erhalten. Eine Möglichkeit ist, daß der Therapeut die Interaktion zu der Gestalt vermittelt, die hohe Güte der Übereinstimmung besitzt. Bell (1963) und Framo (1972) sind stellvertretend für jene, die sich einsetzen für aktuelle Interaktionen mit dem genauestens identifizierten signifikanten Anderen. Wenn die Interaktionen der Person sich gegen die sterbende Mutter richten, vermittelt der Therapeut die aktuellen Interaktionen mit der realen Gestalt der sterbenden Mutter, vielleicht durch vorgestellte oder fantasierte aktuelle Interaktionen mit der realen Gestalt der sterbenden Mutter (z. B. Shorr 1972; Stampfl + Levis 1967). Die zweite Alternative für den Therapeuten ist, die Interaktion zu einem situationsgebundenen Kontext zu vermitteln, der gewählt wurde, weil er die richtige Güte der Übereinstimmung gewährt (Mahrer 1970b). Z. B. beschreiben Carkhuff (1969) und Hurvitz (1970), wie Selbsthilfegruppen besser angebracht sein können als viele therapeutische Situationen, um Kontexte von Struktur und Kontrolle, Zugehörigkeit, Ich-Stützung, Sicherheit oder praktische Akzeptanz zu gewähren. Die dritte Alternative für den Therapeuten ist, die therapeutische Situation in hoher Güte der Übereinstimmung aufzubauen. Der Therapeut kann versuchen, die externale, interagierende Rolle des elterlichen Zulassens, oder Wärme und Verstehen, oder bedingungslose Bewunderung oder teilhabende Verschwörung gegen die externale Welt zu gewähren. Der Therapeut kann der gute Vater der Person, oder Vertrauter oder Liebhaber oder Feind oder Beschützer oder Lehrer oder Held werden. In jedem Fall lautet unsere These, daß ein effektiver therapeutischer Prozeß gegeben ist, wenn der Therapeut eine Güte der Übereinstimmung mit der externalen Interaktionsachse der Person gewährt, - egal, ob die Interaktion gegen den Therapeuten, eine definierte signifikante andere Gestalt oder einen spezifisch situationsgebundenen Kontext gerichtet ist.

Ich neige zu der Hypothese, daß das Ausmaß von Verhaltensänderung und die Tiefe "intrapsychischer" Persönlichkeitsänderung weniger eine Funktion des Ortes der Person auf der Dimension der internalen-externalen Interaktion ist, sondern eher eine der Güte der Übereinstimmung zwischen der internalen oder externalen Interaktionsart des Patienten und der vom Therapeuten übernommenen.

Gibt es irgendeine Untersuchung, die mehr oder weniger eindeutige Belege für diese Hypothese oder die Haltbarkeit dieser allgemeinen These liefert? Die Studien und Überblicke der Patient-Therapeut-Interaktion handeln nicht von den Variablen, die wir in Betracht ziehen (z. B. Dollard + Auld 1959; Kanfer + Marston 1964; Lennard + Bernstein 1960; Matarazzo, Wiens + Saslow 1965; Overall + Aaronson 1963). Wie von Bergin (1967) und Strupp (1964) zusammengefaßt, hat die Untersuchung der Patient-Therapeut-Ähnlichkeit, Übereinstimmung und Vereinbarkeit nicht die internale-externale Dimension der Interaktion berücksichtigt. Der Forschungsbeweis fehlt zwar, aber die am nächsten kommenden Meßverfahren sind vielleicht die, die Tiefe des Fühlens des Klienten und das Ausmaß des Experiencing einschätzen (Kirtner + Cartwright 1958; Rogers, Gendlin, Kiesler + Truax 1967; Truax + Carkhuff 1967).

LITERATUR

BELL, J.E.: A theoretical position for family group therapy. Family Process, 1963, 2, 1-14.

BERGIN, A.E.: Further comments on psychotherapy research and therapeutic practice. Internat. Journal of Psychiatry, 1967, 3, 317-323.

BINSWANGER, L.: The case of Ellen West: An anthropological-clinical study. In: R. May, E. Angel + H.F Ellenberger (Eds.), Existence. A new dimension in psychiatry and psychology. New York, Basic Books 1958.

BORDIN, E.S.: Inside the therapeutic hour. In: E.A. Rubenstein + M.B. Parloff (Eds.), Research in psychotherapy. Washington D.C., American Psychological Association, 1959.

CARKHUFF, R.R.: Helping and human relations. New York, Holt, Rinehart and Winston 1969.

DOLLARD, J. + Auld, F.: Scoring human motives. New Haven, Conn., Yale University Press 1959.

FORER, B.: The therapeutic value of crisis. Psychological Reports, 1963, 13, 275-281.

FRAMO, J.L.: Therapy involving adults with their families of origin: You can go home again. Paper delivered at American Psychological Association. Honolulu, Hawaii 1972.

GENDLIN, E.T.: A theory of personality change. In: P. Worchel + D. Byrne (Eds.), Personality Change. New York, Wiley 1964.

GENDLIN, E.T.: Focusing. Psychotherapy: Theory, Research and Practice, 1969, 6, 4-15.

GENDLIN, E.T.: Therapeutic procedures with schizophrenic patients. In: M. Hammer (Ed.), The theory and practice of psychotherapy with specific disorders. Springfield, Ill., Charles C. Thomas 1972.

GOLDSTEIN, A.P., HELLER, K. + SECHREST, L.B.: Psychotherapy and the psychology of behavior change. New York, Wiley 1966.

HALEY, J.: Strategies of psychotherapy. New York, Grune and Stratton 1963.

HURVITZ, N.: The characteristics of peer self-help groups and their implications for the theory and practice of psychotherapy. Psychotherapy: Theory, Research and Practice, 1970, 7, 41-49.

JOURARD, S.M.: Disclosing man to himself. New York, Van Nostrand Reinhold 1968.

KANFER, F.H. + MARSTON, A.R.: Characteristics of interactional behavior in a psychotherapy analogue. Journal of Consulting Psychology, 1964, 28, 456-467.

KIRTNER, W.L. + CARTWRIGHT, D.S.: Success and failure in client-centered therapy as a function of client-personality variables. Journal of Consulting Psychology, 1958, 22, 259-274.

KOVACS, A.L.: The intimate relationship: A therapeutic paradox. Psychotherapy: Theory, Research and Practice, 1965, 2, 97-104.

LAING, R.D. + ESTERSON, A.: Sanity, madness, and the family. New York, Penguin Books 1970.

LENNARD, H.L. + BERNSTEIN, A.: The anatomy of psychotherapy. New York, Columbia University Press 1960.

MAHRER, A.R.: Motivational theory: Foundations of personality classification. In: A.R. Mahrer (Ed.), New approaches to personality classification. New York, Columbia University Press 1970

MAHRER, A.R.: Self-change and social change. Interpersonal Development, 1970, 1, 159-166(b).

MAHRER, A.R.: Some known effects of psychotherapy and a reinterpretation. Psychotherapy: Theorie, Research, and Practice, 1970, 7, 186-191(c).

MAHRER, A.R.: Interpretation of patient behavior through goals, feelings, and context. Journal of Individual Psychology, 1970, 26, 186-195(d).

MAHRER, A.R.: The Human Relations Center: Community mental health from a motivational perspective. Corrective Psychiatry and Journal of Social Therapy. 1972, 18, 39-45(a).

MAHRER, A.R.: Theory and treatment of anxiety: The perspective of motivational psychology. Journal of Pastoral Counseling, 1972, 7, 2-16(b).

MATARAZZO, J D., WIENS, A.N. + SASLOW, G.: Studies in interview speech behavior. In: L. Krasner + L.P. Ullmann (Eds.), Research in behavior modification: New developments and their clinical implications. New York, Holt, Rinehart + Winston 1965.

MAY, R.: Contributions of existential psychotherapy. In: R.May, E. Angel + H.F.Ellenberger (Eds.), Existence: A new dimension in psychiatry and psychology. New York, Basic Books 1958.
MULLAN, H. + SANGIULIANO, I.: The therapist's contribution to the treatment process. Springfield, Ill., Charles C.Thomas 1964.
OVERALL, B. + AARONSON, H.: Expectations of psychotherapy in patients of lower socioeconomic class. American Journal of Orthopsychiatry. 1963, 33, 421-430.
ROGERS, C.R.: The necessary and sufficient conditions for therapeutic personality change. Journal of Consulting Psychology, 1957, 21, 95-101.
ROGERS, C.R.: Some learnings from a study of psychotherapy with schizophrenics. In: A.Goldstein and S.Dean (Eds.), The investigation of psychotherapy. New York, Wiley 1966.
ROGERS, C.R., GENDLIN, E.T., KIESLER, D. + TRUAX, C.B.: The therapeutic relationship and its impact : A study of psychotherapy with schizophrenics. Madison, University of Wisconsin Press 1967.
SCHOFIELD, W.: Psychotherapy: The purchase of friendship. Englewood Cliffs, New Jersey, Prentice Hall 1964.
SHOBEN, E.J.: Psychotherapy as a problem in learning theory. Psychological Bulletin, 1949, 46, 366-392.
SHORR, J.E.: Psycho-imagination therapy. New York, Intercontinental Medical Book Corporation 1972.
STAMPFL, T.G. + LEVIS, D.J.: Essentials of implosive therapy. Journal of Abnormal Psychology. 1967, 72, 496-503.
STRUPP, H.H.: The outcome problem in psychotherapy revisited. Psychotherapy: Theory, Research and Practice, 1964, 1, 1-13.
SZASZ, T.S.: The myth of mental illness. New York, Hoeber-Harper 1956.
TRUAX, C.B.: Effective ingredients in psychotherapy: An approach to unraveling the patient-therapist interaction. Journal of Counseling Psychology, 1963, 10, 256-263.
TRUAX, C.B. + CARKHUFF, R.R.: Toward effective counseling and psychotherapy: Training and practice. Chicago, Aldine 1967."

Wir stimmen mit Mahrer überein, daß therapeutische Effektivität abhängig ist von der jeweils hergestellten Nähe und der damit gegebenen emotionalen Erreichbarkeit des Klienten. Unseres Erachtens führen Versuche, vage mitschwingende, internale Aspekte als zentral aufzugreifen, bei gegebener externaler Erlebnisebene des Klienten nicht zu einer vertieften Zuwendung zum internalen Bereich, sondern wirken eher distanzierend und irritierend.

Der angestrebte Effekt, bei vermehrter Verbalisierung internaler Aspekte (Tausch) durch selektive Bestätigung die Selbstexploration zu erhöhen, tritt unseres Erachtens nur vordergründig ein. Selbstexploration kann zwar so gesteigert werden, dürfte aber weniger emotional intensiv erlebbar sein; weiterhin stellt dieses Therapeutenverhalten eine zusätzliche Lenkungserfahrung dar, und es läuft auf Kosten der Möglichkeiten von Beziehungserleben. Ein nicht adäquates Aufnehmen von z. B. auf die Therapeut/Klient-Beziehung zielenden Interaktionen läßt wesentliche Bereiche zentralen emotionalen Erlebens in der Therapie aus.

Die Forderung nach Empathie im Beziehungsbereich klingt zunächst selbstverständlich. Sie hat wichtige Konsequenzen für das Therapeutenverhalten, wenn man bedenkt, daß Interaktionen hinsichtlich der Therapeut/Klient-Beziehung häufig indirekter, vorsichtiger und unklarer geäußert werden als internale Aspekte. Die Therapeutenreaktion ist dem Klienten hierbei besonders wichtig, und sie wird oft ängstlich und unter großer psychischer Spannung erwartet. Das direkte Verständnis für die aktuellen Beziehungserwartungen, -wünsche, -ängste, -ansprüche hilft, das Beziehungserleben zu intensivieren und zu bearbeiten und die gesamte emotionale Beteiligung und damit das Intensitätserleben zu steigern. Vom Therapeuten verlangt es Sensibilität und Wahrnehmungsbereitschaft von Klientenäußerungen dieser Art und Aktivität in diesem Bereich. Beides sind Commitmentfaktoren, indem sie Beziehungsbereitschaft und Personinteresse des Therapeuten voraussetzen.

Nähe ist ein wesentliches Beziehungskriterium unter anderen. Nähe ohne Entwicklungsaspekte der Beziehung und ohne Commitment im Sinne von Verbindlichkeit kann, isoliert verwirklicht, Beziehungsbedürfnisse punktuell erfüllen ohne übergreifende Bedeutung, d.h. sie kann risikofrei und aus dem sonstigen Erleben ausgegliedert sein. Dies kann z.B. der Fall sein bei Encountergruppen (L.A. Gerber 1974), die auf schnelle Beziehungssensationen ohne Entwicklung und ohne Übertragbarkeit ausgerichtet sind.

39. Aktivität und Thematisierung der Beziehung

Aktivität im Ansprechen, Klären, Verstehen, Gestalten und Vermitteln der Beziehung korreliert mit Effektivität der Therapie. Eine Untersuchung von Mitchell und Mitchell (Ch. B. Truax and K. M. Mitchell, Research on certain Therapist Interpersonal Skills in Relation to Process and Outcome, in: Bergin and Garfield, 1971) ergab, daß effektive Therapeuten signifikant häufiger Klientenäußerungen auf sich beziehen. Ob dies geschieht, um Übertragungseffekte zu erhöhen oder um die aktuelle Therapeut/Klient-Beziehung zu bearbeiten, ist für die Bedeutung des Ergebnisses zunächst gleichgültig. Auf unser Konzept bezogen ist das Ergebnis folgendermaßen interpretierbar: Klientenäußerungen sind häufig beziehungsorientiert und werden durch Verbalisierung bzw. Reaktion auf der Beziehungsebene adäquat verstanden und führen so zur emotionalen Erreichung des Klienten und zu Nähe. Das Ansprechen der Beziehung aktualisiert das Beziehungserleben, vermittelt Commitment und erhöht wechselseitiges persönliches Interesse. Aktives Ansprechen und Thematisierung der Beziehung vermittelt ihre Gerichtetheit. Dadüberhinaus ist das Ansprechen der Beziehung für Therapeut und Klient emotional sehr intensiv.

Mit Aktivität in und Thematisierung von Beziehungserleben ist nicht Meta-Kommunikation über Beziehung gemeint. Die aktive Vermittlung des therapeutischen Beziehungsangebotes und die Thematisierung sowohl der Therapeut/Klient-Beziehung als auch anderer Beziehungsprobleme des Klienten erhöht Experiencing in diesen Bereichen und erweitert thematisch "meaning-attribution" auf den Beziehungskontext.

Zeichen von Zu- oder Abneigung, Verliebtheit, Gekränktheit etc. werden nicht wie sonst meist in Beziehungen indirekt aufgegriffen, realisiert oder abgewiesen, defensiv beantwortet etc., sondern direkt und aktiv thematisiert und auf der je gegebenen Gefühlsebene verstanden. Hierdurch ist es möglich, sie weder auf der Handlungsebene noch einseitig als Übertragungsphänomene, sondern vielmehr auf der Erlebnisebene zu erfahren und zu klären. Das zunächst empfundene Handlungsziel, wie z. B. Abbruch der Beziehung, aggressives Verhalten, Zärtlichkeit, intime Beziehungen etc., wird verlagert auf die Ebene der Selbsterfahrung und Differenzierung sowohl der eigenen Empfindungen als auch der Beziehung. Das Im-Kreis-Denken um eine Ja-nein-Entscheidung wird unterbrochen ohne enternotionalisiert zu werden, und ermöglicht wird so eine Erlebniserweiterung.

Ein Klient, der in seinen Beziehungen zu Frauen sehr eingeschränkt war, da er sie stets nur unter dem Aspekt Sexualpartner betrachtete, deutete Gefühle der Zuneigung zur Therapeutin für sich konsequent als rein sexuelles Interesse, das er durch Zeichen - Blickkontakt etc. - vermittelte. Durch das Ansprechen seiner Gefühle wurde es ihm möglich, aus dem festgefahrenen Denkkreis "was will ich, was will die, wie kriege ich die" herauszutreten und die Beziehung für sich als Neuerfahrung zu erleben. Hierbei wurde ihm z. B. klar, daß Sexualität für ihn bisher die Funktion hatte, verwirrende Emotionen in diese Richtung zu lenken, für sich einordnend und überschaubar zu machen und so die Beziehung ohne emotionales Risiko abzuhaken. Es wurde ihm klar, daß er bisher Zuneigung unter erwachsenen Personen nicht erleben konnte und trotz aktiven Sexuallebens isoliert war. Darüberhinaus konnte er durch das Ansprechen seiner Verliebtheit auf der Ebene des Verständnisses die therapeutische Beziehung als echt positiv auf seine Person gerichtet erfahren.

Eine Klientin, die auch die therapeutische Beziehung "strapaziert" (nächtliche Anrufe, Anrufe unter Alkohol, Sondertermine etc.), äußert wiederholt Ängste, in anderen Beziehungen (Männer, Ärzte, Kollegen) "rausgeschmissen" zu werden. Aktives Ansprechen, daß sie auch in der Therapie Angst habe, rausgeschmissen zu werden, hilft nicht nur, die therapeutische Beziehung zu klären, sondern ermöglicht auch in bezug auf das generelle Beziehungsproblem eine differenziertere Auseinandersetzung. Wir meinen damit nicht das Herausarbeiten aller auf die therapeutische Beziehung hindeutenden Elemente einer Äußerung im Sinne von

Übertragungsförderung und Verständnisreduktion, durch Ausschalten komplex-mehrdimensionalen Verstehens, sondern vielmehr aktive Empathie dieses Erlebnisbereiches.

Eine adäquate Reaktion auf das "Strapazieren" der Beziehung ist unseres Erachtens weniger die Frage: was macht der Klient mit mir und Deutung des Verhaltens etwa als Erpressung, sondern vielmehr vermitteltes Verständnis für das Bedürfnis, die Beziehung zu prüfen, für das Gefühl, keine freiwillige Zuwendung erhalten zu können, nicht wirklich gemocht zu werden oder auch für den Konflikt zwischen Wünschen nach Nähe und Angst vor Abhängigkeit, der dazu führt, Beziehungen nach einem bewährten Schema enden zu lassen. Aktivität und Thematisierung heißt in diesem Falle, Verständnis hierfür verbal zu vermitteln und aktiv eine Gegenerfahrung zu ermöglichen. D.h. der Klientin durch alle "Prüfungen" hindurch Sicherheit der Beziehung zu vermitteln, ohne erpreßbar zu sein; es heißt z.B., den Wunsch nach einem Sondertermin richtig als Beziehungsprüfung zu verstehen, zu akzeptieren und zu klären, unabhängig von seiner realen Erfüllbarkeit. Es heißt, das Verhalten und Erleben der Klientin sowohl auf der Ebene ihrer früheren Erfahrungen zu sehen und zu verstehen, als auch in bezug auf die aktuelle therapeutische Beziehung zu hinterfragen, wieso und wodurch Unsicherheit aufkommt.

- Beziehungskonzepte ausweiten und Alternativen aktivieren.

Wir beziehen Aktivität und Thematisierung nicht nur auf die Therapeut/Klient-Beziehung, sondern auf Beziehungsprobleme generell. Dies führt zu einer Ausweitung des klassischen klientenzentrierten Konzeptes, wie es etwa bei Tausch dargestellt wird, wo die therapeutischen Interaktionen weitgehend auf die internale Bezugsachse des Klienten beschränkt bleiben sollen. Äußerungen des Klienten über wichtige andere Personen (significant others; Truax u. Mitchell 1971) werden aktiv aufgenommen. Der Therapeut versucht, den emotionalen Bedeutungsgehalt für den Klienten sowohl in bezug auf die spezifisch angesprochene Beziehung als auch als Ergebnis seiner Erfahrungen und Erwartungen zu verstehen. Und der Therapeut versucht, geschildertes Verhalten der jeweiligen wichtigen anderen Person empathisch zu verstehen und dadurch zu helfen, daß der Klient seine Beziehung neu erfahren kann. Damit bietet er gleichzeitig ein neues, weniger defensives Beziehungsmodell an; der Klient lernt, Beziehung nicht nur zu erleben unter dem Aspekt: was tut der andere mir, sondern auch unter dem Aspekt, wie verstehe ich den anderen als eigenständige Person.

Eine Klientin, die darüber klagt, daß ihr Mann ihr keine Gefühle zeigt und sich von ihm abgelehnt glaubt, kommt durch das Gespräch mit dem Therapeuten, der versucht, einfühlende Äußerungen sowohl in bezug auf die Gefühle der Klientin als auch in bezug auf den geschilderten Partner zu machen, darauf, daß ihr Mann ihr gegenüber noch wesentlich mehr Gefühle zeigt als gegenüber anderen Menschen und sieht sich nicht mehr nur als von ihm abgelehnt, sondern versteht ihn als Menschen mit Schwierigkeiten im Äußern von Gefühlen und sich selbst als sehr abhängig von Gefühlsbeweisen. Damit ist das Problem auf eine andere Ebene verlagert mit neuen und anderen Auseinandersetzungsmöglichkeiten in bezug auf Beziehungserleben und -verhalten.

Die Einbeziehung von Äußerungen über significant others hat darüberhinaus auch einen Effekt auf die Therapeut/Klient-Beziehung. Sie vermittelt Nähe und Übereinstimmung, indem wichtige Erlebnisbereiche einbezogen werden. Sie vermittelt emotionale Beteiligung des Therapeuten, indem sie über das gemeinsame Bemühen um Verständnis für einen Dritten ein Wir-Gefühl aufkommen läßt und vermittelt, daß die therapeutische Beziehungserfahrung auf andere Beziehungen übertragbar ist.

Das Anbieten neuer Beziehungskonzepte erfolgt in bzw. durch die therapeutische Beziehung selbst und durch Thematisieren, Klären, Erfahrbarmachen von z.B. bestehenden Beziehungsvorurteilen, von selffulfilling prophecy im Sozialverhalten, von hierarchischem Beziehungsverhalten, Beziehungsparadoxien etc.

Eine zwangskranke Klientin, die ihr Beziehungserleben stark unter den Ewigkeitsanspruch stellt, bemüht sich, eine emotional befriedigende Beziehung abzubrechen, da wenig Aussicht besteht, daß diese Beziehung "etwas wird". Auf den Trennungsversuch reagiert sie mit vermehrtem Zwang, ohne aber deshalb ihre Entscheidung in Frage zu stellen. Ihre Haltung, den Wert einer Beziehung nach deren Zukunft zu bemessen, empathisch zu thematisieren, hilft ihr sowohl im kognitiven als auch im emotionalen Bereich, ihre Beziehungskonzepte zu hinterfragen und auszuweiten.

Oder eine Klientin fühlt sich stets unterlegen und verhält sich im Sozialkontakt zurückhaltend und bescheiden bis unterwürfig. Gleichzeitig leidet sie sehr unter sozialer Nichtbeachtung und klagt, von ihrer Umwelt als bedeutungslos angesehen zu werden, einfach keine Chancen bei anderen zu haben und in ihrer Meinung nie ernst genommen zu werden. Eine akzeptierende, verständnisvolle aber auch erklärende Konfrontation mit ihrem Verhalten als selffulfilling prophecy erleichtert ihr eine Neuorientierung sowohl ihres Selbstkonzeptes "mich beachtet man nicht, weil an mir nichts zu beachten ist" als auch ihre Wahrnehmung der anderen "die sind alle viel selbstbewußter und stärker als ich" als auch ihres Beziehungserlebens "die wollen mich alle nur unterdrücken".

Ein ganz anderer Aspekt von Aktivität als wichtiges Kriterium für die therapeutische Beziehung ergibt sich aus einer Betrachtung von Klientenwünschen und -bedürfnissen. Legitime Klientenwünsche in bezug auf die Beziehung orientieren sich zunächst an den erlebten Gegebenheiten in der Beziehung.

Bei einem therapeutischen Beziehungskonzept, das spürbar nicht gleichrangig aufgebaut ist, das mit Doppelbindungen arbeitet, bei dem der Therapeut emotional schwer erreichbar und neutral bleibt, konzentrieren sich Klientenwünsche auf Klärung bzw. Änderung der Machtpositionen, Klärung ihrer Stellung innerhalb anderer Klienten, Befriedigung von Abhängigkeits-, Unabhängigkeitswünschen und Wünsche, die therapeutische Neutralität zu durchbrechen, und so die therapeutische Beziehung in Anlehnung an bestehende Beziehungskonzepte in eine reale Beziehung zu überführen. Hier sind Wiederholungen bekannter Konflikte (Eltern/Kind-Machtkonflikte, Eifersucht auf Geschwister etc.) gegeben, deren Lösung gewünscht wird. Und die Besonderheit der Beziehung wird nicht als anzustrebendes, neues Beziehungskonzept erfahren, sondern führt zu Wünschen in Richtung Abbruch oder Realisierung nach bestehenden Beziehungsmustern (Liebesverhältnis, Konkurrenzverhältnis etc.).

Bei einem therapeutischen Beziehungskonzept, das Wärme, bedingungslose Akzeptanz, Echtheit und Gleichrangigkeit in den Vordergrund stellt, können Klientenwünsche hinsichtlich der Beziehung in eine andere Richtung gehen. Das therapeutische Beziehungsangebot ist eine Neuerfahrung, ohne daß Klienten das Neue, das Andere spontan fassen oder benennen können; es vermittelt angenehme Gefühle der Nähe und weckt Sympathie für den Therapeuten, ohne daß diese Sympathie eindeutig interpretiert ist. Ein positives Beziehungsangebot ist gegeben, ohne daß es für Klienten als Reaktion oder Entwicklung einer Beziehung erklärbar ist. Dieses Erlebnis führt zu Bedürfnissen nach Klärung der Beziehung, nach Verstehen dessen, was vor sich geht, nach Einordenbarkeit etc. Und es führt aufgrund der anfänglichen Unklarheit in bezug auf die eigene Beteiligung und in bezug auf Zuneigungsbedingungen des Therapeuten zur Forderung nach aktiver Auseinandersetzung, nach Dynamik der Beziehung. Klienten hinterfragen Wärme und bedingungslose Akzeptanz auf ihre Glaubwürdigkeit und Gerichtetheit, sie wollen wissen, ob dies Methode oder Beziehung ist, sie wollen wissen, ob dieses Beziehungserleben übertragbar ist auf andere Situationen und Beziehungen, sie wollen wissen, ob eine echte Bereitschaft zur Auseinandersetzung mit ihnen gegeben ist. Sie wollen die erlebte Alternative zu anderen Beziehungskonzepten klären, untersuchen und verstehen. Diesen legitimen Bedürfnissen wird durch gleichbleibende passive, ungerichtete Wärme und Akzeptanz überhaupt nicht entsprochen.

Wir meinen mit Aktivität und Thematisierung der Beziehung nicht, daß dieses Thema den therapeutischen Prozeß dominieren sollte oder daß Klienten in diese Richtung dirigiert werden. Gemeint ist Aktivität und Sensibilität des Therapeuten in bezug auf Verbalisierung beziehungsrelevanter Kommunikation, Vermittlung seines Beziehungsangebotes und Erleichterung von Experiencing alternativer Beziehungskonzepte.

40. Mehrdimensionalität der Beziehung

Die therapeutische Beziehung ist mehrdimensional. Sie bewegt sich im Bereich professioneller Zusammenarbeit und behandlungsspezifischer Elemente sowie auf persönlicher Ebene. Sie beinhaltet und bearbeitet repetitive und spezifische Beziehungsaspekte. Sie ist Sonderbeziehung und sie ist übertragbares Beziehungsmodell. Sie ist definiert in ihren Kontraktbedingungen, und sie ist offen in der Entwicklung. Dabei ist sie jeweils nicht eine Synthese, sondern erlebbar mehrdimensional, d.h. sie ist nicht vergleichbar etwa einer Arbeitsbeziehung mit guter kollegialer Atmosphäre, sondern sie ist Arbeitsbeziehung und persönlich involvierendes zwischenmenschliches Geschehen etc. Die Vermittlung von Commitment ist intensiver und dynamischer, wenn sie dem Prinzip der Mehrfachinformation Rechnung trägt. Commitment ist erfahrbar, wenn Kriterien wie Nähe, Wärme, Zuständigkeit, Wechselseitigkeit, emotionale Beteiligung, Interesse sowohl im intellektuellen als auch im emotionalen Bereich spürbar werden, wenn internale und externale Erlebnisebenen aufgegriffen werden, wenn Beziehungskriterien professionell und persönlich realisiert sind, wenn Beziehung verbal und averbal vorhanden ist.

41. Spezifität der Beziehung

In die therapeutische Beziehung gehen stets repetitive Elemente, d.h. Erwartungen, Haltungen, Bedürfnisse, die sich aus früherem Beziehungserleben herleiten und verstehen lassen, ein. Daneben hat aber jede Beziehung spezifische Aspekte, die wesentliche Erlebnisqualitäten und Entwicklungs- und Veränderungswirkungen haben.

Die repetitiven Elemente müssen als solche verstanden und bearbeitet werden. Dies ist unseres Erachtens auch möglich, ohne das gesamte Übertragungskonzept zu übernehmen. Ein adäquates Verständnis repetitiven Beziehungsverhaltens erfordert Übereinstimmung zwischen Therapeutenäußerung und Erlebnisebene des Klienten, diese Übereinstimmung erfordert Einbeziehung und Verbalisierung sowohl des repetitiven Aspektes als auch der aktuellen Gefühlslage. Beschränkung auf den repetitiven Aspekt und seine Deutung als solchen reduziert die Therapie auf ein tendenziell rationaleres Entstörungskonzept, unabhängig davon, ob eher mit Methoden des Einsichtigmachens im Sinne von Ellis (rational-emotive-therapy) oder mit Übertragung gearbeitet wird.

Die Einbeziehung spezifischer Aspekte geht über Entstörung hinaus in Richtung emotionaler Entwicklung, da hierbei nicht nur pathogenisierende Beziehungserfahrungen analytisch aufgearbeitet und verstanden werden, sondern emotional umstrukturierende Neuerfahrungen von spezifischer, aktueller Beziehung gegeben sind mit intensiver Beanspruchung der Entwicklungskapazitäten des Klienten.

a) Gefühlsspezifität: Wir hatten dargestellt, daß ein gewisses Ausmaß an Wärme und Akzeptanz, von positiven Gefühlen gegenüber dem Klienten notwendig für eine konstruktive therapeutische Beziehung sind. Diese Gefühle sind nur insofern eine unspezifische, klientenunabhängige Qualität des therapeutischen Beziehungsangebotes, als die allgemeine Bereitschaft und Fähigkeit zur Herstellung einer Beziehung gegeben ist; ihre inhaltliche emotionale Ausprägung muß spezifisch sein. Beispielhaft verdeutlicht heißt das: die vermittelten und empfundenen positiven Gefühle gegenüber einem psychisch schwer erreichbaren, schweigenden Klienten mögen in Richtung Beziehungswunsch, ernsthaftes Bemühen um einen emotionalen Kontakt bis hin zu körperlicher Berührung, Zuneigung, mit dem Schwerpunkt auf Helfen-wollen, Sorge, Sich-zuständig-fühlen, Nicht-aufgeben wollen etc., gehen. Bei einem Klienten etwa mit schneller Entwicklung und eigenständigen neuen Problemlösungsformen können die positiven Gefühle beschreibbar sein als Faszination, Lernen-wollen und können, aktives Mitgehen und Teilnehmen an einem konstruktiven Prozeß, Bewunderung für den Klienten. Gefühle gegenüber Klienten sind vielfältig und spezifisch, sie können in Richtung Fürsorge, Interesse, hohe Lernbereitschaft, Zuneigung, Freundschaft, Solidarität, Vertrautheit, Zutrauen, Gemeinsamkeit, Intensität von Beziehungserleben, intensives Mitgefühl, Sich-wohl-fühlen mit dem Klienten, gemeinsame Interessen haben etc. gehen.

Die Spezifität der Gefühle gegenüber Klienten ermöglicht weitgehend therapeutische Akzeptanz und Wärme, indem sie Unabhängigkeit von starren persönlichen und normativen Beziehungskriterien gewährleistet. Gefühlsspezifität ermöglicht intensive emotionale Beziehungen außerhalb normativer Beziehungsvorstellungen. Konkret heißt das: spezifische Gefühle ermöglichen es, einen Menschen echt als liebenswert, interessant, angenehm etc. zu erleben, auch bei gleichzeitigem Wissen darum, daß wenig gemeinsame Möglichkeiten etwa auf der Handlungsebene oder im Hinblick auf Zusammenleben, -arbeiten, -wohnen etc. gegeben sind. Durch Spezifität der positiven Gefühle kann die Notwendigkeit von Ähnlichkeit bzw. Verschiedenheit als Voraussetzung für eine konstruktive Therapeut/Klient-Beziehung aufgehoben werden. Sie bedeutet Ausdehnung therapeutischer Beziehungsmöglichkeiten ohne Intensitäts- oder Wärmeverlust und ohne die Gefahr schablonenhafter, allgemeiner, ungerichteter Akzeptanz.

Spezifische Gefühle bedingen eine unabhängige Akzeptanz und Wärme, sie liegen auf einer anderen Ebene als z. B. jemanden "trotzdem" mögen, weil er nichts dafür kann, weil er andere positive Eigenschaften hat, die die negativen ausgleichen, so daß man diese in Kauf nehmen kann etc.

Spezifische Gefühle sind bewertungsunabhängig. Durch Gefühlsspezifität in der Beziehung wird die normative Forderung nach Begründbarkeit von Sympathie/Antipathie anhand eigener Wertsysteme aufgehoben, d. h. sie werden nicht beeinträchtigt durch die Gegensätzlichkeit von Werthaltungen von Therapeut und Klient. Spezifität der Gefühle in der Beziehung setzen beim Therapeuten "tolerance of ambiguity", Aushalten von Widersprüchen und Mehrdimensionalität innerhalb des eigenen Gefühlslebens und bezogen auf Gefühle und kognitive Werthaltungen voraus.

Unser Commitmentkonzept fordert emotionale Beteiligung des Therapeuten und steht gleichzeitig im Gegensatz zu normativen Gefühlsforderungen. Hohe Sympathiebereitschaft bzw. -verpflichtung und apriori gegebenes, unspezifisches Beziehungsinteresse kann zu positiven Vorurteilen führen, und im Sinne der Theorie der Vermeidung kognitiver Dissonanzen (Festinger) zur Wahrnehmungsverfälschung und damit zur Unfähigkeit akkurater Empathie oder auch zur Bedingtheit von Akzeptanz führen, wenn die Sympathiebereitschaft an normativen Beziehungsvorstellungen orientiert ist. Eine normative Forderung nach unspezifischer "Klientenliebe" des Therapeuten erscheint uns normativen Forderungen nach unspezifischer Tierliebe, Kinderliebe, Liebe zu sozial Benachteiligten, Kranken, Arbeitern etc. vergleichbar. Eine positive emotionale Einstellung gegenüber der Gruppe "Psychisch Beeinträchtigte" kann insofern günstig für die Herstellung einer spezifischen positiven Therapeut/Klient-Beziehung sein, als sie das Fehlen negativer Vorurteile, Beziehungsbereitschaft, Commitment an und Zutrauen in eigendynamische Entwicklungen, Offenheit für abweichendes Verhalten, professionelles Engagement und allgemeines Interesse an Menschen beinhalten mag. Als normative Forderung jedoch wirkt sie ebenso dem Aufbau einer echten Beziehung zwischen Personen entgegen, wie andere karitative oder, im Sinne der ethischen Forderung, ein guter Mensch zu sein, normative Beziehungsbedingungen; auch das Dilemma zwischen der Forderung nach positiven Gefühlen in der therapeutischen Beziehung und der Ablehnung von Gefühlsforderungen ist unseres Erachtens nur durch spezifische Gefühle in der Beziehung lösbar.

b) Bereichsspezifität: Die therapeutische Beziehung ist spezifisch in bezug auf den inhaltlichen Charakter der Gefühle gegenüber verschiedenen Klienten, und sie ist spezifisch in bezug auf die jeweilige Thematik der emotionalen Interaktion, d. h. eine spezifische Variation der erlebten und vermittelten Gefühle des Therapeuten ist nicht nur von Klient zu Klient, sondern auch von Bereich zu Bereich gegeben. Bereichsspezifität beinhaltet Differenziertheit, Vielschichtigkeit und Lebendigkeit des Beziehungserlebens ohne Akzeptanzgefälle, d. h. ohne daß der Klient die destruktive Erfahrung macht, abhängig von seinem Verhalten oder der jeweiligen Thematik akzeptiert zu sein.

So kann die spürbare therapeutische Zuwendung in einem Bereich stärker getragen sein von vermittelten Gefühlen wie etwa: hinter dem Klienten zu stehen, zu ihm zu halten, für ihn da zu sein, in einem anderen von Gefühlen wie: ihn intellektuell als Gesprächspartner ernst zu nehmen oder eindringliches Bemühen um emotionale Nähe und Mitfühlen oder die Auseinandersetzung fördernde Konfrontation und Aktivität usw. Bereichsspezifität heißt nicht unbedingt, daß der Therapeut der jeweiligen Gefühlslage und Thematik des Klienten entsprechend emotional mitschwimmt im Sinne von z. B.: traurig-weiche Stimmungslage des Klienten bedingt traurig-weiche Therapeutenreaktion. Dies wäre ein vom Klienten und der von ihm angesprochenen Bereiche abhängiges, rein reaktives Therapeutenverhalten, das wenig konstruktive Momente im Sinne von Prozeßpower und Sicherheit und Autonomie in der Beziehung beinhaltet. Bereichsspezifität des Therapeuten heißt nicht, die jeweilige Gefühlslage des Klienten einzunehmen, sondern meint spezifisches Reagieren auf spezifische Signale in einem spezifischen Kontext.

Wenn z. B. ein Klient kurz vor Beendigung der Therapie aggressive Regungen gegenüber dem Therapeuten zeigt, so reagiert der Therapeut nicht seinerseits aggressiv oder defensiv beschwichtigend, sondern realisiert die Aggression im Zusammenhang mit der bevorstehenden Beendigung als Trennungsangst, d. h. er erfaßt den jeweiligen spezifischen, emotionalen Bereich und nicht nur das isolierte Gefühl.

Spezifität der Beziehung heißt nicht, daß die Verwirklichung konstruktiver Bedingungen, das therapeutische Beziehungsangebot abhängig ist vom Klienten und von ihm manipuliert oder bestimmt wird. Anderson (Truax und Mitchell 1971) kam in einer Untersuchung zu dem Ergebnis, daß Empathie, Wärme und Echtheit relativ überdauernde Therapeutenvariablen darstellen, die unabhängig von der Person und der Problemlage des Klienten verwirklicht werden. Das Ausmaß der Verwirklichung schwankt von Therapeut zu Therapeut, ist aber relativ konstant gegenüber verschiedenen Klienten. Alexik und Carkhuff (Truax und Mitchell 1971) untersuchten die Abhängigkeit von Therapeutenäußerungen vom Klientenverhalten. Es wurde folgende experimentelle Situation hergestellt: Ein Klient hatte je ein Gespräch mit einem hinsichtlich des Ausmaßes der Verwirklichung der drei Variablen (Empathie, Wärme, Echtheit) hoch und einem diesbezüglich tief eingestuften Therapeuten. Der Klient war angewiesen, in beiden Gesprächen im ersten und im letzten Drittel ein hohes Ausmaß an tiefer Selbstexploration zu verwirklichen und im mittleren Zeitabschnitt ein geringes Ausmaß.

Die Untersuchung ergab, daß die Verwirklichung der Variablen bei dem als hoch eingestuften Therapeuten, unbeeinflußt vom Klienten, gleichbleibend hoch war, bei einigen Therapeuten war in der Phase geringer Selbstexploration sogar ein Anstieg von Empathie gegeben. Demgegenüber zeigten sich die als tief eingestuften Therapeuten abhängig vom Klientenverhalten; die Verwirklichung der Variablen sank in der Phase geringer Selbstexploration merklich ab, bei einigen Therapeuten wurde das Niveau auch in der Abschlußphase mit tiefer Selbstexploration des Klienten nicht mehr erreicht. Übertragen wir das Ergebnis auf unser Spezifitätskonzept, so besagt das: die Steigerung von Empathie in der Phase geringer Selbstexploration ist klientenzentriertes, spezifisches, aber nicht abhängiges Therapeutenverhalten; demgegenüber ist das Nachlassen in der Verwirklichung konstruktiver Bedingungen bei "schlechtem" Klientenverhalten eine unspezifische, abhängige Reaktion. Reaktives Therapeutenverhalten im Sinne von Abhängigkeit der vermittelten Wärme des Therapeuten von der Wärme und Freundlichkeit des Klienten, Ausmaß von Empathie in Abhängigkeit von dem Ausmaß an Tiefe der Selbstexploration des Klienten ist unseres Erachtens eine unspezifische Reaktion, indem sie beliebig auslösbar und nicht autonom gesteuert ist. Hier ist die Wirkung reziproker Affekte einseitig in Richtung Klient zu Therapeut gegeben.

In diesem Zusammenhang fragen wir uns, ob die häufige Betonung der Wichtigkeit des richtigen therapeutischen Umganges mit Manipulationsabsichten des Klienten, die Zentrierung auf die Frage: "was macht der Klient mit mir" einen Hinweis für die Anfälligkeit des Therapeuten für eine vom Klienten gesteuerte reziproke Beziehungsgestaltung bedeutet Uns sind leider keine empirischen Untersuchungen über Zusammenhänge zwischen Beschäftigung mit dem Thema Manipulation durch den Klienten und Ausmaß der Verwirklichung konstruktiver Variablen bekannt.

Wir nehmen an, daß hier Zusammenhänge bestehen, indem Akzeptanz-, Stimmungs- und Verhaltensabhängigkeit des Therapeuten vom Klienten auf defensive Grundhaltungen deutet. Bernstein (L. A. Gerber 1974) glaubt, daß es sich bei mangelnder Wärme, bei emotionalem Rückzug des Therapeuten um eine Fehlinterpretation der Gegenübertragungsgefahr handelt. Dies ist in anderen Worten Angst vor passiven, reziproken Affekten.

Bereichsspezifität ermöglicht es, bei verschiedenen Klienten mit verschiedenen Problemlagen und bei einem Klienten mit wechselnden Problemlagen ein hohes Ausmaß konstruktiver Bedingungen zu verwirklichen, ohne die Beziehung dabei zu ritualisieren, zu entpersonifizieren, zu entemotionalisieren, d.h. ohne Verlust von Intensität und Gerichtetheit des Beziehungserlebens.

c) Störungsspezifität: Wir wollen im folgenden versuchen, Beziehungsspezifität im Zusammenhang mit Störungsstrukturen zu verdeutlichen.

Ein störungsspezifisches Beziehungsangebot des Therapeuten besagt, daß der Therapeut neben dem Verständnis der aktuellen Gefühlslage und der aktuellen emotionalen Bedeutung von Klientenäußerungen übergreifend zentriert ist auf das spezifische Beziehungsbedürfnis, das der Klient an ihn hat. D. h. der Therapeut muß sensibel sein für das jeweilige spezifische emotionale Defizit im Beziehungserleben des Klienten. Störungsspezifität des therapeutischen Beziehungsangebotes ist wesentlich, wenn man bedenkt, daß die Wirksamkeit konstruktiver Beziehungsvariablen nicht nur abhängig von dem Ausmaß ihrer Verwirklichung durch den Therapeuten ist, sondern wesentlich von dem Ausmaß ihrer Wahrnehmbarkeit durch den Klienten abhängt. Inwieweit, in welcher Ausprägung, in welcher Gewichtung und mit welcher emotionalen Bedeutung in Richtung Entwicklungs- und Veränderungsmöglichkeiten das therapeutische Beziehungsangebot vom Klienten wahrgenommen wird ist mit bedingt durch Beziehungserwartungen, -erfahrungen und spezifische Defizite.

So bedeutete z. B. für eine sehr junge Klientin, die sich von ihren Eltern geliebt und bei Mitschülern beliebt fühlte, aber meist die Rolle der lieben, niedlichen, harmlosen Kleinen hatte, die vermittelte therapeutische Wärme sehr wenig. Sie stellte lediglich eine vertraute und erwartete Annehmlichkeit dar, deren Fehlen unter Umständen destruktiv gewesen wäre, deren Vorhandensein für das Beziehungserleben der Klientin aber unerheblich war. Demgegenüber bedeutete für sie die intensive Vermittlung von Achtung ihrer Person und in der therapeutischen Beziehung ernst genommen zu werden eine Neuerfahrung. Ernstgenommen zu werden stand im Widerspruch zu ihren bisherigen Erfahrungen und mußte von daher, um glaubwürdig zu sein, massiver und permanenter vermittelt werden als Wärme und Zuneigung. Ernstgenommen zu werden war für die Klientin eine Kontrasterfahrung und wirkte von daher emotional intensiv. Es entsprach ihrem spezifischen Defizit in bezug auf Beziehungserleben und traf damit eine aktuelle und emotional bedeutsame Bedürfnisebene.

Für eine Klientin, die sich weder im physischen noch im sozialen Raum identisch abgrenzen und der Dialektik von Trennung und Bindung nicht entrinnen kann - symptomatisch setzt sich dies u. a. in bedrohliche Herzängste um -, heißt störungsspezifische Beziehung intensives, angstfreies Umgehen und Überschreiten der Beziehungsgrenzen, die die Klientin unablässig setzt.

Ein Beispiel für nicht-störungsspezifische Beziehung ist der beharrliche Konformitätsdruck, der häufig sogenannten paranoid-schizophren Gestörten entgegengebracht wird. Damit werden unspezifische, normative Entwicklungsvorstellungen Personen mit minimaler Konformitätsmotivation entgegengebracht (A. J. Marsella, Conformity and psychopathology: A comparative study of conformity behaviors in manic-depressive, paranoid-schizophrenic and normal populations, Journal of Clinical Psychology, Vol. 31, Nr. 3, 1975).

Ein störungsspezifisches therapeutisches Beziehungsangebot bedeutet nicht den Verzicht auf die Verwirklichung irgendeiner konstruktiven Variablen - in unserem Beispiel etwa Weglassen von Wärme, sondern vielmehr Akzentuierung des jeweils entwicklungs- und veränderungsrelevantesten Bereiches in der Beziehung.

Die Erfahrung zeigt, daß Klienten, vorausgesetzt die Atmosphäre ist angstfrei und gleichrangig genug, um dies zuzulassen, solange auf ein Thema zurückkommen bzw. daran festhalten, bis sie sich verstehen und verstanden fühlen: Gendlin "Exact specifity" (E. T. Gendlin, Client-Centered and Experiental Psychotherapy, in: Wexler and Rice 1974). Übertragen auf das Beziehungserleben heißt das, solange ein Klient ein bestimmtes Beziehungsbedürfnis vermittelt, ist dessen Verwirklichung durch den Therapeuten entweder noch nicht ausreichend bei dem Klienten angekommen, oder noch nicht abgesättigt, oder weiterhin unvermindert entwicklungsfördernd und muß von daher intensiv fortgesetzt werden. D. h. nicht, daß der Therapeut den Klienten bestimmt, sondern daß der Therapeut klientenzentriert störungsspezifisch in bezug auf die Thematik seines Beziehungsangebotes ist. Dies ist nicht vergleichbar etwa mit einer Lernsituation, wo einem unterschiedlichen Lerntempo Rechnung getragen werden muß, was aber bedeutet, daß der langsam Lernende quantitativ weniger lernt. Die Entwicklungs- und Veränderungswirksamkeit eines spezifischen Beziehungsangebotes besteht über die gesamte Dauer der diesbezüglichen Klientenbedürfnisse und der Verwirklichung durch den Therapeuten.

Hierzu ein Fallbeispiel:
Ein 17jähriger psychisch retardierter Junge mit erheblichen Kontakt- und Beziehungsstörungen, in der Schule sprach er überhaupt nicht, zu Gleichaltrigen hatte er keinen Kontakt, mit den Eltern tauschte er vorwiegend Informationen aus oder aber geriet in unkontrollierte, verzweifelte Wut, kam zunächst sehr unwillig in die Therapie. Ein übliches therapeutisches Gespräch kam nicht zustande, die Beziehungsaufnahme lief allein über vermitteltes Interesse an seiner Person: wir sprachen über seine Fahrradpumpe, über Salzstangen und Kaugummis, die er gerne aß und ähnliche scheinbar externale Themen (im Sinne von Tausch). In der 5. Sitzung brachte er einen Ordner mit Geschichten mit, die er geschrieben hatte. Von da an las er in jeder Therapiestunde vor. Er gab Einblick in seine Phantasiewelt, in der es um Macht, Unbesiegbarkeit und bedingungslose Zerstörung von Feinden ging.

Die therapeutische Aktivität bestand im interessierten, konzentrierten Zuhören ohne Bewertung und im Behalten - der Junge prüfte gelegentlich die Aufmerksamkeit - der Ereignisse in Einzelheiten wie Ausstattung der Kriegsschiffe, technische Ausrüstung der Raumgleiter, Jahreszahlen etc. Das Vorlesen seiner Geschichten wurde von dem Jungen über ein Jahr fortgesetzt, wobei die emotionale Bedeutung der therapeutischen Beziehung für ihn intensiv war und im Verlauf immer offener vermittelt wurde. Darüberhinaus fand weder Selbstexploration über aktuelle emotionale Erlebnisgehalte noch diesbezügliches empathisches Verständnis durch den Therapeuten statt. Dennoch führte die zunehmend intensive therapeutische Beziehung zu deutlichen Veränderungen: der Junge gewann einen Freund, in der Schule wurde er aktiver, er begann, sich mit seinen Eltern auseinanderzusetzen, er bekam keine Wutausbrüche mehr, er fühlte sich zufriedener und lachte gelegentlich, und auch seine Geschichten verloren an Starrheit und Einseitigkeit - neben die aggressive Macht- und Größenthematik traten zunehmend "menschlichere" Begebenheiten wie z. B. die Beschreibung einer Weihnachtsfeier einer Unterwasserbootbesatzung. Es ist anzunehmen, daß sich diese Therapie auch auf andere Ebenen ausgedehnt hätte. Dies kam leider nicht zustande, da die Behandlung durch die Eltern, denen der erzielte Erfolg ausreichend schien, abgebrochen wurde.

Betrachten wir die Geschichte dieser Therapie unter dem Gesichtspunkt des störungsspezifischen Beziehungsangebotes so ergibt sich:

Das zentrale Beziehungsdefizit des Jungen war echtes, erlebbares Interesse an seiner Person und seiner Erlebniswelt. Sein Rückzug aus dem sozialen Umfeld und seine Beziehungslosigkeit gingen zurück auf ein Defizit an person- und interessenzentrierter Akzeptanz. Seine bisherigen Erfahrungen bestanden aus Ablehnung und Ausgelachtwerden wegen der Kindlichkeit seiner Erlebniswelt. Von daher war die zentrale Entwicklungsbedingung für ihn Interesse und Akzeptanz bei Verzicht auf jedes aktive Hinführen auf Auseinandersetzung mit oder Klärung von gegebenen Problembereichen wie etwa Beziehung zu den Eltern, Schule etc. Die Bereitschaft eines anderen Menschen, ihm zuzuhören und mit ihm in seine Phantasiewelt einzusteigen ohne Belehrungen und Bewertungen, war für ihn als Neuerfahrung ein intensives Beziehungserlebnis.

Nähe und Verstandenwerden war für den Jungen spürbar in der Beziehung gegeben durch die Übereinstimmung der Ebenen im Sinne A. Mahrers (S.236 ff.); die Therapeutenäußerungen, die so lange innerhalb der Geschichtenwelt blieben, wie er sich in dieser Welt bewegte, entsprachen seiner Erlebnisebene. Hätte der Therapeut, dem klassischen Konzept klientenzentrierter Psychotherapie entsprechend, versucht, Formen von Selbstexploration zu erzwingen oder Interpretationen gegeben und beispielsweise die Aggression in den Geschichten auf die eigenen Machtbedürfnisse des Jungen rückbezogen, so hätte er die gegebene Erlebnisebene verlassen, und der Junge wäre emotional ausgestiegen, ohne die Therapeutenäußerung konstruktiv zu verarbeiten.

Andere Beispiele für Störungsspezifität in der therapeutischen Beziehung sind:

- gezielte Emotionalisierung:

Eine Klientin mit stark gestörtem Körper- und Selbstempfinden fühlt sich weitgehend reduziert auf ein seelenloses Funktionieren. Zu Beginn der Sitzung verfällt sie meist in einen erstarrten, schweigenden Erschöpfungszustand. Intensives emotionales Verbalisieren ihrer Qual hilft ihr zu weinen, d.h. sich aus der Erstarrung zu lösen und sich zu fühlen; es vertreibt die Entfremdungserlebnisse und ermöglicht eine tiefe Selbstexploration.

Gezielte Emotionalisierung kann auch hilfreich sein bei Klienten mit psychosomatischen Störungen. Ein immer vernünftiger, ausgeglichener Klient, der unter Migräne litt, brauchte eine intensive Emotionalisierung aller von ihm angesprochenen Problembereiche. Die intensive Verbalisierung von von ihm nur wenig akzeptierten und nur schwach empfundenen Gefühlen wie etwa Angst, Wut, Überfordertsein führte zu einer Intensivierung dieser Gefühle und damit Verlagerung von der psychosomatischen auf eine greifbare emotionale Ebene mit anderen Auseinandersetzungsmöglichkeiten. Emotionalisierung hat keine destruktiven Aspekte von Lenkung oder Personpower des Therapeuten, wenn sie dem Klienten transparent gemacht wird.

Einen Versuch, der in ähnlicher Richtung liegt, unternahmen Wexler und Butler (D.A. Wexler, J.M. Butler, Therapist Modification of Client Expressiveness in Client-Centered Therapy, Journal of Consulting and Clinical Psychology, Vol. 44, 2, 1976). Inexpressive Klienten gelten im allgemeinen als prognostisch ungünstig, weil dieses Defizit therapeutisch konstruktive Prozesse erschwert. Durch gezielte Erhöhung des Niveaus der Expressivität des Therapeuten ist es nach diesem Bericht offenbar möglich, die Expressivität des Klienten so zu erhöhen, daß der gesamte Therapieprozeß sich ändert.

- Breite des Beziehungsangebotes und -verhaltens.

Mit Breite meinen wir hier Einbeziehung von im engeren Sinne nicht therapeutischem Beziehungsverhalten wie Konversation, Gespräche über allgemeine Themen mit Meinungsäußerungen des Therapeuten ect. (H. H. Strupp, R. E. Fox, K. Lesser, Patients View Their Psychotherapy, Johns Hopkins Press, Baltimore 1969). Eine solche Breite kann hilfreich sein bei Klienten mit einem intensiven Bedürfnis nach Prüfung der Vertrauenswürdigkeit des Therapeuten und von daher nach Kennenlernen. Und es kann sinnvoll sein bei Klienten, die die Gleichrangigkeit der Beziehung, als Gesprächspartner ernst genommen zu werden auf einer breiten Ebene spüren möchten, um es als solches zu erleben. Breite im Beziehungsangebot und -verhalten ist sinnvoll bei Klienten, die wissen, daß sie in der Therapie auf bestimmte Themen zu sprechen kommen möchten, bei denen sie sehr verletzlich sind und Erfahrungen von Ablehnung und Nichtverstandenwerden gemacht haben; etwa bei sehr erschütternden Erlebnissen, die in bisherigen Gesprächen etwa mit Ärzten nicht vom Erlebnisgehalt her betrachtet wurden, sondern als Halluzination oder Paranoia erklärt wurden. Breite des Beziehungsverhaltens ist weiterhin hilfreich bei Klienten, die sehr ängstlich in bezug auf Fremdbestimmung sind und von daher die Wechselseitigkeit betont spüren möchten; oder auch, wenn die Klientenrolle als demütigend oder als unangenehm egoistisch erlebt wird und von daher zu Beginn jeder Sitzung partnerschaftliche "Normalität" des Gespräches wichtig ist.

Unabhängig von störungsspezifisch therapeutisch notwendiger Breite ist eine Erweiterung des Beziehungsverhaltens oft auch Ausdruck der entstandenen wechselseitigen Beziehung und entspricht dem gegenseitigen Beziehungserleben. Breite des Beziehungsangebotes und -verhaltens verwässert den Therapieprozeß nicht, wenn hierdurch Nähe und Beziehungserleben durch Übereinstimmung der Ebenen gewährleistet ist, und wenn das zugrundeliegende Bedürfnis des Klienten verstanden und thematisiert wird.

- Caring

Mit Caring meinen wir die Vermittlung von Fürsorglichkeit, sich Kümmern, intensiv für den Klienten da sein, ohne ihn zu beanspruchen oder zu fordern, eine geduldig warme, permissive Zuwendung, die Geborgenheit, Verständnis und Ruhe vermittelt, die hilflose Passivität und Klagen zuläßt ohne Versuche aktivierender Ermunterung oder Bagatellisierung des Leidens, sondern vielmehr echte Besorgnis zeigt.

Caring kann einen emotionalen Zugang ermöglichen bei Klienten mit einem massiven Mangel an bedingungsloser Zuneigung und Wärme, bei gleichzeitig hohem Leistungsanspruch, der als einzige Möglichkeit zur Erlangung von Zuneigung und Achtung erwartet und abgelehnt wird. In den Worten einer Klientin: "Ich möchte nur geliebt werden, sonst habe ich keine Interessen, alles was ich tun würde, würde ich nur deshalb tun. Ich kann aber gar nichts tun, denn wenn ich das mache, hört die Forderung nie auf, dann kann man mit mir machen, was man will und ich muß immer und immer mehr tun, um geliebt zu werden und fühle mich doch nicht wirklich geliebt. Ich habe Angst, mich dann völlig zu verlieren."

Caring treibt Klienten, die die Erfahrung, um ihrer selbst willen angenommen zu werden, so sehr brauchen, daß sie Haltungen totaler Leistungs- und Lebensverweigerung einnehmen, nicht in abhängig regressives Verhalten. Das akzeptierende Gewährenlassen und Eingehen auf die liebebedürftige Hilflosigkeit ermöglicht emotionale Nähe und psychisches Erreichen des Klienten, ohne daß er zur Steigerung seines Rückzuges gezwungen ist, um sein Leiden und sein Anliegen zu vermitteln.

- Beanspruchung

Mit Beanspruchung meinen wir hohe Aktivität des Therapeuten in Richtung Problembewußtsein, Problemauseinandersetzung bis hin zur Konfrontation.

Störungsspezifisch adäquat ist Beanspruchung bei Klienten mit eher geringen Problemen in bezug auf vordergründige Akzeptanz und hohem Veränderungswunsch bei gleichzeitiger Veränderungsangst.

Bei Klienten, die darunter leiden, daß sie sich immer wieder arrangieren, Konflikte vermeiden und in ein unbefriedigendes, wenig intensives, erträgliches Vor-sich-hin-leben abgleiten. Die Beanspruchung wird hierbei nicht als Lenkung oder Bedrängtwerden empfunden, sondern als lustvoll intensiv, als konstruktive Durchbrechung eines intensitätsarmen Zustandes.

Beanspruchung kann konstruktiv Commitment vermitteln bei Klienten, die sich nur insofern geliebt fühlen, als sie, permanent freundlich und still, niemanden zu stören glauben und unter erlebten statischen Nichtbeziehungen leiden. Bei Klienten also, die sich letztendlich unbedeutend und gleichgültig für andere fühlen. Beanspruchung signalisiert Nichtgleichgültigkeit, vermittelt, daß der Therapeut etwas für sie und mit ihnen will und macht so einen persönlichen Wert in der Beziehung erfahrbar.

Beanspruchung kann adäquat sein bei Klienten, die sich selbst chronisch unterfordern und auch anderen signalisieren, daß sie nicht beanspruchbar sind, eine Haltung, die sich häufig bei langfristig hospitalisierten Personen einstellt, die gelernt haben, ihre Stimmungen und Gefühle nur unter dem Aspekt Krankheit oder Symptome passiv ängstlich zu betrachten. Beanspruchung vermittelt hier konstruktiv Gleichrangigkeit und Vollwertigkeit, es macht dem Klienten ein nicht mehr von außen erwartetes und selbst nicht mehr empfindbares Zutrauen in die eigenen Entwicklungsmöglichkeiten spürbar und hilft, die Reduzierung auf die Krankenrolle zu durchbrechen.

- Bereichsspezifische Neutralität

Mit bereichsspezifischer Neutralität meinen wir ein Zurücknehmen der emotionalen Beteiligung bei bestimmten Themen oder Ansprüchen des Klienten ohne Reduzierung der emotionalen Beteiligung an der Beziehung und an der Person des Klienten.

Dies kann konstruktiv sein bei Klienten mit Abhängigkeitstendenzen, die den Therapeuten in eine Führungsrolle drängen, bei Klienten mit Bestätigungsbedürfnissen, etwa in bezug auf Schuldverteilung auf andere Personen, und bei der Gefühlslage spürbar nicht adäquaten Gefühlsausbrüchen von Klienten mit bestimmter Wirkungsorientierung. Wir meinen hiermit nicht die Technik selektiver Bestätigung von erwünschtem Verhalten und Nichtbestätigung von unerwünschtem mit dem Ziel einer Löschung. Wir glauben vielmehr, daß Neutralität in den oben beschriebenen Beispielen echt nicht-defensivem Beziehungserleben des Therapeuten entspricht und auf einer tieferen Ebene mit dem emotionalen Bedeutungsgehalt des Erlebens des Klienten übereinstimmt. Er wird durch z.B. Thematisierung seines verzweifelten Bemühens um eine bestimmte Wirkung oder Durchsetzung eines Wunsches präziser verstanden als durch einen Therapeuten, der auf der direkten Ebene der Klientenäußerung bleibt, und die dahinterliegenden Gefühle gar nicht zu bemerken scheint. Damit ist der Klient eher in der Lage, repetitives Beziehungsverhalten zu klären und abzubauen, ohne dabei als Person oder in bezug auf seine dahinterliegenden Bedürfnisse und Gefühle in Frage gestellt zu werden. In einzelnen Fällen oder Situationen kann zwar auch ein "Überverstehen", d.h. konsequentes, intensives Verbalisieren den Klienten helfen, auf neue, andere Vermittlungsformen zu kommen. Dies ist unseres Erachtens aber nur echt und konstruktiv, wenn es dem Klienten transparent gemacht werden kann.

- Ruhe

Ruhe kann ein störungsspezifisches Therapeutenverhalten sein, das es dem Klienten ermöglicht, zu sich selber zu kommen, und damit erst die Voraussetzung für Selbstexploration zu schaffen. Ein Klient, der sich ständig unter Entscheidungs-, Verhaltens-, Verantwortungs-, Wirkungs- und Reaktionsdruck fühlt, d.h. von den Anforderungen der Außenwelt überrollt wird und nur mit Mühe fähig ist, nachzukommen, nutzt die therapeutische Situation als einzige Möglichkeit, in der er den Druck der Außenwelt aussperren und zu sich selber kommen kann. Die Erfahrung, angstfrei mit geschlossenen Augen schweigen zu können, solange er möchte, und sich in einer Beziehung zu erleben, ohne sich gefordert oder gestört zu fühlen, ermöglicht ihm erst eine offene Zuwendung zu den eigenen Gefühlen. Schweigen von Klienten störungsspezifisch verstanden, gewährleistet adäquateres, präziseres und differenzierteres Eingehen auf seine jeweiligen emotionalen Bedeutungen.

Störungsspezifisch adäquates Therapeutenverhalten ist keine reine Technik oder ein stets gezielt und bewußt eingesetztes Lernprogramm. Unsere Beispiele sind nicht als Rezept für den Umgang mit Klienten mit verschiedenen Krankheitsbildern gemeint. Störungsspezifität ergibt sich aus einer Beziehung mit spezifischen Gefühlen, d.h. aus einer Beziehung, die personspezifisch sensibilisiert ist für die jeweiligen emotionalen Ebenen und Bedeutungen im Beziehungsgeschehen.

Wir sehen darin eine konsequente Umsetzung der Forderung nach Vermittlung von Commitment, nach Intensitätssteigerung und nach Nähe.

Störungsspezifität gewährleistet das Erkennen und Erfüllen des spezifischen emotionalen Defizits, es ermöglicht entwicklungs- und veränderungsfördernde Neuerfahrung im Beziehungserleben, und es macht Nähe emotional und intensiv erlebbar durch Übereinstimmung der Therapeuteninteraktion mit der jeweiligen Erlebnis- und Beziehungsebene. Nichtgleichgültigkeit, Nichtaustauschbarkeit ist für den Klienten spürbar gegeben, indem sich die Beziehungsgestaltung an der von ihm vorgegebenen Ebene, an seinen Bedürfnissen und Ansprüchen orientiert, ohne aber so einseitig von ihm bestimmt zu sein, daß seine Beziehungserfahrungen und sein Beziehungsverhalten repetitiv fortgesetzt würden.

d) Entwicklungsspezifität

Spezifität der Beziehung betrifft auch ihre Entwicklung. Eine unspezifische Therapeut/Klient-Beziehung ist in bezug auf ihre Entwicklung festgelegt und nicht offen, sie bewegt sich in vorab definierten Grenzen und durchläuft mehr oder weniger vorgegebene Stadien von Bindungen bis zu ihrer Auflösung.

Wünsche und Ansprüche des Klienten können sich in einer unspezifischen Beziehung nur im Phantasiebereich abspielen und sind nicht als Beziehungsmöglichkeiten in der Therapie erprobbar. Die vorab definierten Beziehungsstadien reduzieren die vom Klienten erlebbare Beziehung auf risikofreie Phasen in seiner Therapie ohne spezifische emotionale Bedeutung, auf Gefühle im Als-ob-Bereich, die keine reale Gültigkeit haben, sondern vielmehr methodisch induziert sind, und von daher keine Aussage über die persönliche Beziehung und ihre Möglichkeiten zulassen. Eine Beziehung mit vom Therapeuten bestimmter Entwicklung kann vom Klienten weder als gleichrangig und wechselseitig noch als spezifisch gerichtet erfahren werden: sie folgt gesetzten Regeln, die unabhängig vom Klienten sind, so daß er am Verlauf bzw. der Entwicklung der Beziehung unbeteiligt bleibt. Eine unspezifische, festgelegte Beziehung signalisiert Austauschbarkeit, Gleichgültigkeit und Wirkungslosigkeit des Klienten. Eine in bezug auf ihre Entwicklung unspezifische Therapeut/Klient-Beziehung bietet so als Beziehungserfahrung auch wenig dynamische, reale Lern- und Auseinandersetzungsmöglichkeiten.

Daß Gefühle in bezug auf den Therapeuten und Beziehungswünsche gerade in unspezifisch festgelegten Therapeut/Klient-Beziehungen oft mit besonderer Heftigkeit auftreten, mag neben anderen Bedingungen zum Teil gerade an ihrer Irrealität und damit Risikofreiheit liegen, zum Teil aber auch Ausdruck des Bemühens des Klienten sein, eine spezifische Beziehung aufzubauen und an der Beziehungsentwicklung beteiligt zu sein und die spezifischen Möglichkeiten abzuklären. Gehen wir davon aus, daß die bisherigen Beziehungserfahrungen eines Klienten außerhalb der Therapie real gewonnen wurden, so bedeutet das, daß seine Beziehungsvorstellungen legitimerweise mitgetragen sind von seiner Beteiligung an der Beziehung, von der Abhängigkeit der Beziehungsentwicklung auch von seiner Wirkung. Verzicht auf diese Vorstellung ist gleichbedeutend mit Verzicht auf soziale Kompetenz im Sinne von Einwirkungsmöglichkeiten.

Entwicklungsspezifität heißt, daß die Beziehung grundsätzlich offen ist für verschiedene Entwicklungsmöglichkeiten, die sowohl klienten als auch therapeutenspezifisch sind.

Entwicklungsspezifität im Sinne von nicht vorab definierten Begrenzungen beinhaltet nicht die Forderung unbedingter Realisierung aller Beziehungswünsche des Klienten, wie dies etwa David Cooper fordert (D. Cooper, The Grammar of Living, Allen Lane, London 1974). Therapeutisch wesentlich ist vielmehr die grundsätzliche Möglichkeit spezifischer Beziehungsentwicklungen.

Entwicklungsspezifität ist eine Konsequenz unseres Commitmentkonzeptes. Die Forderung nach Vertrauen in die eigendynamische Entwicklung des Klienten ist wenig glaubwürdig, wenn gleichzeitig kein Vertrauen in die eigendynamische, spezifische Entwicklung der Beziehung besteht.

42. Konstanz und Dichte der Beziehung

Commitment des Therapeuten umfaßt sowohl dynamische als auch konstante Beziehungsaspekte. Die Bindung des Therapeuten ist konstant über den gesamten Therapieprozeß, in dem Grundbedingungen wie Akzeptanz, Wärme und Echtheit des Beziehungsangebotes kontinuerlich verwirklicht werden. Diese Kontinuität ist als Beziehungssicherheit die Basis für dynamische Prozesse. Damit Intensität in der Beziehung verwirklicht werden kann, ist Dichte im Beziehungserleben notwendig, Dichte, die nur erfahrbar ist bei gleichzeitiger Gegebenheit von festen Bezugspunkten, von Kontinuität von Erlebniszusammenhängen. D. h. die anzustrebende Dynamik und Intensität verlangt ein gewisses Ausmaß an Konstanz, Sicherheit und Zuverlässigkeit. Die Entwicklungsmöglichkeiten, die durch die bedingungslose Akzeptanz und durch Wärme und Personinteresse des Therapeuten gewährleistet sind, können nur wirksam werden, wenn diese Kriterien relativ kontinuierlich erfahrbar sind, wenn sie als konstant, als weitgehend unverlierbar empfunden werden.

43. Die therapeutische Beziehung als Alternative zu normativen Beziehungserwartungen.

Commitment des Therapeuten ist zentral in bezug auf autonome Entwicklungsmöglichkeiten der Person. Die therapeutische Beziehung hat Intensitätswirksamkeit, und sie beinhaltet Möglichkeiten zur Powersensibilisierung. Die therapeutische Beziehung stellt eine konstruktive Beziehungserfahrung dar, die in vieler Hinsicht im Widerspruch zu normativen Beziehungserwartungen steht; sie wirkt damit in Richtung auf Erlebnisalternativen, d. h. sie hat einen wesentlichen Stellenwert in bezug auf unsere Vorstellungen der veränderungsorientierten Person.

Das normative Beziehungskriterium: Ausmaß gemeinsamer Handlungsbereiche ist in der therapeutischen Beziehung irrelevant. Hier ist Beziehungsintensität unmittelbar erfahrbar ohne an gemeinsame externale Aktivitäten gebunden zu sein und ohne auf isolierte Bereiche ohne gegenseitige Verpflichtungen reduziert zu sein. Damit ist die therapeutische Beziehung eine Erweiterung der Beziehungsmöglichkeit. In ihr sind emotionale Dimensionen losgelöst erfahrbar, und das Beziehungserleben ist dichter in den Bereich konstruktiver Selbsterfahrung gerückt, ohne daß wirkungsmindernde, auf andere Beziehungen nicht übertragbare Unverbindlichkeit gegeben ist. Durch Verzicht auf normative Handlungsforderungen ist erfahrbar nicht quantitativ mehr oder weniger Beziehung gegeben, sondern vielmehr eine andere Beziehungsebene.

Eine Neu- bzw. Alternativerfahrung ist auch gegeben, indem die Intensität und Qualität der therapeutischen Beziehung spürbar unabhängig ist von gegenseitigen Totalitäts- oder Besitzansprüchen. Die therapeutische Beziehung hat keinen Ewigkeitsanspruch im Sinne normativer Beziehungsvorstellungen, bei denen davon ausgegangen wird, daß intensive positive Beziehungen qualitativ meßbar sind an der Dauer ihres aktiven Bestehens; lösen sie sich auf, so werden sie als gescheitert betrachtet, so war die Annahme ihrer Qualität ein Irrtum. Die therapeutische Beziehung ist insofern ewig, als sie auch bei Beendigung ohne Qualitätsverlust als Erfahrungsmöglichkeit bestehen bleibt, und als sie im Prinzip beliebig und immer aktivierbar bleibt. Ihre Intensität und Qualität ist dabei aber nicht bestimmt von ihrer aktiven Dauer. Damit unterliegt sie in der emotionalen Bedeutung und Bewertung nicht der normativen Zeitdimension.

In der therapeutischen Beziehung wird die Vorstellung, daß die Beziehung abhängig ist von dem zeitlichen Ausmaß des Zusammenseins, durchbrochen. Sie stellt damit eine Gegenerfahrung dar zu Erwartungen von Bedingtheit von Beziehung durch sich aneinandergewöhnen, die Beziehung pflegen bzw. sie ohne eigene Beteiligung so automatisch zu haben, Beziehung nur abhängig vom Vorhandensein des anderen erleben zu können. Durch die Intensität der therapeutischen Beziehung, trotz geringer zeitlicher Ausdehnung, wird erfahrbar, daß Beziehung keine statische Gegebenheit ist mit nur zeitlicher Bedingtheit, sondern eine spezifische, aktivierbare, eigendynamische Entwicklung haben kann.

In unserem Konzept ist die Forderung nach Übereinstimmung bzw. Ergänzung als Basis für Beziehung aufgehoben durch die Spezifität der Beziehung und ihrer Entwicklung und durch die Nicht-Priorität gemeinsamer Handlungsbereiche. Weiterhin aufgehoben ist sie durch die Forderung nach Gleichrangigkeit und gegenseitiger Autonomie in der Beziehung. Übereinstimmung und Ergänzung auch außerhalb gemeinsamer Handlungsbereiche zu brauchen, setzt defensive Strukturen voraus. Auch normative Beziehungsvorstellungen, die sich an begründbaren Bewertungen der anderen Person orientieren oder bei Mehrdeutigkeit der Beziehungsmotive, die weniger wünschenswerten absichernd, als die einzig bestehenden und echten ansehen, sind begründet in defensiven Grundhaltungen.

Die normativen Beziehungsvorstellungen ergeben sich konsequent aus Grundhaltungen der klassischen Persönlichkeit. Ihre Aufhebung in der therapeutischen Beziehung vermittelt zumindest ansatzweise alternative Erlebnisformen.

LITERATUR

ABRAMOWITZ, S.J., ABRAMOWITZ, CH.V., JACKSON, C., GOMES B., The Politics of Clinical Psychology, Oktober 1973, Vol. 41, No. 3.

ALEXANDER, F., Psychosomatische Medizin, de Gruyter, Berlin 1971.

ALLISON, D., The R. and D. Game, Massachusetts Institute of Technology Press, Cambridge 1969.

ALLPORT, G.W., The Nature of Prejudice, Doubleday, Garden City 1958.

ALLPORT, G.W., Gestalt und Wachstum der Persönlichkeit, A. Hain, Meisenheim am Glan 1970.

BARRETT, C.J., BERG, P.J., EATON, E.M., POMEROY, E.L., Implications of Women's Liberation for the Future of Psychotherapy; Psychotherapy: Theory, Research, and Practice, 1974, Vol. 11, Nr. 1.

BART, P.B., Ideologies and Utopias of Psychotherapy. In: ROMAN, P.M. and TRICE, H.M., The Sociology of Psychotherapy, Aronson, New York 1974.

BASTINE, R., Unveröffentlichter Rundfunkvortrag.

BELL, D., The Coming of Post-Industrial Society. Basic Books, New York 1973.

BELLAK, L., HARVICH, M., GEDIMAN, H.K.: Ego Functions in Schizophrenics, Neurotics and Normals, John Wiley, New York 1973.

BERGIN, A.E., Psychotherapy can be dangerous, Psychology today, November 1975.

BERGIN, A.E., GARFIELD, S.L., Handbook of Psychotherapy and Behavior Change. Wiley, New York 1971.

BERGIN, A.E. and STRUPP, H.H., Changing Frontiers in the Science of Psychotherapy. Aldine-Atherton, Chicago 1972.

Bericht über die Lage der Psychiatrie in der Bundesrepublik Deutschland. Unterrichtung durch die Bundesregierung. Drucksache 7/4200 u. 7/4201, Bonn 1975.

BERLYNE, D.E., Novelty and curiosity as determinants of exploratory behavior. British Journal of Psychology, 1950, 41.

BINDER, H.-J., Struttura di motivazione e tempo libero. In: Strutture ambientali n. 1, Verucchio 1970.

BINDER, H.J., BINDER, U., KRATZSCH, S., SCHMALZRIEDT, L., Behandlungsdauer bei klientenzentrierter Psychotherapie. Eine kritische Analyse. Informationsblätter der GwG 36, 1979

BLANE, H.T., The Personality of the Alcoholic. Harper and Row, New York 1968.

BLEULER, E., Lehrbuch der Psychiatrie. 11. Auflage, Springer, Berlin 1969.

BOMMERT, H., Der therapeutische Prozeß unter dem Gesichtspunkt des Lernens. In: Die klientenzentrierte Gesprächspsychotherapie.

Hrsg. Gesellschaft für wissenschaftliche Gesprächspsychotherapie, Kindler, München 1975.

BOX, H. O., Organisation in Animal Communities. Butterworth, London 1973.

BRADFORD, L. P., GIBB, J.R., BENNE, K.D., T-Group Therapy and Laboratory Method, Wiley, New York 1964.

BRAGINSKY, D. O. and BRAGINSKY, B. M., Psychologists: High Priests of the Middle Class. Psychology Today, Vol. 7, December 1973.

BRISCO, P.A., Der Wolfsmensch. Heyne, München 1971.

BROWN, J.C., The Troika Incident, Doubleday, Garden City 1970.

BROWN, M., The New Body Therapies. Psychotherapy: Theory, Research and Practice, Vol. 10, Nr. 2, 1973.

BRUCH, H., Eating Disorders. Basic Books, New York 1973.

BUGENTAL, J.F.T., Challenges of Humanistic Psychology. McGraw-Hill, New York 1967.

BUNDZA, K.A. and SIMONSON, N.R., Therapist self-disclosure: It's effect on impressions of therapist and willingness to disclose. Psychotherapy: Theory, Research and Practice, Vol. 10, No. 3, 1973.

BYRNE, D., The Attraction Paradigma. Academic Press, London 1971.

CALHOUN, J.B., Space and the Strategy of Life, in: A. H. ESSER (Hrsg.), Behavior and Environment. Plenum Press, New York 1971.

CARKHUFF, R.R., Helping and Human Relation, 2 Volumes. Holt, Rinehart and Winston, New York 1969.

CARKHUFF, R.R. and BERENSON, B.G., Beyond Counseling and Therapy. Holt, Rinehart and Winston, New York 1967.

CARMICHAEL, H.T., Sound-film recording of psychoanalytic therapy: a therapist's experiences and reactions. In: L.A. GOTTSCHALK and A.H. AUERBACH, Methods of Research in Psychotherapy, Appleton, Century Crofts, New York 1966.

CARRAN, A.B., Genic Psychology. MSS, New York 1971.

CATTELL, R.B., The Scientific Analysis of Personality. Penguin, Baltimore 1965.

CATTELL, R.B., A new Morality from Science: Beyondism. Pergamon, New York 1972.

CENTERS, R., Sexual Attraction and Love. Ch. C. Thomas, Springfield 1975.

CHEIN, I., The Science of Behavior and the Image of Man. Basic Books, New York 1972.

CHESSICK, R.D., Technique and Practice of Intensive Psychotherapy. Jason Aronson, New York 1974.

CHILD, I. L., Humanistic Psychology and the Research Tradition: Their Several Virtues. Wiley, New York 1973.

CHOMSKY, N., For Reasons of State. Vintage Books, New York 1973.

CLAGHORN, J.L.: Successfull Psychotherapies. Brunner/Mazel, New York 1976.

COAN, R.W., The optimal personality. An empirical and theoretical analysis. Routlegde and Kegan Paul, London 1974.

COOPER, D., The Death of the Family. Penguin Books, London 1971.

COOPER, D., The Grammar of Living. Allen Lane, London 1974.
CORSINI, R. (Hrsg.), Current Psychotherapies. Peacock, Itasca 1973.
COULSON, W.R. and ROGERS, C.R., Man and the Science of Man. Merrill Charles E., Columbus 1968.
DAVIS, G.A., Psychology of Problem Solving, Basic Books, New York 1973.
DAVIS, G.A. and SCOTT, J.A., Training Creative Thinking. Holt, Rinehart and Winston, New York 1971.
DEVINE, D.A. and FERNALD, P.S., Outcome effects of receiving a preffered, randomly assigned or nonpreferred therapy. Journal of Consulting and Clinical psychology. Vol. 41, Nr. 1, 1973.
DIAMOND, M.J. and SHAPIRO, J.L., Changes in locus of control as a function of Encounter Group Experiences. Journal of Abnormal Psychology, Vol. 82, 1973.
DICKS, H.V., Licensed Mass Murder: A Socio-Psychological study of Some S.S. Killers. Basic Books, New York 1972.
Die klientenzentrierte Gesprächspsychotherapie. Hrsg.: Gesellschaft für wissenschaftliche Gesprächspsychotherapie. Kindler, München 1975.
DIES, R.R., Group Therapist Self-disclosure: Development and Validation of a Scale. Journal of Consulting and Clinical Psychology, Vol. 41, No. 1, 1973.
DOOB, L.W., Patterning of time. Yale University Press, New Haven 1971.
EIBL-EIBELSFELDT, I., Der vorprogrammierte Mensch. Molden, Wien/München 1973.
ELLIS, A., Rational-Emotive Therapy. In: R. CORSINI (Hrsg.), Current Psychotherapies. Peacock, Itasca 1973.
ESSER, A.H. (Hrsg.), Behavior and Environment. Plenum Press, New York 1971.
EYSENCK, H.J., The Structure of Human Personality. Methuen, London 1960.
FASSBINDER, R.W., Welt am Draht, TV-Film ARD, 9.4.1976.
FENICHEL, O., Psychoanalytic Theory of the Neuroses. Norton, New York 1945.
FESTINGER, L., A theory of cognitive dissonance. Stanford University Press, Stanford 1957.
FEY, M., HAUSER, G.A., Die Postpubertäts-Magersucht. Huber, Bern 1970.
FLACH, F.F., The secret strength of depression. Lippincott, Philadelphia and New York 1974.
FORD, C.S. and BEACH, F.A., Patterns of Sexual Behaviour. Methuen, London 1965.
FOX, M.W., Behaviour of Wolves, Dogs and Related Canids. Jonathan Cape, London 1971.
FRANKS, C.M., Behavior therapy, Appraisal and Status. McGraw Hill, New York 1969.

FÜRNTRATT, E., Angst und instrumentelle Aggression. Beltz, Weinheim 1974.

GABOR, D., The Mature Society. Secker and Warburg, London 1972.

GARFIELD, S. L., WOLPIN, M., Expectations Regarding Psychotherapy. J. Nerv. Ment. Dis., 1963, 137.

GENDLIN, E. T., Experiencing and the Creation of Meaning. The Free Press of Glencoe, New York 1962.

GENDLIN, E. T., A Theory of Personality Change. In: A. R. MAHRER and L. PEARSON, Creative Developments in Psychotherapy. Vol. 1, The Press of Case Western Reserve University, Cleveland 1971.

GENDLIN, E. T., Client-Centered and Experiental Psychotherapy. In: WEXLER and RICE 1974.

GERBER, L. A., Does the Therapist have a Commitment to the Patient? In: Psychotherapy: Theory, Research and Practice, Vol. 11, No. 3, 1974.

GERGEN, K. J., The concept of self. Holt, Rinehart and Winston, New York 1971.

GILLIS, J. S., JENOR, R., Effects of brief psychotherapy on belief in internal control: An exploratory study. Psychotherapy: Theory, Research and Practice, 1970, 7.

GLATZEL, HAASE, LINDEN, H R III, 20.2.1976, Diskussion zu dem Film "family life".

GLEISS, J., SEIDEL, R., ABHOLZ, H., Soziale Psychiatrie, Zur Ungleichheit in der psychiatrischen Versorgung. Fischer, Frankfurt 1973.

GOFFMANN, E., Stigma, Techniken zur Bewältigung beschädigter Identität. Suhrkamp, Frankfurt 1967.

GOLDSTEIN, A. P., Structured Learning Therapy. Academic Press, New York 1973.

GOLDSTEIN, A. P., Psychotherapeutic Attraction. Pergamon Press, New York 1971.

GOLDSTEIN, A. P., HELLER, K., SECHREST, L. B., Psychotherapy and the Psychology of Behavior Change. Wiley, New York 1966.

GOODMAN, A., WALBY, P., A book about men. Quartet Books, London 1975.

GOODMAN, P., Growing Up Absurd. Vintage Books, New York 1960.

GOODSTEIN, L. D. and REINECKER, V. M., Factors Affecting Self-disclosure: A Review of the Literature. In: B. A. MAHRER (Hrsg.), Progress in I xperimental Personality Research. Academic Press, New York 1974.

GOTTESMANN, J. J., SHIELDS, J., Schizophrenia and Genetics. Academic Press, New York 1972.

GOTTSCHALK, L. A. and AUERBACH, A. H., Methods of Research in Psychotherapy. Appelton, Century Crofts, New York 1966.

GRAHAM, S., Level of self disclosure, as a variable of death attitudes. Unpublished master's thesis. University of Florida 1970.

GROSS- HARDT, M., Neuere Ansätze der Gesprächspsychotherapie, unveröffentlichte Diplomarbeit, Würzburg 198o

GUNDERSON, J.G., MOSKER, L.R., Psychotherapy of Schizophrenia. Jason Aronson, New York 1975.

HALPRIN, L. and BURNS, J., Taking Part, A Workshop Approach to Collective Creativity. The M.J.T.-Press, Cambridge 1974.

HAMBURG, D.A., COEHLO, G.V., ADAMS, J.E., Coping and Adaptation. Basic Books, New York 1974.

HAMBURG, D.A., COEHLO, G.V., ADAMS, J.E., Coping and Adaptation: Steps towards a Synthesis of Biological and Social Perspectives. In: Hamburg, Coehlo, Adams, Coping and Adaptation. Basic Books, New York 1974.

HAMPDEN-TURNER, CH., Radical Man. Schenkman Books, Cambridge 1971.

HART, J.T., TOMLINSON,T.M., New Directions in Client-Centered Therapy. Houghton Mifflin, Boston 1970.

HEDIGER, H., Tierpsychologie im Zoo und im Zirkus. Basel 1961.

HELMER, J. and EDDINGTON, N.A., Urban Man. The Free Press, New York 1973.

HELSON, H., Adaptation Level Theory. Harper and Row, New York 1964.

HENLEY, N.N., The Politics of Touch, in: Ph. BROWN, Radical Psychology. Tavistock, London 1973.

HERRIGEL, E., ZEN in der Kunst des Bogenschießens. O.-W. Barth, München 1956.

HILGARD, E.R. and BOWER, G.H., Theories of learning. Meredith, New York 1966.

HIRSCH, S.R., LEFF, J.P., Abnormalities in Parents of Schizophrenics. Oxford University Press, London 1975.

HOLZKAMP, K., Sinnliche Erkenntnis - Historischer Ursprung und gesellschaftliche Funktion der Wahrnehmung. Fischer, Frankfurt/M. 1973.

HOURIET, R., Getting back together. Coward, McCann and Geoghegan, New York 1969.

HOWARD, J., Please Touch. McGraw Hill, New York 1970.

IVEY, A.E., Microcounseling. Innovations in Interviewing Training. Thomas, Springfield 1971.

JACKSON, M. and THOMPSON, Ch., Effective counselor: Characteristics and attitudes. In: Psychotherapy 1971. Aldine, Chicago 1972.

JACOBS, J., Adolescent Suicide. Wiley-Interscience, New York 1971.

JAEGGI, E., Persönlichkeitstheoretische Implikationen verhaltenstherapeutischer Praxis. In: Das Argument 91, Heft 5/6, 1975, Kritische Psychologie (I).

JANKOWSKY, P., TSCHEULIN, D., FIETKAU, J.-J., MANN, F., Klientenzentrierte Psychotherapie heute. Hogrefe, Göttingen 1976.

JANOV, A., Der Urschrei. Fischer, Frankfurt/M. 1973.

JANOV, A., The Jnner Revolution. Psypol - reprint 1, Bremen o. J.

JOURARD, S.M., Self Disclosure, an experimental analysis of the transparent self. Wiley, New York 1971.

KANTER, R.M., Commitment and Community. Harvard University Press, Cambridge 1972.
KANTER, R.M., Communes, Creating and Managing the Collective Life. Harper and Row, New York 1973.
KAPLAN, M. and SINGER, E., Dogmatism and sensory alienation: an empirical investigation. Journal Consul. Psychol. 25, 6, 486-491, 1963.
KARON, B.P., VAN DEN BOS G.R., The Consequences of Psychotherapy for Schizophrenic Patients. Psychotherapy: Theory, Research and Practice, Vol. 9, Nr. 2, 1972.
KIDD, K.K., CAVALLI-SFORZA, L.L., An Analysis of the Genetics of Schizophrenia. Social Biology, Vol. 20, Nr. 3.
KIESLER, CH.A., COLLINS, B.E., MILLER, N., Attitude Change. Wiley, New York 1969.
KIESLER, CH.A., The psychology of commitment. Academic Press, New York 1971.
KIESLER, D.J., The Process of Psychotherapy. Empirical Foundation and Systems of Analysis. Aldine, Chicago 1973.
KLEIN, M.H., MATHIEU, P.L., GENDLIN, E.T., KIESLER, D.J., The Experiencing Scale. Wisconsin Psychiatric Institute, Madison 1969.
KNUTSON, J.N., The human basis of the polity. Aldine-Atherton, Chicago 1972.
KOCH, S., Psychology, A Study of Science. Vol. 3, McGraw Hill, New York 1959.
KRASNER, L., The Operant Approach in Behavior Therapy. In: A.E. BERGIN and S.L.GARFIELD, Handbook of Psychotherapy and Behavior Change. New York 1971.
Kursbuch 29, 1972: Das Elend mit der Psyche, II Psychoanalyse.
LAING, R.B., Das Selbst und die Anderen. Kiepenheuer u. Witsch, Köln 1973.
LANGS, R., The Technique of Psychoanalytic Psychotherapy. Jason Aronson, New York 1973.
LERNER, B., Therapy in the Ghetto. Johns Hopkins Press, Baltimore 1972.
LERNER, B., Democratic Values and Therapeutic Efficacy. Journal of Abnormal Psychology, Dez. 1973, Vol. 82, Nr. 3.
LESTER, D., Why People Kill Themselves. Ch. C. Thomas, Springfield 1972.
LEWIN, K., Feldtheorie in den Sozialwissenschaften. Huber, Bern 1963.
LEVI, L., Society, Stress and Disease. Vol. 1, The Psychosocial Environment and Psychosomatic Diseases. Oxford University Press, London 1971.
LEYHAUSEN, P., Verhaltensstudien bei Katzen. Zeitschrift für Tierpsychologie, Beiheft 2, 1956.
LIEBERMANN, M.A., YALOM, J.D., MILES, M.B., Encounter Groups: First Facts. Basic Books, New York 1973.
LOCKLAND, T.G., Grow or Die. Random House, New York 1973.
LORENZ, K., Das sogenannte Böse. Borotha-Schoeler, Wien 1963.

LORENZER, DAHMER, HORN, LEITHÄUSER, SONNEMANN, Das Elend der Psychoanalyse - Kritik. Athenäum, Frankfurt 1973.
LORR, M. and KNAPP, R.R., Analysis of a Self-actualization Scale: The POI. Journal of Clinical Psychology, Vol. 30, No. 3, 1974.
LUBAN-PLOZZA, B. und PÖLDINGER, W., Der psychosomatisch Kranke in der Praxis. Editiones Roche, Basel 1972.
LUBORSKY, O.L., CHANDLER, M., AUERBACH, A.H., COHEN, J., BACHRACH, H.M., Factors influencing the outcome of Psychotherapy. Psychological Bulletin, Vol. 75, 1971.
LUNDIN, R.W., Personality: A behavioral Analysis. McMillan, London 1969.
MAHER, B.A. (Hrsg.), Progress in Experimental Personality Research. Vol. 7, Academic Press, New York 1974.
MAHRER, A.R., New Approaches to Personality Classification. Columbia University Press, New York 1970.
MAHRER, A.R., Therapeutic outcome as a function of goodness of fit on an internal external dimension of interaction. In: Psychotherapy, Theory, Research and Practice, Vol. 12, Spring 1975.
MAHRER, A.R., and PEARSON, L., Creative Developments in Psychotherapy, Vol. 1, The Press of Case Western Reserve University, Cleveland 1971.
MANTELL, D.M., Familie und Aggression. Zur Einübung von Gewalt und Gewaltlosigkeit, Eine Empirische Untersuchung. S. Fischer, Frankfurt/M 1972.
MARSELLA, A.J., Conformity and Psychopathology: A comparative study of conformity behaviors in manic-depressive, paranoid-schizophrenic and normal populations. Journal of Clinical Psychology, Vol. 31, Nr. 3, 1975.
MASLOW, A., Motivation and personality. Harper and Row, New York 1954.
MASLOW, A., Toward a psychology of being. Van Nostrand, Princeton 1962.
MATARAZZO, G.R., Research on the Teaching and Learning of Psychotherapeutic Skills. In: A.E. BERGIN and S.L. GARFIELD, Handbook of Psychotherapy and Behavior Change. Wiley, New York 1971.
MAY, R., Love and Will. Norton, New York 1969.
MAY, R., Power and Innocence. Norton, New York 1972.
MAY, O. and THOMPSON, CH.L., Perceived Levels of Selfdisclosure, Mental Health and Helpfullness of Group Leaders. Journal of Counseling Psychology, Vol. 20, No. 4, 1973.
McCLELLAND, D.C., Die Leistungsgesellschaft. Kohlhammer, Stuttgart 1966.
McCLELLAND, D.C., DAVIS, W.N., KALIN, R., WANNER, E., The Drinking Man. The Free Press, New York 1972.
McGRATH, J.E. (Hrsg.), Social and Psychological Factors in Stress. Holt, Rinehart and Winston, New York 1970.
McGRATH, J.E., Major substantive issues: time, setting, and the

coping process. In: J. E. McGRATH, Social and Psychological Factors in Stress. Holt, Rinehart and Winston, New York 1970.

MEADOR, B.D. and ROGERS, C.R., Client-Centered Therapy. In: CORSINI (Hrsg.), Current Psychotherapies, Peacock, Itasca 1973.

Medizinische Klinik 68. 1973, 1566-1572, 1601-1604.

MELTZOFF, J. and KORNREICH, M., Research in Psychotherapy. Atherton, New York 1970.

MERTON, R.K., The self-fulfilling prophecy. The Antioch Review, 1948, 8, 193-210.

MILGRAM, S., Das Milgram-Experiment, Rowohlt, Reinbek 1974.

MINSEL, W.R., Praxis der Gesprächstherapie. Hermann Böhlaus Nachf., Wien 1974.

MINSEL, W.R., Gutachten zur Gesprächspsychotherapie, Sonderinformation der GwG, 1979.

MINUCHIN, S., ROSMAN, B.L., BAKER, L., Psychosomatic Families, Harvard University Press, Cambridge 1978.

MOSER. T., Lehrjahre auf der Couch. Suhrkamp, Frankfurt/M. 1974.

MUELLER, W.J. and DILLING, C.A., Therapist-Client behavior and personality characteristics of therapists. Journal of Projective Techniques and Personality Assesements, 1968, 32.

MUSGROVE, F., Ecstasy and Holiness. Methuen, London 1974.

NANCY, C., Psychotherapy as a Rip-off, in: P. BROWN, Radical Psychology. Tavistock, London 1973.

NOLAN, W.F. (Hrsg.), Die Anderen unter uns. Melzer. Darmstadt 1967.

NORTON, A., Die Welt der grünen Lady. Rastatt 1970.

ORLINSKY, D.E., HOWARD, K.J., Varieties of Psychotherapeutic Experience. Teachers College Press, New York 1975.

PATTERSON, C.H., Relationship Counseling and Psychotherapy. Harper and Row, New York 1974.

PAWLEY, M., The private future. Thomas and Hudson, London 1973.

PEARSON, P.H., Conceptualizing and measuring openess to experience in the context of psychotherapy. In: D.A. WEXLER and L.N. RICE, Innovations in Client-Centered Therapy. Wiley, New York 1974.

PERLS, F., HEFFERLINE, R.F., GOODMAN, P., Gestalt Therapy. Souvenir, London 1972.

PETERSEN, J., A Conversation with Frank Waters, Lessons from the Indian Soul. Psychology today, May 1973.

PFEIFFER, W.M., Zur Erfassung des therapeutischen Prozesses mit Hilfe komplexer Skalen. In: Die klientenzentrierte Gesprächspsychotherapie. Hrsg. Gesellschaft f. wissenschaftl. Gesprächspsychotherapie, Kindler, München 1975.

PIAGET, J., Psychologie der Intelligenz. Rascher, Zürich 1947.

PIAGET, J., Nachahmung, Spiel und Traum. Klett, Stuttgart 1969.

PINKERTON, P., Childhood Disorder. Crosby, Lockwood, Staples. London 1974.

PLOG, U. und GRAVE, K., Zur differentiellen Indikation von Gesprächspsychotherapie und Verhaltenstherapie bei psychiatrischen Patienten mit schweren Phobien. In: JANKOWSKI, et al. Hogrefe, Göttingen 1976.

PLOG, U., Differentielle Psychotherapie II. Huber, Bern 1976.

PÖLDINGER, W., Die Abschätzung der Suicidalität. Huber, Bern 1968.
POLSTER, E. and POLSTER, M., Gestalt Therapy Integrated. Brunner/Mazel, New York 1973.
PRANGER, R.A. and GARFIELD, S.L., Client Initial Disturbance and Outcome in Psychotherapy. Journal of Consulting and Clinical Psychology, Vol. 38, Nr. 1, 1972.
PRATT, S. and TOOLEY, J., Toward a Metataxonomy of Human Systems Actualization: The Perspective of Contract Psychology. In: MAHRER, A.R., New Approaches to Personality Classification. Columbia University Press, New York 1970.
RAPAPORT, D., Die Struktur der psychoanalytischen Theorie. Klett, Stuttgart 1973.
REICH, W., Die Funktion des Orgasmus. Kiepenheuer u. Witsch, Köln 1969.
REKERS, G.A., LOVAAS, D.J., Behavioral Treatment of Deviant Sex-Role Behaviors in a Male Child. In: Behavior Change 1974, Aldine, Chicago 1975.
RHYNE, J., The Gestalt Art Experience. Brooks/Cole, Monterey 1973.
RICE, L.N., Client behaviour as a function of therapist style and client resources. Journal of Counseling Psychology, 1973, Vol. 20, No. 4.
RICE, L.N., The evocative function of the therapist. In: RICE and WEXLER 1974.
RICHTER, J., Die vertrimmte Nation oder Sport in rechter Gesellschaft. Rowohlt, Hamburg 1972.
RINGEL, E. (Hrsg.), Selbstmordverhütung. Huber, Bern 1969.
RITTELMEYER, CH. und WARTENBERG, G., Verständigung und Interaktion. Juventa, München 1975.
ROGERS, C.R., A Theory of Therapy, Personality and interpersonal Relationships, as developed in the Client-Centered Framework. In: S. KOCH, Psychology: A Study of Science, Vol. 3. McGraw Hill, New York 1959.
ROGERS, C.R., On becoming a person. Houghton Mifflin, Boston 1961.
ROGERS, C.R. (Hrsg.), The Therapeutic Relationship and its Impact. A Study of Psychotherapy with Schizophrenics. The University of Wisconsin Press, Madison 1967.
ROGERS, C.R., Toward a Modern Approach to Values: the Valuing Process in the Mature Person. In: J.T. HART, T.M. TOMLINSON, New Directions in Client-Centered Therapy. Houghton Mifflin, Boston 1970.
ROGERS, C.R., Carl Rogers on Encounter Groups. Harper and Row, New York 1970.
ROGERS, C.R., Becoming Partners. Constable, London 1973.
ROGERS, C.R. and SKINNER, B.F., Some issues concerning the control of human behavior. Science 124: 1057-1066, 1956.
ROKEACH, M., The Nature of Human Values. The Free Press, New York 1973.
ROKEACH, M., The Open and Closed Mind. Basic Books, New York 1960.

ROMAN, P.M., and TRICE, H.M., The Sociology of Psychotherapy. Aronson, New York 1974.

ROTHSCHILD, J. and WOLF, S., The Children of the Counterculture. Doubleday, Garden City 1976.

ROTTER, J.B., Generalized expectancies for internal versus external locus of control. Psychological Mongraphs, 1966, 80, 1, Whole No. 609.

SALZMANN, L., The Obsessive Personality. Science House, New York 1968.

SCHILDER, P., Das Körperschema. Berlin 1923.

SCHOFIELD, W., Psychotherapy, The Purchase of Friendship. Prentice-Hall, Englewood Cliffs 1964.

SCHON, D.A., Die lernende Gesellschaft. Luchterhand, Neuwied u. Berlin 1971.

SCHRAML, W.J., Klinische Psychologie I. Huber, Bern 1970.

SCHULTZ, J.H., Das Autogene Training. Thieme, Stuttgart 1953, 8. Aufl.

SCHWARTZ, D.C., Political Alienation and Political Behavior. Aldine, Chicago 1973.

SHELLEY, M.W., Frankenstein. Hanser, München 1970.

SHLIEN, M. and ZIMRING, F.M., Research directives and methods in client-centered therapy. In: HART, J.T. and TOMLINSON,T.M. (Eds.), New directions in client centered therapy, Houghton Mifflin, Boston 1970.

SHOSTROM, E.L., Manual, Personal Orientation Iventory. Educational and Industrial Testing Service, San Diego 1966.

SHOSTROM, E.L., The measurement of growth in psychotherapy. Psychotherapy: Theory, Research and Practice, Vol. 9, Nr. 3, 1972.

SKINNER, B.F., Futurum zwei. Chr. Wegner, Hamburg 1970.

SKINNER, B.F., Beyond Freedom and Dignity. A.A. Knopf, New York 1971.

SPEISMAN, J.C., Depth of Interpretation and Verbal Resistance. In: Psychotherapy, Journal of Consulting Psychology 1959, 23, 93-99.

Spiegel-Artikel Dezember 1975. Hutchnecker über Nixon und Frau.

SPITZER, R.L., D.F. KLEIN, Evaluation of Psychological Therapies. Johns Hopkins Press, Baltimore 1976.

STEFFEN, J., Strukturelle Revolution. Rowohlt, Hamburg 1974.

STRUPP, H.H., Psychotherapy: Clinical, Research and Theoretical Issues. Aronson, New York 1973.

STRUPP, H.H., FOX, R.E., LESSER, K., Patients View Their Psychotherapy. Johns Hopkins Press, Baltimore 1969.

STRUPP, H.H., Themes in Psychotherapie Research. In: J.L. CLAGHORN, Successfull Psychotherapy. Brunner/Mazel, New York 1976.

SWENSON, C., Commitment and the personality of the successfull therapist. In: Psychotherapy 1971, Aldine, Chicago 1972.

SZASZ, TH.S., The Ethics of Psychoanalysis. Basic Books, New York 1965.

SZASZ, TH.S., Ideology and Insanity. Doubleday, Garden City, New York 1970.

SZASZ, TH. S., The manufacture of madness: A comparative study of the inquisition and the mental health movement. Harper, New York 1970.

SZYRYNSKI, V., Anorexia nervosa and Psychotherapy. American J. of Psychotherapy, Vol.XVII, No. 4, October 1973.

TAUSCH, R., Gesprächspsychotherapie. Hogrefe, Göttingen 1973.

TAUSCH, R., Ergebnisse und Prozesse der klientenzentrierten Gesprächspsychotherapie bei 550 Klienten und 150 Psychotherapeuten. In: P. JANKOWSKI, D. TSCHEULIN, H. J. FIETKAU, F. MANN, Klientenzentrierte Psychotherapie heute. Hogrefe, Göttingen 1976.

THOMÄ, H., Anorexia Nervosa. Klett, Stuttgart 1961.

THORNE, F. C., Integrative Psychology, Clinical Psychology. Publishing Company, Brandon 1967.

TRUAX, CH. B. and CARKHUFF, R. R., Toward Effective Counseling and Psychotherapy: Training and Practice. Aldine, Chicago 1967.

TRUAX, CH. B., MITCHELL, K. M., Research on certain therapist interpersonal skills in relation to process and outcome In: A. E. BERGIN and S. L. GARFIELD, Handbook of psychotherapy and Behavior change. Wiley, New York 1971.

VESTER, F., Denken, Lernen, Vergessen. Deutsche Verlagsanstalt, Stuttgart 1975.

WALLIA, C. S. (Hrsg.), Toward Century 21. Basic Books, New York 1970.

WALLIS, J. H., Personal Counseling. Allen and Unwin, London 1973.

WARTENBERG, G., Kommunikationsseuche und Soziale Integration. Wirklichkeit und Wahrheit, 1/1974.

WATZLAWICK, P., BEAVIN, J. H., JACKSON, D. D., Menschliche Kommunikation. Huber, Bern 1972.

WATZLAWICK, P., WEAKLAND, J. H., FISCH, R., Lösungen. Huber, Bern 1974.

WEBSTER, A. C. and STEWART, R. A. C., Theological Conservatism. In: WILSON, G. D. (Ed.), The Psychology of Conservatism. Academic Press, London, New York 1973.

WERTHEIMER, M., Productive thinking. Harper, New York 1945.

WEXLER, D. A., Self-Actualization and Cognitive Processes. In: Journal of Consulting and Clinical Psychology, Vol42, N. 1, Feb. 1974.

WEXLER, D. A., A Cognitive Theory of Experiencing, Selfactualization and Therapeutic Process. In: WEXLER, D. A., RICE, L. N., Innovations in Client-Centered Therapy. Wiley, New York 1974.

WEXLER, D. A., A Scale for the Measurement of Client and Therapist Expressiveness. Journal of Clinical Psychology, 1975, Vol. 31, Nr. 3.

WEXLER, D. A., BUTLER, J. M., Therapist Modification of Client Expressiveness in Client-Centered Therapy. J. of Consulting and Clinical Psychology, 1976, Vol. 44, 2.

WEXLER, D.A., RICE, L.N., Innovations in Client-Centered Therapy. Wiley, New York 1974.
WHITE, R.W., Motivation reconsidered: The Concept of Competence. Psychological Review, 1959, 66.
WHITEHORN, J.C., BETZ, B., Effective Psychotherapy with the schizophrenic Patient. Aronson, New York 1975.
WILSON, G.D., The Psychology of Conservatism. Academic Press, London, New York 1973.
WILSON, G.D., A Dynamic Theory of Conservatism. In: G.D. WILSON (Hrsg.), The Psychology of Conservatism, Academic Press, London 1973.
WINTER, D.G., The Power Motive. The Free Press. New York 1973.
WITTE, W., Einige Probleme beruflicher Entwicklung sub specie der psychologischen Grundlagenforschung. Zeitschrift für experimentelle und angewandte Psychologie, Heft 2, Band XIV, 1967.
WITTE, W., Sportpsychologische Anregungen der Spiele zur Feier der XX. Olympiade. Psychologische Beiträge, Bd. 15, Heft 1, 1973.
WYSS, D., Die tiefenpsychologischen Schulen von den Anfängen bis zur Gegenwart. Vandenhoeck u. Ruprecht, Göttingen 1961.
YABLONSKY, L., Synanon: The tunnel back. McMillan, New York 1965.
YALOM, J.D. and ELKIN, G., Every day gets a little closer. Basic Books, New York 1974.
ZUBIN, J., SPRING, B., Vulnerability - A New View of Schizophrenia. J. of Abnormal Psychology, Vol. 68, Nr. 2, 1977.
ZUCKERMAN, M., The Sensation Seeking Motive. In: B.A. MAHER (Hrsg.), Progress in Experimental Personality Research, Vol. 7, Academic Press, New York 1974.

AUTORENVERZEICHNIS

SACHREGISTER